《伤寒论》解读

一个老中医苦读40年的归璞返真

胡要所 编著

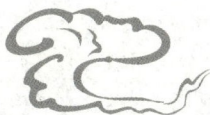

中国中医药出版社

·北京·

图书在版编目（CIP）数据

《伤寒论》解读：一个老中医苦读 40 年的归璞返真 /
胡要所编著 .—北京：中国中医药出版社，2020.11
ISBN 978-7-5132-6391-7

Ⅰ.①伤⋯　Ⅱ.①胡⋯　Ⅲ.①《伤寒论》—研究
Ⅳ.① R222.29

中国版本图书馆 CIP 数据核字（2020）第 156962 号

中国中医药出版社出版

北京经济技术开发区科创十三街 31 号院二区 8 号楼
邮政编码　100176
传真　010-64405750
河北省武强县画业有限责任公司印刷
各地新华书店经销

开本 880×1230　1/32　印张 12.75　字数 251 千字
2020 年 11 月第 1 版　2020 年 11 月第 1 次印刷
书号　ISBN 978 - 7 - 5132 - 6391 - 7

定价　65.00 元
网址　www.cptcm.com

社 长 热 线　010-64405720
购 书 热 线　010-89535836
维 权 打 假　010-64405753

微信服务号　zgzyycbs
微商城网址　https://kdt.im/LIdUGr
官 方 微 博　http://e.weibo.com/cptcm
天猫旗舰店网址　https://zgzyycbs.tmall.com

如有印装质量问题请与本社出版部联系（010-64405510）
版权专有　侵权必究

张仲景原序

论曰：余每览越人入虢之诊，望齐侯之色，未尝不慨然叹其才秀也。怪当今居世之士，曾不留神医药，精究方术，上以疗君亲之疾，下以救贫贱之厄，中以保身长全，以养其生；但竞逐荣势，企踵权豪，孜孜汲汲，惟名利是务，崇饰其末，忽弃其本，华其外而悴其内。皮之不存，毛将安附焉？卒然遭邪风之气，婴非常之疾，患及祸至，而方震栗；降志屈节，钦望巫祝，告穷归天，束手受败。赍百年之寿命，持至贵之重器，委付凡医，恣其所措。咄嗟呜呼！厥身已毙，神明消灭，变为异物，幽潜重泉，徒为啼泣。痛夫！举世昏迷，莫能觉悟，不惜其命。若是轻生，彼何荣势之云哉？而进不能爱人知人，退不能爱身知己，遇灾值祸，身居厄地，蒙蒙昧昧，蠢若游魂。哀乎！趋世之士，驰竞浮华，不固根本，忘躯徇物，危若冰谷，至于是也！

余宗族素多，向余二百。建安纪年以来，犹未十稔，其死亡者，三分有二，伤寒十居其七。感往昔之沦丧，伤横夭之莫救，乃勤求古训，博采众方，撰用《素问》《九卷》《八十一难》《阴阳大论》《胎胪药录》，并平脉辨证，为《伤寒杂病论》合十六卷，虽未能尽愈诸病，庶可以见病知源。若能寻余所集，思过半矣。

夫天布五行，以运万类，人禀五常，以有五脏，经络府俞，阴阳会通，玄冥幽微，变化难极，自非才高识妙，岂能探其理致哉？上古有神农、黄帝、岐伯、伯高、雷公、少俞、少师、仲文，中世有长桑、扁鹊，汉有公乘阳庆及仓公，下此以往，未之闻也。观今之医，不念思求经旨，以演其所知，各承家技，始终顺旧。省疾问病，务在口给，相对斯须，便处汤药，按寸不及尺，握手不及足，人迎、趺阳，三部不参，动数发息，不满五十，短期未知决诊，九候曾无仿佛，明堂阙庭，尽不见察，所谓窥管而已。夫欲视死别生，实为难矣！

孔子云：生而知之者上，学则亚之。多闻博识，知之次也。余宿尚方术，请事斯语。

自序

　　古代医林有言："不为良相，愿为良医。"良相治国，有德有才；良医治病，有方有法。医道方法源于张仲景的《伤寒杂病论》，惜其屡遭兵火，虽经王叔和整理编次，但已非原貌。是书文义古奥，搜罗广远，医理难明，自南宋成无己注解以来，仁者见仁，智者见智，各抒己见，众说纷纭。有相互借鉴者，亦有相互排斥者，难遵一是。就明清至今，有名的注释者不下三四百家，各有其长，也有其短，通俗易懂者甚少。我不揣简陋，不为医林增砖添瓦，只为遇贤者心明眼亮，易解易通，有益于读懂《伤寒论》，掌握其辨证治病的方法。

　　医者，意也。读书不懂，医理不明，方法不通，何为医而能治病？何况如今文行白话，文言陌生，哲理难明，欲意扶桑，无舟莫适。我这粗笔陋文，以飨读者，庶几有助于有志学习中医者。

胡要所

于山西阳泉第三人民医院

2020 年 5 月

写在前面
——关于几个问题的看法

　　有关《伤寒论》作者的生平简介和成书时代背景，以及其历史沿革、版本流传，在古今中外注解《伤寒论》的书中都有不同角度的阐述与介绍，我就不赘述了。

　　我在解读《伤寒论》前，想谈谈个人对《伤寒论》中几个特殊问题的初浅看法，希望有助于理解《伤寒论》的内涵。

一、关于病名

　　《伤寒论》全书重点论述了六个病名，即太阳病、阳明病、少阳病、太阴病、少阴病和厥阴病。这些病名很古奥，不被今人所理解。其实这是一个以阴阳命名的系统性病名。这些病名说明了人体阴阳盛衰、病邪进退情况，概括了经络、脏腑的病理变化。例如，风寒邪气从皮毛、肌腠而入，出现发热、恶寒、头痛、脉浮等症，称表证。也就是风寒之邪侵犯部位在表，表指皮毛、肌腠和经络。这时在表的邪气与机体正气斗争。如果正胜邪退则告愈；若正不胜邪，则疾病发展，通过经络内传脏腑，形成各种病证。

表证为什么叫作太阳病？这就得从阴阳学说中探讨。三阴三阳来自阴阳学说，是具体说明阴阳质和量的。人体在表的阳气叫太阳之气，循太阳经而应膀胱和小肠腑。风寒之邪侵入机体，太阳之气首先受伤，故有太阳经头项强痛、发热、恶寒、脉浮；如累及太阳之腑，有膀胱蓄水和小肠蓄血的表现。太阳之气是人体的卫外之气，也可以称人体的表阳之气，量最大而质次重。量最大是指它在三阳中量最大，大于阳明，质比阳明轻而比少阳重。而阳明量少于太阳，质比太阳重，少阳的量既轻质又少。邪到阳明，由于阳明的质最重，故热也重，出现大热大渴；它的量次于太阳，所以常是潮热，晡时热。邪入少阳，因为少阳的阳气质轻量少，所以有寒热往来。

无论是阴阳学说本身，或是用来说明人体脏腑、经络的生理功能和病理变化，其质与量的关系都是一致的。

太阳之气被六淫之邪，特别是风寒之邪侵犯，伤害了人体的表阳，所以既恶寒又发热，这时用辛温发汗的方法治疗，辛温药可以助表阳而发汗达到驱邪扶正的目的。如果太阳经的邪气通过经络累及太阳之腑，有膀胱蓄水证和小肠蓄血证，蓄水用利水法，蓄血用活血化瘀法，水血同源，所以发汗、利水、活血都与"水"有关。水的性质是属寒的，我认为太阳之阳气可以化寒水之气，太阳一出，雾露必化，自然之理。太阳之腑也称水腑，膀胱和小肠都是水液代谢的重要器官，发汗、利小便是治疗太阳病的重要手段。日本学者称发汗法为解水毒法，也是这个道理。

二、关于六经辨证

《伤寒论》里并没有"六经辨证"这个词，而是辨太阳病脉证并治、辨阳明病脉证并治等。连辨太阳"经"病或三阳"经"病、三阴"经"病都没提及。这就说明六经辨证是统论经络、脏腑的，不是单纯辨六经病证。说白了，它是阴阳辨证，或者是三阴三阳辨证。《内经》中根据脏腑的阴阳气血多少轻重，用三阴三阳为脏腑、经络命名。故《灵枢·九针论》说："阳明多血多气，太阳多血少气，少阳多气少血，太阴多血少气，厥阴多血少气，少阴多气少血。"可见三阴三阳对应脏腑、经络的阴阳气血是有定数的。《伤寒论》继承了《内经》理论，特别是继承了《灵枢·热论》六经分证的方法，对伤寒、中风引起的各个经络、脏腑病证做出了详细、明确的辨别，并提出了准确有效的治疗方法，成为后世辨证论治的圭臬。虽然辨证论治在《伤寒论》问世前就产生了，但成熟、规范、系统、逻辑的辨证施治理论还是从《伤寒论》开始。所以说，《伤寒论》是中医辨证论治的奠基或典范，可总结为综六经、统营卫、辨阴阳、别表里、分寒热、定虚实，理法方药颇具完善的中医必读之书。

三、关于三阴三阳的实质

阴阳学说可能创始于春秋战国时期，据说鲁国的邹衍是诸子百家的阴阳家，但其著作我未见过，只是在《伤寒论》中提及《阴阳大论》一书，我所学的阴阳学说只是从《黄帝内经》中吸取的一些支离破碎的内容。《黄帝内经》是借用阴阳五行学说来说明和指导医学的，因此不可能尽善。近代针灸名医杨甲三教授在讲到阴阳实质问题时说："阴阳包括三阴三阳，是讲阴阳的质和量的。太阳的量在三阳中最大，但它的质不如阳明重。阳明的质最重，但它的量没有太阳的大。所以太阳时分热的时间最长，而热的程度没有阳明时分严重，阳明时分热的程度最重，而时间没有太阳时分长。少阳的质和量介于太阳与阳明之间。三阴也如此类推。"从杨甲三教授对阴阳质量的解释中，我悟出《伤寒论》中三阴三阳六个系统病与人身阴阳盛衰是息息相关的，也揭示了外邪本身的阴阳属性对人体阴阳盛衰的影响。

四、关于传经

外邪侵犯人体所出现的证候是由表入里的，顺着六经规律传变的。所谓传变有常有变。常是有一定规律的传，叫作传经；变是无规律的传，就是证候由于某种原因不按一定规律发生变化。由于传经是有规律的，我们可以总结为下列几种情况：

1. 循经传　就是按照六经顺序传变，如太阳经邪传阳明经、阳明经之邪传少阳经、少阳经之邪传太阴经、太阴经之邪传少阴经、少阴经之邪传厥阴经。不过这种传经并不是机械地、教条地按顺序传，而是建立在一定条件之上的。比如太阳经邪传阳明经，往往是由于阳明胃经津液不足，或者邪在太阳经治疗不得法，发汗太过，大汗出后，大烦渴不解，脉洪大而传入阳明经。

2. 越经传　也叫隔经传。比如气血亏虚，血弱气尽，腠理开，邪气入，与正气相搏，结于胁下，这就是太阳经邪越经传少阳经。三阳经的传经，临床上究竟是循经传还是越经传，取决于受邪经脉的健康状况和抗病能力。三阴经的传经也是如此。

3. 表里传　相表里脏腑经络的传经方式称为表里传，如太阳与少阴是表里关系，太阳经邪传少阴经就是表里传。

4. 直中　病邪不经过三阳经，直接伤三阴某一经，如寒邪直中太阴经或邪入少阴经称为直中。这种情况大多是邪气太重，人体正气不足导致。

5. 合病　病一开始就出现三阳经中两经或者三经同时发病，不分先后次序，称为合病。合病有二阳合并，即太阳与阳明合病，太阳与少阳合病，少阳与阳明合病；也有三阳合病。

6. 并病　并病是一经之病未愈，另一经之病又起，有先后次第之序。并病也有几种形式，如太阳与阳明并病，太阳与少阳并病，少阳与阳明并病。

由于合病与并病只限于三阳经范围，所以热证、实证居多。

以上是讲传经，顺便再说一下变。传是有规律的，变是无规律的。变证很多，无规律可循。有失治引起的，有误治引起的，也有邪重正虚，正不胜邪引起，不胜枚举。在《伤寒论》一书中，变证大约占据全书篇幅的三分之一。可见学习《伤寒论》必须寻常达变。由于变是无规律的，张仲景也只能列举一些变证，我们也只有遵循他所说的"观其脉证，知犯何逆，随证治之"的原则应对各种变证。

五、关于病与证

在《伤寒论》中，病是按照六经统病方法对六个系统性疾病命名，即太阳病、少阳病、阳明病、太阴病、少阴病、厥阴病。这六个系统性病名起归纳作用，在治疗上没有针对性，只有在病的范围内找出不同的证候，才能有针对性地治疗。在《伤寒论》六病之中，以病谱举例的形式列举无数证，这些证归纳总结起来不外四种类型，即主证、兼证、夹杂证、变证。这四种证，真正是指导诊断、治疗疾病的主干。只有掌握这四种证的理法方药，才能达到诊治疾病的目的。

1. 主证　主证就是占主要地位的证候。比如太阳病伤寒表实证，用麻黄汤发汗来治疗；太阳病中风表虚证，用桂枝汤解肌祛风、调和营卫以达到治疗目的。

2. 兼证　兼证是在主证的基础上兼有的证候。例如太阳病中风表虚自汗为主证,又兼有"微喘"者,用桂枝加厚朴杏子汤治疗等。

3. 夹杂证　夹杂证是外感病夹杂的痼疾,也就是伤寒夹有杂病。这就是两个病的问题了。在治疗这样的病证时,需要辨清虚实寒热、表里缓急,需要具体情况具体分析,分别处理。这种情况在《伤寒论》中例证很多,正文中会逐一讲述。

4. 变证　变证就是变化了的证候,不按传经规律发生变化,可由误治和失治造成。一是《伤寒论》中的错误治疗涉及五种治法,即汗、吐、下、火疗、水疗。也就是不该用汗、吐、下而错误施用,或过汗、过吐、过下造成病情变化。在医学还不发达的汉朝,民间医生水平不高,误治很多见,所以变证在《伤寒论》中几乎占了三分之一。二是失治,就是由于某种原因失去及时治疗机会,使病情发生了变化,这种情况就是在医学发达的今天,也屡见不鲜。

张仲景写的是《伤寒杂病论》,我们看到的《伤寒论》既是兵火残余之书,又是被后人分为伤寒、杂病两部分。原书的体例已不复再现,伤寒的变证已转变成杂病,甚至有坏证、难治之证、不治之证、死证。这就说明《伤寒杂病论》不只是六经辨证,八纲辨证、脏腑辨证、气血津液辨证也显现其中。今天我们看到的《伤寒论》并不是单独论伤寒的,也包括伤寒的变证和杂病。说明张仲景写变证不仅是对误治、失治的总结,也是为了加强杂病的辨证论治。可以说,变证是伤寒转变为杂病的过渡,杂病也包括伤寒的一些变证。当然《伤寒论》中有很多条文是论杂病的,既不提六经病名，也不提具体病证，直接提出"病"，如"病有发热恶寒者""病常自汗出者""病胁下素有痞"等。后人推测《伤寒杂病论》十六卷，其中十卷论伤寒，六卷论杂病。《伤寒论》十卷由王叔和纂次编辑，杂病即今《金匮要略》，由《金匮玉函要略方》编纂而成，原《伤寒杂病论》的杂病六卷散失不全。王叔和见没见过张仲景的十六卷《伤寒杂病论》还不得而知，张仲景在《伤寒杂病论》中写伤寒与杂病的体例难以得知，只能从《伤寒论》的变证和三阴病的某些证，还有《伤寒论》论及的一些杂病及《金匮要略》中体味了。

目录

太阳之为病，脉浮，头项强痛而恶寒。（1）

太阳病就是表病，外邪侵犯体表，所以见脉浮，会出现头项强痛，而且怕冷的症状。太阳病有在经在腑的不同，在经包括足太阳膀胱和手太阳小肠。本条的脉证是指病邪初入，病位在太阳经。太阳病初起，外邪从皮毛腠理入经络，出现太阳经的脉证。太阳经主表，古人把它总结为人身的藩篱，所以外邪侵袭人体，太阳首当其冲。

太阳病初起是表病，所以出现浮脉；由于外邪侵犯太阳经，所以循太阳经的头、项强痛。强痛是痛得特别严重，恶寒是怕冷的意思。为什么恶寒？伤食恶食，伤风恶风，伤寒恶寒，自然之理。恶是厌恶的意思，由于寒性凝滞收引，就有头项痛和怕冷的表现。这里的恶寒也包括恶风，寒与风是互词。在《内经》时代，伤寒是广义的。《素问·热论》曰："今夫热病者，皆伤寒之类也。"而到了《伤寒论》时代，伤寒仅限于风寒外感病，《伤寒论》中的理法方药主要是论述风寒外感，其中有中风，有伤寒，也有温病、有风温多种热病。所述风寒看似广义伤寒，只是作为类证提出，备而不详，其内容还是论述风寒外感的。所以说《伤寒论》的"寒"是指风寒而言的，是狭义的。本条的恶寒指风寒。

　　如果太阳经表之病不传经，病邪会继续深入膀胱腑和小肠腑。这里用了个"之为"。本来写"太阳"就可以了，为什么要在"太阳"与"病"之间要用个"之为"呢？"之"是语气助词，表示停顿，提示下文的重要性，以后各条中的"之为"皆相同。下文提出"脉浮头项强（qiáng）痛而恶寒"的脉证。强痛的"强"字读qiáng，有的学者认为读jiàng，并解释为头痛项强（jiàng），这种解释显然不细腻，而且对临床辨证造成障碍。"头痛项强（jiàng）几几然"，后面的条文中讲得清楚，那是葛根汤证。头与项分明是两种症状，而本条文是头项强（qiáng）痛症状，而不是头痛项强（jiàng），头只有痛而不会强（jiàng），而项既可有强（jiàng）也可有痛。这里的"强痛"表明头痛严重，是表程度的。而强（jiàng）

痛是表性质的。

太阳病，发热，汗出，恶风，脉缓者，名为中风。（2）

"太阳病"，意味着具备第一条的脉证，即脉浮，本条又提出"脉缓"，合起来就是浮缓脉了。这里的脉缓并不是后世的缓脉，而是对下条的紧脉而言，也就是说不像下条的紧脉那么急迫，也不是迟缓的缓。如果临床见到外感表虚中风出现迟缓脉，那一定兼夹内脏的虚损。我在临床遇到的外感中风表虚者，其脉并不是现在的缓脉，而是浮而不急迫的缓和或柔和脉。

发热是正邪相争的结果。风为阳邪，其性开泄，以致卫气不固，营气不能内守就汗出。这里的"恶风"，其实是风寒俱恶的。既然句首点明太阳病，就必然具备提纲中的脉证，就应该有第一条太阳病提纲提及的"恶寒"证。在临床中恶寒与恶风很难分别，只不过是怕风寒轻重而已。没有恶寒不恶风的，也没有恶风不恶寒的。若伤寒恶寒重，由于寒性收引，所以体痛、头痛重；中风恶风寒轻，深居密室或覆被则缓。风性开泄，缓散，所以脉也不如伤寒急迫，故出现浮而不急迫的浮缓脉。

中风是病证名。名为中风，"中"字应按"伤"字或"当"字解。方有执解为"当"，汪琴友解为"伤"，这里的中风不同于后世杂病中的中风，是两个概念。

太阳病，或已发热，或未发热，必恶寒，体痛，呕逆，脉阴阳俱紧者，名为伤寒。（3）

"太阳病"，提纲中的脉证是脉浮，本条言脉阴阳俱紧。

历史上的注家大多认为阴脉指尺脉，阳脉指寸脉。我认为阴脉指沉取，阳脉指浮取。提纲中太阳病脉是浮的，怎么能出现沉脉呢？这其实不矛盾，伤寒的主体脉是紧脉，紧脉浮取一定应手，但沉按也不减，因为表实寒邪刚烈，与卫气相争剧烈，故浮脉紧急，沉取不减，是为实证实脉，不归沉、弦之属。清代伤寒大家柯琴就认为："阴阳指浮沉言，不专指尺寸。"紧脉急迫如转绳索，焉有尺寸不一致之理。柯琴照顾众说提出浮沉、尺寸兼顾，但他已经发现众说不符合实际或者不能应征于临床。所以，无论浮沉还是尺寸俱紧才是本意。

"或已发热，或未发热，必恶寒"，是说有时候刚刚发病就发热了，有时候刚发病时还未发热。但是无论是已发热还是尚未发热，必然有恶寒怕冷。发热本是正邪交争的现象或结果。人体有强弱，感邪有轻重，机体奋起抗邪的时间也有迟早，所以发热也有迟早的不同。伤食恶食，伤风恶风，伤寒恶寒，自然之理。寒邪郁表，汗不得出，所以身体疼痛。寒邪阻滞气机，胃气不得降，故见呕逆。"名为伤寒"，也就是病证名叫伤寒。这个"寒"是狭义的寒，指太阳经伤了寒邪。

伤寒一日，太阳受之，脉若静者，为不传；颇欲吐，若躁烦，脉数急者，为传也。（4）

这一条是预测伤寒的传经与否。

"伤寒一日，太阳受之"，是说人体伤了寒邪，初起在太阳经发病。"一日"是指刚受邪。"脉若静者，为不传"，这是以脉判断传经与否。如果脉静，说明邪不盛、正不虚，邪不会再传其他经。"脉静"是指脉不躁急而平静。"颇欲吐，若躁烦，脉数急者，为传也"，"颇欲吐"是很想吐，是邪犯少阳经的预兆；"若躁烦"，如果出现身躁动、心烦乱，说明邪气有传阳明经的迹象；"脉数急者"是与"脉若静者"对比，脉静为不传，脉数急说明邪气盛，正不胜邪，为传经的表现。

伤寒二三日，阳明、少阳证不见者，为不传也。（5）

本条紧接上条论述伤寒不传经的见证。

"伤寒二三日"，说明伤寒受邪在时间中的次第，不能拘泥二三日。伤寒始在太阳经，次传阳明经或少阳经。临床上二三日不见阳明和少阳证，仲景判断不传经，邪气仍在太阳经。

太阳病，发热而渴，不恶寒者，为温病。若发汗已，身灼热者，名风温。风温为病，脉阴阳俱浮，自汗出，身重，多眠睡，鼻息必鼾，语言难出。若被下者，小便不利，直视失溲；若被火者，微发黄色，剧则如惊痫，时瘛疭，若火熏之。一逆尚引日，再逆促命期。（6）

本条作为《伤寒论》的一个鉴别诊断，提出了与温病鉴别的要点是"发热而渴，不恶寒"。从本条可以看出《伤寒论》的"伤寒"是狭义的。

除了提出温病与伤寒的鉴别要点外，还用举例的方法详细地描述了风温的临床表现，以及误治造成的不良后果，暗示温病的治疗禁忌。这是全书唯一一条论及温病，这也是后世猜测张仲景是否有论述温病专著的线索。

太阳病是表病，可以出现发热恶寒、头项强痛。本条突出了发热和口渴，并且说不恶寒，由此可见，温病的表证是头痛发热、口渴、脉浮。如果把温病当成伤寒，用发汗法治疗，这是错误的。风温发汗，风去热盛，所以身体灼热。由于风温一病在本条中是汗后出现的，故有注家认为风温是温病误汗造成的坏病。清代程应旄说："风温即温病之坏病。"其实仲景在本条中说医者误把温病当作伤寒，误用汗法，并举出风去热盛的后果，紧接着提出了风温的脉证。由于风温初起邪在表，脉见尺寸俱浮，这里的"脉阴阳俱浮"的"阴阳"是指尺寸。这与第3条伤寒的"脉阴阳俱紧"是对比的写法，彼为寒性收引，脉紧急，脉阴阳俱紧是指浮沉，此为温病在表，所以脉阴阳俱浮，这里的阴阳是指尺寸。同样是阴阳脉，所指不同。这个阴阳俱浮脉符合太阳病脉，温病具体兼脉，本书不论及。

由于是风温，风性开泄，故自汗出、身重；热盛伤神，心神被扰，出现昏睡、呼吸粗重、鼾睡声；心主言语，火热伤心神，则语言难出。如果用泻下法治疗，势必伤及津液与膀胱的气化功能，所以小便不利、直视、失溲。小便不利是误用下法，伤了膀胱的气化功能。直视是目睛转动不灵敏或不动，是误用下法，伤了肝肾之阴造成的。失溲是指小便失禁，但注家有不同意见：许叔微认为是小便失禁；二版教材（全国中医药行业规划教材第二版）认为是二便失禁，包括大便失禁，理由是肾司二便。我认为应是小便失禁，因前面有小便不利，后面的失溲是对小便不利而言的，说明有小便失禁和不小便两种情况。误下伤津液导致无小便；或由于误下伤及肾与膀胱的气化功能，导致肾失去了固禁作用而失禁。如果误用火攻（指古代用艾灸、火针一类的治疗方法），以热治热，两阳相熏，轻则动血、皮肤微黄，重则热伤营血、动风伤神而现惊痫抽风。用火攻法，错一次尚可引延时日，如果一误再误，就会促使病人死亡。

本条可分三段分析。第一段是"太阳病，发热而渴，不恶寒者为温病"，通过临床表现将温病与伤寒做了鉴别。第二段"若发汗已，身灼热者，名风温"，举出风温误汗造成的后果。第三段"风温为病……再逆促命期"，补充了风温的脉证，并提出了误治的后果和治疗禁忌，告诫后学。

病有发热恶寒者，发于阳也；无热恶寒者，发于阴也。发于阳，七日愈；发于阴，六日愈，以阳数七，阴数六故也。（7）

历史上大部分伤寒大家把本条作为《伤寒论》的大纲。认为本条提纲挈领，统论阴阳，冠于六经之首，《金匮玉函经》就将本条排列在太阳病前面，作为《伤寒论》六经辨证的总纲。

各医家唯对"阴阳"二字解释不一，有作寒热解的；有作太阳经风伤卫，寒伤营解的；有作太阳经与少阳经解的；但多数还是主张解为阴经和阳经，如钱天来的《伤寒溯源集》和尤在泾的《伤寒论贯珠集》所论极详。我认为该条所说病"发于阳""发于阴"，涉及甚广，既指发病的部位在阳经或阴经，也指病邪的性质是阳热还是阴寒，还指正邪胜负。正气强盛，抗邪有力则为阳；邪气有余，正气相对不足，抗邪不利则为阴。这里的"阴阳"要灵活理解。至于文中的"六""七"，那是古人根据水火成数理论与阴阳奇偶来判定疾病预后的，有形而上的局限，用其指导临床可能有误差，我们不必拘泥，但也值得研究。

这一条开头的"病"字，不少注家认为并非只指伤寒病，而是指所有病，这也说明《伤寒杂病论》不是专论伤寒的著作，而是辨证论治的圭臬。正如喻嘉言所说："伤寒之中每多杂病。"仲景在《序》文中说："虽未能尽愈诸病，庶可以见病知源。若能寻余所集，思过半矣。"

　　　　　　　　　　　　　　　　　　　　　　　　|《伤寒论》解读|

太阳病，头痛至七日以上自愈者，以行其经尽故也。若欲作再经者，针足阳明，使经不传则愈。（8）

本条告诉后人，太阳病行经尽自愈的时日，并且要与4条、5条参看。本条是行经，4条、5条是传经。

所谓行经是邪在本经不离开，而传经是邪由本经传到另一经。关于行经与传经的不同，引清人柯琴的一段话："旧说伤寒一日传一经……夫仲景未尝有日传一经之说，亦未有传至三阴而尚头痛者。曰头痛者，是未离太阳可知。曰行与传不同，曰其经是指本经而非他经矣。发于阳者七日愈，是七日乃太阳一经行尽之期，不是六经传变之日，岐伯曰：'七日太阳病衰，头痛少愈。'有明证也。故不曰传足阳明而曰欲作再经。是太阳过经不解，复病阳明为并病也。针足阳明之交，截其传路，使邪不得再入阳明之经，则太阳之余邪亦散。非归并阳明，使不犯少阳之谓也。"柯琴《伤寒来苏集》的这段话可以说明行经与传经的不同。关于邪在太阳经七日以上还头痛，说明七日未离太阳经。为什么是七日？因为7条说"阳数七"。注家多认为阳多指太阳经。七日是太阳经受邪的日数，也是自愈之期。岐伯亦曰："七日太阳病衰，头痛少愈。"这说明太阳病头痛为主症，"七日以上自愈"是由于邪在太阳经行经尽，如果有再传阳明经的迹象，就要针足阳明经以泄邪热，使邪不传经，病就愈了。具体针什么穴，文中没说。后人指出可针头维、足三里、内庭。

太阳病欲解时，从巳至未上。（9）

这条推测太阳病欲解的时辰，是建立在天人合一理论基础上的。

巳、午、未是自然界阳气最旺的时辰，人体阳气亦应时抗邪有力，病邪此时可能退却，疾病告愈。"欲解时"的"欲"有商量的口气，就是说太阳病要是好了往往是巳至未上。

风家，表解而不了了者，十二日愈。（10）

"风家"是指卫阳久虚之人容易经常感冒风寒。"表解而不了了者"是用解表法治疗大致告愈，但正气未复，余症未彻底消除，还感觉不舒服，但又不要紧。"不了了"是没有彻底了结，还剩些小小的不适症状。"十二日愈"说明不需要用药物治疗，调护恰当，会自愈。关于"十二日愈"，历代注家常常略说。我认为，六日为表邪在太阳经行尽之日，七日开始表证应该自愈，也就是七日为康复之日；如不愈，第二个六日之尽，也就是十二日，还剩些小的余邪也应该可以自愈。这也是仲景判断表邪痊愈的概数，不必拘泥。

病人身大热，反欲得衣者，热在皮肤，寒在骨髓也；身大寒，反不欲近衣者，寒在皮肤，热在骨髓也。（11）

这一条承 7 条指出寒热的表里，说明寒热的真假，首次体现了辨证的方法，明析寒热的现象与本质，指导医者不要被假象所误导，要辨明寒热的真假实质。

"病人身大热"是表面现象。病人，泛指得病之人，不仅指伤寒或中风之人。"反欲得衣者"才是内真寒的实质，这里用"反"字，说明证候有反常。"身大热"，如果是真热，就会怕热，不欲得衣。既然"身大热"而"欲得衣"，说明"身大热"是假现象。接着得出结论，"热在皮肤，寒在骨髓也"。这里的"皮肤"指浅指表，"骨髓"指深指里。成无己曰："皮肤言浅，骨髓言深；皮肤言外，骨髓言内。""身大寒，反不欲近衣者"，与前相同，是真热假寒。

太阳中风，阳浮而阴弱。阳浮者，热自发；阴弱者，汗自出。啬啬恶寒，淅淅恶风，翕翕发热，鼻鸣干呕者，桂枝汤主之。（12）

本条是承第 3 条对脉证的病机进行解释，并且补出太阳中风的具体症状，又出方治。

"太阳中风"是指太阳经中风证，"阳浮而阴弱"是指脉象，阴与阳是指浮沉而言，阳浮阴弱是浮缓脉象的具体描写。"阳浮者，热自发；阴弱者，汗自出"，是通过脉象分析发热与自汗的病机。由于卫阳受风邪，故卫强，卫强就"热自发"；营阴未受邪，但与受邪的卫阳不平衡，不能为卫阳守内，加之卫阳受风，风邪为阳邪，其性开泄，所以就"汗自出"。这里用了两个"自"字，说明发热、自汗的必然性，明确了太阳中风的主症为发热、自汗。"啬啬恶寒，淅淅恶风，翕翕发热"，这三个都是形容词，形容恶寒、恶风、发热的特点与程度，其中啬与淅为互词，"啬啬"是怯冷貌，就是怕冷而不畅快的样子，"淅淅"形容恶风的程度，好像冷水浇身或是小水溅身的感觉。翕字的本意是雏鸟怕冷钻进母亲的翅膀下取暖，这里形容病人身热像是穿衣盖被过厚而捂出来的热。"鼻鸣干呕"，是风邪上扰，影响肺胃，肺气不利，鼻塞不通而鸣，风邪干胃，胃气不降而上逆则干呕。干呕是有声无物，但太阳中风的呕吐，以呕为主吐为轻，甚至是呕声嘹亮，吐物不多，或者干呕无物；也有心烦欲呕而不呕，所以仲景用"干呕"一词概括。

"桂枝汤主之"，是用桂枝汤解肌祛风来治疗。在《伤寒论》中，凡是用"主之"一词的，意思是审证无疑，方证吻合，可以大胆使用；或者说剑鞘符合，方证必对。

桂枝汤方

桂枝（去皮）三两　芍药三两　甘草（炙）二两　生姜（切）三两　大枣（擘）十二枚

上五味，哎咀三味，以水七升，微火煮取三升，去滓，适寒温，服一升。服已须臾，啜热稀粥一升余，以助药力。温覆令一时许，遍身漐漐，微似有汗者益佳，不可令如水流漓，病必不除。若一服汗出病差，停后服，不必尽剂；若不汗，更服依前法；又不汗，后服少促其间，半日许，令三服尽。若病重者，一日一夜服，周时观之。服一剂尽，病证犹在者，更作服。若汗不出，乃服至二三剂。禁生冷、黏滑、肉面、五辛、酒酪、臭恶等物。

桂枝汤调和营卫，是解肌发汗的方子。桂枝辛温为君，配生姜温通卫阳，解肌祛风，发汗退热；芍药酸寒为臣，合大枣甘平，酸甘化阴，调和营卫，益阴止汗；甘草甘平，调和诸药，炮制后有补中益气、扶正祛邪、调和表里的作用。这五味药都是生活中的调味品，有健脾胃的作用。该方寒热温凉并用，表里兼顾，阴阳相济，虽发汗而无亡阳之虑，虽敛汗不至阻遏汗出之机，无偏无弊。所以柯琴说："此为仲景群方之魁。"

在《伤寒论》中，桂枝汤并不是单独治太阳中风证的，凡有营卫不和，症见发热、汗出、恶风、脉缓的都可以用桂枝汤治疗。又如桂枝甘草汤、芍药甘草汤、小建中汤，都是桂枝汤的加减方，这些加减方还有加减，如桂枝甘草龙骨牡蛎汤、芍药甘草附子汤等，说明桂枝汤为群方之首，有安内扬外的作用，对气血、营卫、阴阳、表里的调和有着独到的作用。

对于该方的调剂、煎煮法、药后禁忌，仲景做了详细、周密的介绍。方中的五味药，将其三味，即桂枝、芍药、炙甘草锉碎，制成饮片，用水七升微火煮取三升，然后去滓，把药晾到寒温适度，服一升，服完药过一会儿，喝热稀粥一升多。这是用热稀粥助药力发挥作用。然后覆盖被子一个时辰左右，遍身微微汗出。越是微微有汗越好，不可让患者汗如水洗，也就是不可大汗淋漓，过汗则病必不解。如果一服汗出病愈，就不要服剩下的药了，没有必要全部服完。如果服了一次不汗出，再把第二升按前面的方法服下去；还不出汗，稍待一会儿，半天左右，再喝第三次，也就是把一剂煎成的三升都喝完。如果病重，白天、晚上都得服，并且二十四小时观察病人，服完一剂，即三次共三升，病证还在，再按前面的方法服；如果一直不汗出，就连续服二、三剂。禁忌生冷、黏滑（油腻）、肉面、五辛、酒酪、臭恶等物。

太阳病，头痛，发热，汗出，恶风，桂枝汤主之。（13）

本条与 12 条并不重复，而是扩大了桂枝汤的使用范围。

太阳病是表病，不仅限于太阳中风，杂病只要具备头痛、发热、汗出、恶风就可使用桂枝汤治疗。而且头痛、发热、汗出、恶风已具备了第 1、2、12 条的总和。汗出是辨证的关键。未言脉是省文，脉应该是浮缓。

太阳病，项背强几几，反汗出恶风者，桂枝加葛根汤主之。（14）

这一条是桂枝汤的一个兼证，兼有项背强几几证。

强，读 jiàng 或 qiáng 都行。几字是个象形字，读 shū，指雏鸟羽毛不丰，欲飞不能，只是头项前引，不能顾盼的样子；又如雏鸡怕冷，头项屈伸，发出几几的声音，这是一个生动形象的症状描写，说出了太阳中风较重，风邪伤及太阳经，使太阳经脉不通畅，并且太阳津液被风邪所伤的病理机制。用葛根能协同桂枝汤解表祛风，滋养津液，疏通经脉的凝滞，解除项背强几几，缓解经脉拘急。

文中用一个"反"字，别开生面。因为经脉拘急一般是寒邪收引凝滞引起，本条则是风邪燥伤津液，不能滋润经脉所致，所以用"反"字表明不寻常的病机。

桂枝加葛根汤方

葛根四两　桂枝（去皮）三两　芍药三两　甘草（炙）二两
生姜（切）三两　大枣（擘）十二枚　麻黄（去节）三两

上七味，以水一斗，先煮麻黄、葛根，减二升，去上沫，内诸药，煮取三升，去滓，温服一升，覆取微似汗，不须啜粥，余如桂枝法将息及禁忌。

"将息"二字古人缺注，刘渡舟教授查得日人山田正珍《伤寒论集成》："'将'字训为行；'息'字训为止。言服药之法，病差则不终一剂止之，不愈则服至二三剂，此所谓将息也。"

本方应当是桂枝汤原方加一味葛根而无麻黄。《伤寒论》是一本兵火残余之书，不免有误，这里录一段林亿等人校书时的按语，说明这个问题。臣亿等谨按："仲景本论，太阳中风自汗用桂枝，伤寒无汗用麻黄，今证云无汗出恶风，正与此方同，是合用麻黄也。此云桂枝加葛根汤，恐是桂枝中加葛根耳。"据《玉函经》记载，本方无麻黄较确切，汗出恶风不应当再用麻黄发汗。麻黄可能是传抄的衍文。再者，桂枝加葛根汤与葛根汤是一方两名，不合情理，一定有误。

太阳病，下之后，其气上冲者，可与桂枝汤，方用前法。若不上冲者，不得与之。（15）

其实这一条是太阳病误治后的变证。

太阳病无论是中风、伤寒、杂病，都应当用汗法解表，不应当用下法，误下会邪陷心下形成重则结胸，轻则痞满，更有体质虚弱，邪陷中下焦而成下利不止。本条误下出现"其气上冲"的变证，仲景可与桂枝汤治疗，如果其气不上冲就不能用。说明其气上冲是个好现象，虽然误治但还没有治坏，还可以用桂枝汤解表。

关于"其气上冲"，历代注家意见不一。"上冲之气"是正气，还是邪气？是证候表现，还是病机？仲景没有说清楚，注家各持己见。有认为上冲之气是正气，正气抗邪有力，才出现"其气上冲"；有人认为是太阳之气，误下后没有伤太阳之气。还有人认为太阳之气来自下焦，与邪气斗争在表，是由内向外的，所以会出现"其气上冲"，并且认为"其气上冲"是病理分析，并不是临床症状。刘渡舟教授就持这种观点，他说："太阳之气为什么上冲？这和太阳的生理特点有关，太阳之气来自下焦，和邪气斗争于表，是由内向外的，所以会出现'其气上冲'。邪客于表，太阳之气还能上冲，说明还能和邪气斗争。"《伤寒论》中关于气上冲的描述还有几处，都有具体部位，例如：苓桂术甘汤证是心下逆满，气上冲胸；桂枝加桂汤证是从少腹气上冲心者；瓜蒂散证是气上冲咽喉。唯独这条没说出具体部位，言外之意说明邪气在表，没有内陷成为结胸。太阳之气是主表的，所以太阳之气上冲不会上冲于胸、心、咽喉或其他部位，正邪斗争还是在体表。也有个别的医家认为，所谓"其气上冲"，是强调太阳病除了有脉浮、恶寒、发热等表证外，还有头项强痛的经证。因此，虽然误下，但阳气还没有内陷，表还没解，故还可以发汗。太阳病下之后，中风也好，伤寒也好，邪气虽然没有内陷，正气不能不受挫折，这时候发汗就不要用麻黄汤了，可予桂枝汤。我认为，"其气上冲"不只是病理分析，更是临床证候表现，如果不是临床证候表现，怎么能知道太阳之气上冲呢？这不是仲景故弄玄虚了吗？太阳病应汗而反下，是明显的误治，误治后有两种情况：一种情况是治坏了，病情朝着坏的方面发展，就是邪气下陷，下陷的情况要具体分析、具体处理，也就是"观其脉证，知犯何逆，随证治之"。例如邪陷心下形成结胸或痞证，就用陷胸汤或泻心汤治疗。另一种是虽然误下，没有损伤正气，尚且没有治坏，机体总会有一种反应，比如"其气上冲"。从病理上讲，这种上冲之气也是病气，是正邪斗争中表现出来的抗争现象，这种现象说明正气虽受挫但犹能抗邪，可与桂枝汤解表，而且桂枝可降冲气。

　　需要搞清楚的是"其气上冲者"，"其气"指的是前面的太阳之气，还是病人的上冲之气？"上冲"的部位也要弄明白，这是理解本条的关键，也是辨证论治的依据。"其气"，有人认为是续接前文的太阳中风，是指太阳之气，而且把太阳之气上冲看成病机描述。这种看法有正确的一面，但也有不正确的一面。"其气"指太阳之气是正确的。"上冲"包括病理描述，虽然没有说出具体部位，但更重要的是症状表达，如果单纯讲病机，临床辨证无依据，从何谈"可与桂枝汤"？而且紧接着说："若不上冲者，不可与之。"所以"其气上冲"既代表病机太阳之气上冲，也代表病人自觉有气上冲，上冲的部位没说，根据太阳之气出自下焦，主气化，其病为寒水之气，上冲一定至脐腹，当是"其气上冲脐腹"。仲景用桂枝汤，除继续解表外，兼治上冲之气。

桂枝除解表外，有温阳化水、震慑冲气的作用；芍药酸敛；甘草、大枣甘缓；生姜辛散化饮，一举两得。《伤寒论》出方时，有"主之""宜""与""可与"，其用意各不同。"主之"是一证一方，方证相对，非此方不可的意思；"宜"是此证适宜该方，虽与"主之"相近，但不是绝对的，可能用其他方法也能治疗；"与"就和"主之""宜"大不相同了，意思是可给该方，以观后效。"可与"的口气就更缓和了，意思是没法预测，带有一定商榷的口吻，本条"可与桂枝汤"就带有商榷的口气，说明太阳中风误下后出现"其气上冲"，不是绝对用桂枝汤治疗，桂枝汤之类或桂枝汤加减也有可行之处，比如桂枝汤加茯苓龙骨牡蛎可能也行得通，或许更佳。"若不上冲者，不可与之"，说明有新的情况，要"观其脉证，知犯何逆，随证治之"。

太阳病三日，已发汗，若吐、若下、若温针，仍不解者，此为坏病，桂枝，不中与之也。观其脉证，知犯何逆，随证治之。桂枝本为解肌，若其人脉浮紧、发热、汗不出者，不可与之也。常须识此，勿令误也。（16）

这条指出了坏病的治疗原则。《伤寒论》三分之一的篇幅是讲误治之后的坏病，故钱天来认为该条宜冠于中风诸误治之前。

本条应分为两部分解释：第一部分从"太阳病三日"至"随证治之"，是讲太阳病误治后形成坏病的治疗原则。所谓坏病，就是医生不得法而治坏了的病。"太阳病三日"，是患太阳病大概三天了。为什么说是三天，因为后面紧接着就是四个错误做法——"已发汗""若吐""若下""若温针"。这四个错误做法最少需要三天才能看到症状。"已发汗"，说明第一天就发汗了，发汗病不解，第二天就用吐法，又不解，第三天用下法。汗、吐、下用尽了，病还是不解，第四天用温针。再不解，就没办法了，而且针法也不过一个时辰，这一天就当机立断地认为是坏病了。这种情况，仲景告诫："桂枝不中与之也。"应当"观其脉证，知犯何逆，随证治之。"因为坏病多变莫测，只能给个治则，不能出具体处方。

关于"桂枝不中与之"，前面已发汗，可能用过麻黄汤。一般情况下，病人有表证用过麻黄汤仍不解，断为表证仍在者，即使需要再解表，也只能用桂枝汤，而不能再用麻黄汤了，仲景担心医者不认识坏病再投桂枝汤，故在此叮咛"桂枝不中与之也"。再者，坏病，其证可能发生变化，但发热还没有解除，误导医者一误再误，分不清表里，而再投桂枝汤。

从"桂枝本为解肌"至"勿令误也"为第二部分，这一部分接上一部分，不中后与桂枝汤，除解释桂枝汤是解肌的，而不能治疗误治后的所有坏病外，并与麻黄汤做了区别。同是治疗太阳病，桂枝汤是解肌的，是治疗太阳中风表虚证的，而麻黄汤是治疗太阳伤寒表实证的，仲景提醒医者一定要识别这两方证的不同，不要造成失误。

温针，是古人的一种针法。据王纶《名医杂著》说："温针是楚人之法，其法针于穴，以香白芷作为圆饼，套针上，再以艾蒸之。"张仲景是南阳人，与楚临近，故提及温针之法。太阳病不解，用温针，估计是没有办法的办法。

若酒客病，不可与桂枝汤，得之则呕，以酒客不喜甘故也。（17）

酒客病是长期饮酒引起的疾病，酒助热湿，体内湿热者不能服桂枝汤，因为桂枝汤内有大枣、甘草两味甘药，甘味助湿。关于这一问题，注家有两种意见，一种是酒客病人患了太阳中风也不能用桂枝汤，因为体内有湿热，甘味药助湿生热，即使用桂枝汤也得把甘草、大枣去掉，加上葛花等解酒药。另一种认为酒客病在证候上类似桂枝汤证，也会出现发热、恶风、干呕，但病因病机各异，仲景在这里告诉大家，不可与桂枝汤，用桂枝汤会导致呕吐，这也是桂枝汤承前一条的又一禁忌证。

喘家作桂枝汤，加厚朴杏子佳。（18）

喘家是素患喘病的人，如果患太阳中风，需要服用桂枝汤的时候，在桂枝汤中加上厚朴、杏子为好。这是桂枝汤的一个兼夹证，也就是新病太阳中风，兼夹素患咳喘宿疾的治疗方法。从加厚朴、杏子的语气来看，加厚朴、杏子并不能从根本上治愈平素咳喘宿疾，但加上它可利肺、下气、定喘。新疾旧患两兼顾，效果会更好些。示意后人不可以麻黄汤一概治喘，不分表里虚实。

方见43条下。

凡服桂枝汤吐者，其后必吐脓血也。（19）

本条言服桂枝汤呕吐，说明肺胃阳盛阴壅。桂枝汤辛甘助阳，再服桂枝汤，恐其后来热壅肺胃，出现吐脓血。刘渡舟认为，凡服桂枝汤呕吐者，可能患有内痈，或为肺痈，或为胃痈。亦可参考。

太阳病，发汗，遂漏不止，其人恶风，小便难，四肢微急，难以屈伸者，桂枝加附子汤主之。（20）

桂枝（去皮）三两　芍药三两　甘草（炙）三两　生姜（切）三两　大枣（擘）十二枚　附子（炮，去皮，破八片）一枚

以上六味，以水七升，煮取三升，去滓，温服一升。本云桂枝汤，今加附子。将息如前法。

其实本条也是一个误治后变证的证治。太阳病发汗是正治法，但出现了遂漏不止，说明发汗太过，或者不得法。太阳病有中风，有伤寒，文中只说太阳病，未提及中风还是伤寒，如果是中风误用麻黄汤，会造成漏汗不止；或即使是伤寒用麻黄汤，发汗太过，伤及阳气，也会造成此症。"遂漏不止"，后人称漏汗，《南阳活人书》称漏风证。"遂"是于是的意思，表因果关系；"漏"是不可控制的汗出。"恶风"是因为表阳虚；"小便难"是由于汗多亡失津液；"四肢微急"，四肢为诸阳之本，过汗亡阳伤津液。《针经》曰："液脱者，骨属屈伸不利。"即亡阳又伤津液，四肢阳微得不到津液的濡养，故屈伸不利。条文中用"微急"，说明津液不足，四肢筋脉失养才"微急"，区别于杂病中风实证的四肢微急。用桂枝加附子汤扶阳固密，调和营卫，达到止汗的目的，汗止了，津液不外泄，加之桂枝汤能和营卫生津液，以上诸症自然告愈。

太阳病，下之后，脉促胸满者，桂枝去芍药汤主之。（21）

这条是误治后的变证，或者兼证。

太阳病本该发汗或解肌，而误用下法，伤及胸阳，出现脉促胸

满；或者素来胸阳不振，误用下法出现脉促胸满。脉促不是后人讲的促脉，而是急促的意思，是一种数而无力、脉体小而急促的脉象，标志着胸阳不振，满读 mèn，不读 mǎn。胸满是指患者自觉胸闷症状，是胸阳不振的表现，所以用桂枝去芍药汤振奋胸阳。因为芍药酸敛有碍胸阳的振奋，故去之。

桂枝去芍药汤

桂枝（去皮）三两　甘草（炙）二两　生姜（切）三两　大枣（擘）十二枚

上四味，以水七升，煮取三升，去滓，温服一升。本云：桂枝汤，今去芍药。将息如前法。

若微恶寒者，桂枝去芍药加附子汤主之。（22）

如果在前条基础上，再出现微恶寒者，说明胸阳已虚，加附子以加强助阳的力量。微恶寒，有的注家认为是脉微恶寒，说是脱漏"脉"字。根据前后文义，前面脉促、后面马上脉微是不符合事实的，句首冠了个"若"字就加重了"微"字的语气。就是说，假如一旦稍微有点恶寒，就得在桂枝去芍药汤中加附子来治疗。稍微有点儿恶寒就说明胸阳不足，就必须加附子，所以这个"微"不是脉微，还应当是微恶寒。

桂枝去芍药附子汤

桂枝三两　甘草（炙）二两　生姜（切）三两　大枣（擘）

十二枚附子（炮，去皮，破八片）一枚

上五味，以水七升，煮取三升，去滓，温服一升。本云：桂枝汤，今去芍药加附子。将息如前法。

太阳病，得之八九日，如疟状，发热恶寒，热多寒少，其人不呕，清便欲自可，一日二三度发。脉微缓者，为欲愈也；脉微而恶寒者，此阴阳俱虚，不可更发汗、更下、更吐也；面色反有热色者，未欲解也，以其不得小汗出，身必痒，宜桂枝麻黄各半汤。（23）

太阳病为表病，不论中风还是伤寒，得之八九日，说明病情拖延。为什么说八九日？因为第8条指出："太阳病，头痛至七日以上自愈者，以行其经尽故也。"古人认为，七日是疾病的一个来复期，六七日是疾病告愈或传经的日期。病到八九日，邪不离太阳经，说明表邪还未传阳明、少阳经，那么就会出现文中的三种转归：第一种为"太阳病……为欲愈也"，是疾病将要自愈。第二种为"脉微而恶寒者……更吐也"，是阴阳俱虚，禁汗吐下。第三种从"面色反有热色者……宜桂枝麻黄各半汤"，是太阳小邪郁表不解，需要小发汗。

表病拖到第八九天，出现了如疟状，发热恶寒，热多寒少，说明病情模糊。"如疟状"，一阵冷一阵热，像少阳证，又不是少阳证。发热是体征，恶寒是症状，这里的发热恶寒不是太阳伤寒的发热恶寒，而是补充前言"如疟状"热，好似疟疾一样一阵寒一阵热，热多寒少。"其人不呕"，一锤定音，邪气未至少阳，不是少阳证。"清便欲自可"，清与圊通，是厕所的意思，表示大便还可以，说明里气和，非阳明病。"一日二三度发"说明邪郁太阳经较轻。"脉微缓者，为欲愈也"，微是稍微的意思，不是微脉，意思是脉稍微缓的话病就将要告愈了。

第二种转归，太阳表邪郁里较轻，可以自愈。"脉微而恶寒者"，是出现了阴阳俱虚的脉微恶寒，这里的脉微是微脉。"不可更发汗，更下，更吐也"，因为阴阳俱虚，因此不可再发汗、再下、再吐，要禁止汗、下、吐。

第三种转归，"面色反有热色者"，"热色"指的是面色潮红，这里用一个"反"字，说明面色不应当出现潮红，警惕不要认为是阳明表证。紧接着说"未欲解也"，判断面色潮红是太阳小邪郁表还没有解除。"以其不得小汗出，身必痒"，是因为得不到小发汗，小邪郁表身必痒，适宜用桂枝麻黄各半汤。

"一日二三度发"应当接在"热多寒少"之后，让读者注重"一日二三度发"的病情。

桂枝麻黄各半汤方

桂枝（去皮）一两十六铢　大枣（擘）四枚　芍药　生姜（切）甘草（炙）麻黄（去节）各一两　杏仁（汤浸，去皮尖及两仁者）二十四枚

上七味，以水五升，先煮麻黄一二沸，去上沫，内诸药，煮取

一升八合，去滓，温服六合。本云：桂枝汤三合，麻黄汤三合，并为六合，顿服。将息如上法。

臣亿等谨按：桂枝汤方：桂枝、芍药、生姜各三两，甘草二两，大枣十二枚。麻黄汤方：麻黄三两，桂枝二两，甘草一两，杏仁七十个。今以算法约之，二汤各取三分之一，即得桂枝一两六铢，麻黄、芍药、生姜、甘草各一两，大枣四枚，杏仁二十三个零三分之一枚，收之得二十四个，合方。详此方，乃三分之一，非各半也，宜云合半汤。

这个方是桂枝汤与麻黄汤各取三分之一的合方，麻桂合方小其制，目的是治疗太阳病延误时日，正气已见虚象，邪气微郁肌表的小发汗剂。

太阳病，初服桂枝汤，反烦不解者，先刺风池、风府，却与桂枝汤则愈。（24）

本条是病重药轻，针药并施的方法。

太阳病用桂枝汤是正治法，"初服桂枝汤，反烦不解"，是药轻病重。"初服"是指一剂三服的第一服。初服一服，如果药证得当，太阳病应当解除或减轻，而开始桂枝汤一服，反而增加了内烦症状，这时候要针药并施。先刺风池、风府，疏泄太阳经的风邪，然后服剩余的桂枝汤才会痊愈。剩余的二服桂枝汤，一服不愈可再服，如一服愈，不必尽剂。

本条与上条用对比的手法相接，上条为"风邪微郁于表"，本条是风邪重，"初服桂枝汤，反烦不解"；上条是小邪轻而面热，本条是风邪重而内烦。又与下条用同样的笔法连接，本条是太阳病服桂枝汤不汗出，反烦不解；下条是服桂枝汤后，大汗出，脉洪大。

服桂枝汤，大汗出，脉洪大者，与桂枝汤如前法。若形似疟，一日再发者，汗出必解，宜桂枝二麻黄一汤。（25）

本条是讲太阳中风服桂枝汤不得法而大汗出，服桂枝汤应当是"遍身漐漐，微似有汗者益佳，不可令如水流漓"。而本条服桂枝汤"大汗出"，"令如水流漓"自在言外，说明治不得法。服桂枝汤后，假如覆被过厚助汗而大汗出，脉由缓变为洪大，洪大是阳明脉，但现在只见阳明脉，不见阳明心烦、口渴，说明此洪大脉不是阳明脉，而是太阳阳气盛于外，脉由浮缓变为洪大，仍然可以给桂枝汤调和营卫，解肌发汗。不可以脉误作白虎汤证治疗而成坏病。如果服了桂枝汤，大汗出后，出现形如疟疾，并且一日只发作二次，即条文说"一日再发者"，这与23条"一日二三度发"对比，病情较轻，而且是大汗出之后，所以用桂枝二麻黄一汤调和营卫，兼去风寒小邪。

有的注家认为，服用桂枝汤"大汗出，脉洪大"是太阳中风不得法；服桂枝汤"形似疟，一日再发"是风寒均有之证。前者继续用桂枝汤治疗，后者是风寒俱感，应改用桂麻合方。其实临床上不必拘于风寒之病因，而且风寒本为一类，六淫之邪不能独伤人，常夹风而来，所以风寒俱感较为常见。调和营卫，小发汗，治疗风寒俱感轻证，为仲景法中之法，故出三个小发汗方剂（即前桂枝麻黄各半汤、本条的桂枝二麻黄一汤、27条的桂枝二越婢一汤），为临床开发连续治病之法。

桂枝二麻黄一汤方

桂枝一两十七铢　芍药一两六铢　麻黄（去节）十六铢　生姜（切）一两六铢　杏仁（去皮尖）十六个　甘草（炙）一两二铢　大枣（擘）五枚

上七味，以水五升，先煮麻黄一二沸，去上沫，内诸药煮取二升，去滓，温服一升，日再服。本云桂枝汤二分、麻黄汤一分，合为二升，分再服，今合为一方。将息如前法。

臣亿等谨按：桂枝汤方：桂枝、芍药、生姜各三两，甘草二两，大枣十二枚。麻黄汤方：麻黄三两，桂枝二两，甘草一两，杏仁七十个。今以其算法约之，桂枝汤取十二分之五，即得桂枝、芍药、生姜各一两六铢，甘草二十铢，大枣五枚。麻黄汤取九分之二，即得麻黄十六铢，桂枝十铢，杏仁十五个九分之四枚，收之得十六个。二汤所取相合，即共得桂枝一两十七铢，麻黄十六铢，生姜、芍药各一两六铢，甘草一两二铢，大枣五枚，杏仁十六个，合方。

桂枝二麻黄一汤就是十二分之五桂枝汤和九分之二麻黄汤合方，其比例为三十六分之十五比三十六分之八，也就是十五比八的关系，约为二比一，所以叫桂枝二麻黄一汤。

**服桂枝汤，大汗出后，大烦渴不解，脉洪大者，白虎加人
参汤主之。**（26）

这一条是论述服用桂枝汤，大汗出，伤津耗气，邪传阳明经的
证治。

上条服桂枝汤，大汗出，是表证未罢，脉变洪大，证不变方也
不变，仍用桂枝汤。本条同是服桂枝汤大汗出，脉洪大，但伤津耗
气，邪传阳明，证情变为"大烦渴不解"。条文中的"大烦渴"有
两重意思：一是心烦加口渴；二是烦为渴的状语，形容口渴的程
度，非常严重。这一条与前一条用对比的方法叙述，是三个小发汗
的插笔，目的是辨清治太阳病的桂枝汤，邪不离太阳与邪传阳明的
要点。

白虎加人参汤方

知母六两　　石膏（碎，棉裹）一斤　　甘草（炙）二两　　粳米六
合　　人参三两

上五味，以水一斗，煮米熟，汤成，去滓，温服一升，日
三服。

本方知母、石膏清热生津；人参、粳米、甘草益气养阴，和脾
胃，滋生津液，固正气以防大汗出、津气败脱。

太阳病，发热恶寒，热多寒少，脉微弱者，此无阳也，不可发汗，宜桂枝二越婢一汤。（27）

这一条是论述风寒之邪郁于太阳之表化热的轻证以及治疗。

本条成无己未注解，历代注家意见有分歧，问题在于"脉微弱者，此无阳也，不可发汗"三句与上下文不相关。

现代伤寒大家刘渡舟认为：脉微弱不是微脉和弱脉，而是对浮紧脉而言的，也就是脉的浮紧之势略有减轻，也反映寒邪已有化热之势。"此无阳也"，根据成无己对161条"无阳则阴独"注为"表证罢为无阳"。可见"无阳"在此指伤寒表实证，故不可再用麻黄汤发汗。刘老费尽心机找到了"无阳"的答案，并且批评有的注家错误地把"无阳"解作亡阳。但是他忽略了用桂二越一汤也是发汗法，虽然制其小，但方中仍有麻桂，这就与仲景文中的"不可发汗"不相符，把"脉微弱者"的解释大打折扣了。

日人丹波、喜多村二氏都说此属于倒装句。条文应当是："太阳病，发热恶寒，热多寒少，宜桂枝二越婢一汤。脉微弱者，此无阳也，不可发汗。"

我同意此二人的看法，"脉微弱"是对表证的浮紧或浮大而言的。如25条，虽有"脉洪大者"，仍用桂枝汤解表，那么这条"脉微弱者"也表明不是表实脉，而是里虚脉，告诫我们不可发汗。关于"此无阳也"，我赞成刘老借成无己的佐证，"无阳"是无表证的意思，而不是历史某些注家解释的亡阳。

细读此文，言证简略，参以前贤，日人丹波、喜多村二氏都认为本条与23、25条都为桂枝证，经日失汗，以致邪郁。三条意有互发，而以23条言证最详，25条言证甚略。例如，23条说"得之八九日"，是约略之词，其余两条亦谓具备"发热恶寒，热多寒少"。三证叠言，而桂二麻一汤省略"寒热"，但言"如疟状"，桂二越一汤言"寒热"而省"如疟状"。至于23条的"其人不呕，清便欲自可"，后两条亦包括。然而以上三条症状，虽然同为太阳病，应微汗，但以时日的浅深、病情的轻重、郁热的程度各不同，故出三方斟酌使用。

桂枝二越婢一汤方

桂枝（去皮） 芍药 麻黄 甘草（炙）各十八铢 大枣（擘）四枚 生姜（切）一两二铢 石膏（碎绵裹）二十四铢

以上七味，以水五升，煮麻黄一二沸，去上沫，内诸药，煮取二升，去滓，温服一升。本云：当裁为越婢汤，桂枝汤合之饮一升，今合为一方，桂枝汤二分、越婢汤一分。

臣亿等谨按：桂枝汤方：桂枝、芍药、生姜各三两，甘草二两，大枣十二枚。越婢汤方：麻黄二两，生姜三两，甘草二两，石膏半斤，大枣十五枚。今以算法约之，桂枝汤取四分之一，即得桂枝、芍药、生姜各十八铢，甘草十二铢，大枣三枚。越婢汤取八分之一，即得麻黄十八铢，生姜九铢，甘草六铢，石膏二十四铢，大枣一枚八分之七，弃之，二汤所取相合，即共得桂枝、芍药、甘草、麻黄各十八铢，生姜一两三铢，石膏二十四铢，大枣五枚，合方。旧云桂枝三，今取四分之一，即当云桂枝二也，越婢汤方见仲景杂方中，《外台秘要》云起婢汤。

本方的解释有两种：其一，桂枝汤解表邪，桂枝、麻黄解在表之风寒邪气，石膏清里之郁热，小制其剂为表里双解轻剂。其二，本方为桂枝汤加麻黄、石膏并小制其剂而成，用桂枝加麻黄解表开郁，加石膏清阳郁之热，属辛凉解表之法。前面认为表邪迁延日久，在表之风寒邪气有部分入里化热，除发热恶寒、热多寒少外，推测还有烦躁、口渴等症。后者认为，病至此已迁延日久，邪气也衰，但风寒之邪不解仍郁于表，故热多寒少，在麻黄汤、桂枝汤、大青龙汤都不合适的情况下，只能选此方，辛以透表，凉以解热。得麻桂辛温，得石膏辛寒，则成辛凉解表。后世从刘河间开始用这一法治疗温病初起，清代温病学家创辛凉解表法，出辛凉解表方。至今，很多医家沿用辛温药加辛寒药治疗风寒化热表证，有一定疗效。

服桂枝汤，或下之，仍头项强痛，翕翕发热，无汗，心下满，微痛，小便不利者，桂枝去桂加茯苓白术汤主之。（28）

本条是太阳病误治后的一个变证，变为内有水郁而发热。

"仍头项强痛，翕翕发热"表明表证依然存在，但不为主证。"无汗"是因水气停留心下不能作汗，并非中风而又伤寒的表证无汗。既然有表证，为什么不先解表而后利水？这就是治病必求其本。本证内有水停为本、为急，外有头项强痛、翕翕发热为表，通过利水，表邪随之散除。正如唐容川说："太阳之水下行，则气外达而头痛发热除。"

历史上各注家对去桂、去芍药的看法各有不同。成无己折中，不提去桂、去芍药，认为是桂枝加茯苓、白术；《医宗金鉴》认为去桂是去芍药之误；日人丹波氏认为《医宗金鉴》不可从。而大多数医家认为是去桂不去芍药，理由有二：一是本证为水郁发热，《神农本草经》曰："芍药主利小便。"二是桂枝为血分药，但能发汗，不能利水。

桂枝去桂加茯苓白术汤方

芍药三两　甘草（炙）二两　生姜（切）　白术　茯苓各三两　大枣（擘）十二枚

上六味，以水八升，煮取三升，去滓，温服一升，小便利则愈。本云桂枝汤，今去桂枝，加茯苓、白术。

本方茯苓、白术健脾利水为君，甘草、生姜、大枣和脾胃以助利水湿，同时芍药、甘草可缓头痛和心下微痛。

伤寒脉浮，自汗出，小便数，心烦，微恶寒，脚挛急，反与桂枝，欲攻其表，此误也。得之便厥，咽中干，烦躁，吐逆者，作甘草干姜汤与之，以复其阳。若厥愈足温者，更作芍药甘草汤与之，其脚即伸。若胃气不和，谵语者，少与调胃承气汤。若重发汗，复加烧针者，四逆汤主之。（29）

这一条是用病案叙述了阴阳俱虚之人患伤寒的脉证与误治后的变证。

由于阴阳气血俱虚，患伤寒后病情复杂，易误认为是表虚中风，用桂枝汤发虚人之汗，造成虚实寒热互见，阴阳转化无常，变证多端，故在治疗上应分先后层次。或温阳，或养阴，或和胃，或回阳，治从证变，体现了"观其脉证，知犯何逆，以法治之"的诊疗原则。也可以说，为26条提出的误治后变证治疗做了示范。"伤寒脉浮，自汗出，小便数，心烦，微恶寒"是阳虚之人伤寒后的脉症，脉是大体脉。一般来说伤寒脉应当是浮紧的，没说兼脉，但下文说"自汗出，小便数，心烦，微恶寒"为一派阳虚表现，说明脉浮为浮大无力。正常人伤寒不应当自汗出，但阳虚之人，阳不摄阴，阴液不固，故自汗出；阳虚气化不行，故小便数；阳气虚，表有寒，故微恶寒。阴血不足，血不养心，故心烦；阴血虚不濡养筋脉，故脚挛急。因为有脉浮、自汗出、微恶寒，易被误认为是表虚中风，用桂枝汤攻其表。这里用"反"字，表示不应当，后面接"此误也"。从因果关系总结出不应当用桂枝汤攻其表，后面是误治后的几种变证与随证治疗。

"得之便厥，咽中干，烦躁，吐逆者，作甘草干姜汤与之，以复其阳。"就是误用桂枝汤攻表，造成阴阳俱虚，出现阳虚之四肢厥逆、阴虚之咽中干、阳虚之烦、阴虚之躁，以及阴阳不调，里气不和之吐逆，使病情更加复杂，只好随证施治。

在阴阳俱虚的情况下，回阳为当务之急。因为阳固则阴存，阳生则阴长；而且有形之阴不能速生，无形之阳有顷刻而亡的危险。因此，先用甘草干姜汤以复其阳；待阳复厥愈足温后，尚存在脚挛急，再用芍药甘草汤养阴和血，滋濡筋脉，缓解痉挛，其脚可伸展，随之咽干、烦躁、吐逆也就告愈。如用甘草干姜汤阳复太过，阴液更伤，胃中燥热，出现谵语，可与调胃承气汤清胃热、和胃燥。"少与"是少服，不要尽剂的意思，因为这里用调胃承气汤并不在于泄大便，而是调和胃气，只要达到治疗目的就行。如果本来阳气就虚，治疗过程中再重发汗，就是用很重很强有力的发汗剂，如麻黄汤之类，或者重发汗再加烧针，这样阳气更伤，病情加重，甘草干姜汤已不能胜任，只有用四逆汤回阳救急，所以说"四逆汤主之"。这里用"主之"，前面的甘草干姜汤、芍药甘草汤都是"作"字，可见治阳虚重证唯独四逆汤可"主之"，说明仲景是根据病的轻重缓急而处方用药的。

甘草干姜汤方

甘草（炙）四两　干姜（炮）二两

上两味，以水三升，煮取一升五合，去滓，分温再服。

芍药甘草汤方

芍药　甘草（炙）各四两

以上两味，以水三升，煮取一升五合，去滓，分温再服。

调胃承气汤方

大黄（去皮，清酒洗）四两　甘草（炙）二两　芒硝半升

上三味，以水三升，煮取一升，去滓，内芒硝，更上火微煮令

沸，少少温服之。

四逆汤方

甘草（炙）二两　干姜一两半　附子（生用，去皮，破八片）一枚

上三味，以水三升，煮取一升二合，去滓，分温再服。强人可大附子一枚，干姜三两。

这四个方子在施用时，要注意其用量和服法是有严格要求的，这是其主治所决定的。甘草干姜汤中，甘草的用量是干姜一倍，炙甘草有补脾胃作用，配干姜辛甘化阳，扶脾胃之阳。而症见脚挛急、咽中干的阴虚象，就不得不用加倍的甘草监制干姜的燥烈，以防耗伤弱阴，这也许是仲景不用附子而用干姜的原因之一。芍药甘草汤中二药等量，都用四两，是在阳复阴虚的情况下，取酸甘化阴，未顾及阳不足的情况，所以二药等量且量偏大。调胃承气汤在服法上是少少温服，目的是调和胃气止谵语，而不是釜底抽薪、泻下清热。四逆汤重发汗，复加烧针，伤阳重，要回阳救急，故强人可大附子一枚，干姜三两，因人而异加大剂量。

问曰：证象阳旦，按法治之而增剧，厥逆，咽中干，两胫拘急而谵语。师曰：言夜半手足当温，两脚当伸。后如师言，何以知此？答曰：寸口脉浮而大，浮为风，大为虚，风则生微热，虚则两胫挛，病形像桂枝，因加附子参其间。增桂令汗出，附子温经，亡阳故也。厥逆，咽中干，烦躁，阳明内结，谵语

烦乱，更饮甘草干姜汤。夜半阳气还，两足当热，胫尚微拘急，重与芍药甘草汤。尔乃胫伸，以承气汤微溏，则止其谵语，故知病可愈。（30）

根据前人的意见，大多认为这一条是上一条的注解，而且中间语意多不通顺，疑为后人增入，故柯琴删之。因文义与前重复，对几处难理解的地方做一些解释。

"证象阳旦"。阳旦，成无己曰："桂枝汤别名也。""寸口脉浮而大"，前条只说脉浮，本条补出浮大。"浮为风，大为虚"，风指太阳中风，有发热微恶寒，自汗出；虚为下虚，故小便数、脚挛急、病形像桂枝，故"加附子参其间，增桂令汗出，附子温经，亡阳故也"。这几句的意思是，病情像桂枝汤证，用正治法应当把附子加进去，而且要增加桂枝的用量，因桂枝可发汗解卫分未尽的风邪。为什么要加附子呢？因为本证是亡阳，附子可以温经回阳。

本条语句多不通顺，在语意衔接上欠逻辑。该书受战火洗劫，残缺断文，后人修补在所难免。但要说整条全是后人增入，我看也不像，因为从23条至本条，张仲景示范了临床辨证施治的一个全过程。23条邪入太阳延误治疗，邪郁太阳较轻，须小发汗，故用桂麻各半汤；24条邪郁太阳，病重药轻，故针药并施；25条是太阳郁邪，治疗不得法，证情较23条略重，故用桂二麻一汤，调和营卫兼祛风寒小邪；26条是邪从太阳传阳明的典型证治，邪在太阳，邪不解病不愈，临床辨证多疑似，有郁太阳不解者，有传阳明少阳者，仲景以临床指导为目的，以连续病案为方法，以具体辨证为手段，教人辨证施治；27 条是邪郁太阳化热轻证，故用桂二越一汤，小发汗兼清热；28 条是邪在太阳误治后的一个变证，变为内有水郁发热，故用桂枝去桂加茯苓白术汤利水解热。29 条更是以一个复杂的病例出现，讲阴阳俱虚之人伤寒的脉证与误治后的变证。由于病情复杂，虚实寒热互见，阴阳转化无常，变证多端，从易误发虚人之汗开始，分先后层次，或温阳，或养阴，或和胃，或回阳，治从证变，体现了"观其脉证，知犯何逆，以法治之"的诊疗原则。30 条是解释 29 条的。为什么要解释？因本条是连续辨证施治七条中最复杂的一条，而且是学会辨证施治最重要的一例，除了病机阴阳寒热虚实错杂，在证情上多有疑似，很难从错综复杂的证情中辨别清楚，易误之。治疗方面，一会儿温阳，一会儿养阴，一会儿用承气汤，一会儿用四逆汤。张仲景可能想到了读者和学者的难处，故用第 30 条辨释之。可惜年代久远，文章断裂，有不通顺之遗憾。

太阳病，项背强几几，无汗，恶风者，葛根汤主之。（31）

这一条是太阳表实，风寒之邪郁于经腧，出现发热、头痛、无汗、恶寒、项背强几几。

文中恶风是恶寒的互词，也就是风寒俱恶。"项背强几几"是太阳筋脉失养，风寒之邪郁于太阳经腧，风燥伤津液，故用葛根疏风生津，滋养筋脉，舒缓颈项为君；合桂枝汤而不用麻黄汤，是取桂枝汤解肌祛风寒，而避麻黄汤大发汗伤津液之弊。但方中加麻黄，是因为本证表实无汗，恐桂枝汤加葛根不能胜任，可见本证与桂枝加葛根汤的主要区别在于有汗与无汗，不在于风寒谁多谁少。举一反三，如果本证由无汗变为汗出，是否可以用桂枝加葛根汤治疗？值得考虑。

葛根汤方

葛根四两　麻黄（去节）三两　桂枝（去皮）二两　芍药（切）二两　甘草（炙）二两　生姜（切）三两　大枣（擘）十二枚

上七味，以水一斗，先煮麻黄、葛根，减二升，去白沫，内诸药，煮取三升，去滓，温服一升。覆取微似汗，余如桂枝法将息及禁忌。

在煎服上，先煎葛根与麻黄，去上沫，是为缓解二药辛散之性，防止发汗太强，又能降低麻黄的副作用，以免药后发生心悸、心慌、头晕、烦躁。

太阳与阳明合病者，必自下利，葛根汤主之。（32）

这一条是论太阳与阳明合病，出现下利的证治。

"太阳与阳明合病"，是指太阳经的恶寒发热、头项强痛等症与阳明经的缘缘面赤、额头作痛、目痛鼻干、烦热、卧寐不宁，不分先后次第出现。"必自下利"，这里的"必"不是必然要自下利，而是必须的意思。太阳与阳明合病，必须有"自下利"的情况才用

　　　　　　　　　　　|《伤寒论》解读 |

葛根汤治疗，所以文中的"必"字是慧眼处。太阳与阳明合病，不一定都自下利，下一条就是太阳与阳明合病，不下利但呕。

太阳与阳明合病，邪气较一经病为重，太阳经与阳明经之邪都属表邪，从36条太阳与阳明合病出现喘而胸满的表邪郁闭，仍用麻黄汤解表就不难看出，太阳与阳明合病要看邪气重在太阳还是重在阳明，重在太阳出现喘而胸满的用麻黄汤，重在阳明出现自下利的用葛根汤。至于不偏太阳与阳明的太阳与阳明合病，不下利但呕，仍用葛根汤治疗，只是在葛根汤中加半夏和胃降逆止呕。可见太阳与阳明合病，邪气不偏太阳也不偏阳明的情况下用葛根汤治疗是正治法，因葛根能解阳明经表之邪，麻黄能解太阳经表之邪，有发汗作用。方中用桂枝汤，可以和营卫，调脾胃，致津液，以防麻黄发汗伤津引邪入里，这就是葛根汤用麻黄配桂枝汤的原因。

太阳与阳明合病，不下利但呕者，葛根加半夏汤主之。（33）

这一条是承上条，太阳与阳明合病，不下利但呕的证治。

本条与上条同是二阳合病，上条是必自下利，本条是不下利但呕，说明二阳合病不一定都下利。二阳合病出现不下利但呕，或者临床上会遇到下利与呕吐并作，这是表邪不解，闭郁气机，升降失调，导致肠胃功能紊乱，不是上吐就是下利，或者吐利并见。临床上表证不解影响里气不和的情况很多见，如麻黄汤证的呕逆、桂枝汤证的干呕、葛根汤证的下利、葛根加半夏汤证的不下利但呕等。这类表证西医称肠胃型感冒。

葛根加半夏汤方

葛根四两　麻黄（去节）三两　甘草（炙）二两　芍药二两　桂枝（去皮）二两　生姜（切）二两　半夏（洗）半升　大枣（擘）十二枚

上八味，以水一斗，先煮葛根、麻黄，减二升，去白沫，内诸药，煮取三升，去滓，温服一升，覆取微似汗。注：成本半夏半斤。

太阳病，桂枝证，医反下之，利遂不止，脉促者，表未解也。喘而汗出者，葛根黄芩黄连汤主之。（34）

这一条其实是误治后的变证。

"太阳病，桂枝证"，应当用桂枝汤，医生不用桂枝汤解表，反而用泻下法治疗，造成下利不止。这里用"遂"字表因果关系，可以当"于是"讲，就是下利于是不止。同时这个"遂"字与上文还有连带关系，就是由于医生泻下，紧接着泄利不止。

在《伤寒论》中，有多处用"医反"一词，是斥责医生的口气，就是医生犯不应当犯的治疗错误。脉促者，表未解也，这里的"促"是急促的意思，而不是数而一止的促脉，脉促说明表邪的不解，里热亢盛，病气不衰，所以提示"表未解也"。不要片面地见到脉促就认为是里热，而忽略表邪未解。既有表邪未解，又有里热下利，这是里热夹表邪的下利，称"协热利"。表邪束肺，加之里热迫肺故喘，里热逼迫津液外泄故汗出。表里皆热，不但协热下利、喘而汗出，发热、大便黏秽、恶臭、暴注下迫、肛门灼热也自在言外。

葛根黄芩黄连汤方

葛根半斤　甘草（炙）二两　黄芩三两　黄连三两

上四味，以水八升，先煮葛根，减二升，内诸药，煮取二升，去滓，分温再服。

这是解表清热方。葛根味辛凉，解表清热，生津止渴止泄，用量多达半斤，并且先煎，意在侧重清肠热下利；黄芩、黄连清里热，坚阴止利；甘草和中扶正，甘缓其泄利不止。分温再服，是分两次适寒温服的意思。

太阳病，头痛发热，身疼腰痛，骨节疼痛，恶风，无汗而喘者，麻黄汤主之。（35）

这一条是承3条论述太阳伤寒表实证的证治，补充了3条的症状，提出了发热、头痛、身疼、腰痛、骨节疼痛、恶风、无汗、气喘八个症状，这里的身疼与3条的体痛是一致的；恶风与恶寒是互词，其实是风寒俱恶，症状较重；中风是恶风，症状较轻。3条有呕逆、脉阴阳俱紧，合起来就是太阳伤寒表实证的临床表现。归纳一下，太阳伤寒有九个症状，分五个类型：一是发热，二是恶风寒，三是诸疼痛，四是无汗，五是气喘呕逆、脉尺寸都是紧脉。

寒邪犯表，太阳首当其冲，正邪相争即发热恶寒；寒邪凛冽，可透卫伤营，寒性凝滞、收引，主痛。"头痛"是头项强痛的省文，"身疼"是身体疼痛，"腰痛"是腰脊疼痛，"骨节疼痛"，这些部位的疼痛与太阳经循行路线有关。全身骨节疼痛是因为太阳主筋所生病，诸筋皆属于节，故骨节疼痛。寒邪收引必阻皮毛，故无汗；寒邪束肺，故喘；肺胃同降，寒邪闭阻皮毛而且束肺，肺失宣降，影响胃气的通降，故呕逆。呕逆是严重的胃气上逆而干呕，明朝的李中梓认为呕逆还包括肺气上逆的咳逆。寸关尺俱见浮紧脉，是寒邪与人体正气相争于表的体现，用麻黄汤峻剂发汗治疗。

麻黄汤方

麻黄（去节）三两　桂枝（去皮）二两　甘草（炙）一两　杏仁（去皮尖）七十个

上四味，以水九升，先煮麻黄，减二升，去上沫，内诸药，煮取二升半，去滓，温服八合，覆取微似汗，不须啜粥，余如桂枝法将息。

方中麻黄发汗散寒，配杏仁宣肺平喘，配桂枝通阳发汗力更强，甘草和中以调节麻桂过度发散。

太阳与阳明合病，喘而胸满者，不可下，宜麻黄汤。（36）

这一条是太阳与阳明合病，邪气偏重在太阳的证治。

阳明腑实，腹满而喘，可用下法。喘而胸满是表邪不能外泄，壅于胸肺，致喘而胸满，邪气偏于太阳之表，故用麻黄汤解表定喘。这里需说明的是腹满与胸满不一样，腹满是阳明腑实，有形之邪致腹部满胀实坚，胸满是寒邪阻滞无形之气致肺气不宣的满闷，是病人的自觉症状，刘渡舟教授把胸满解释为胸潢。

这里的阳明病是阳明经表证，即缘缘面赤、鼻干目痛，而不是阳明气分热证的大热、大渴、大汗证，也不是阳明腑实的腹满证。

太阳病，十日以去，脉浮细而嗜卧者，外已解也。设胸满胁痛者，与小柴胡汤。脉但浮者，与麻黄汤。（37）

这一条是论述太阳伤寒时日已久的三种转归。

从"脉但浮者，与麻黄汤"可知为太阳伤寒，"十日以去"是说太阳伤寒已经十日以上了，会有下面三种转归：一是"脉浮细而嗜卧，外已解也"。脉由浮紧转为浮细，证候只是疲惫无力多卧睡，说明表邪已解除，只是正气疲乏，不须服药，只要静养，等待痊愈。二是如果脉出现浮细，证候见胸满胁痛的话，说明邪传少阳，给予小柴胡汤和解少阳为宜。三是邪气仍在表而有头痛、发热、恶寒、无汗、脉浮等症，"与麻黄汤"发汗解表。示以随证施治，不可执一。"脉但浮"，是以脉代症，省略了头痛、发热、恶寒、无汗等表证。

本条应与 26 条一起看，26 条为太阳经邪传阳明，本条第二种转归为伤寒之邪由太阳经传少阳。邪传阳明，用白虎加人参汤清阳明气分实热，生津止渴；邪传少阳，用小柴胡汤和解少阳。

小柴胡汤方

柴胡半斤　黄芩　人参　甘草（炙）　生姜（切）各三两　大枣（擘）十二枚　半夏（洗）半升

上七味，以水一斗二升，煮取六升，去滓，再煎取三升。温服一升，日三服。

方解见后文 98 条。

太阳中风，脉浮紧，发热恶寒，身疼痛，不汗出而烦躁者，大青龙汤主之。若脉微弱，汗出恶风者，不可服之。服之则厥逆，筋惕肉瞤，此为逆也。（38）

本条是伤寒表实，邪盛正气抗邪有力，阳热郁于表的证治。

开头言"太阳中风"，为何说是伤寒表实证？成无己谓："中风见寒脉。"不少注家谓"风寒俱感"，而且与伤寒、中风并列。也有注家认为，中风是伤寒的互词，本条是伤寒不是中风。其实我看整个条文，太阳中风之后，都是伤寒脉证，只能从中风是伤寒的互词说。可是再看后文"若脉微弱，汗出恶风者，不可服之。服之则厥逆，筋惕肉瞤，此为逆也"。可见开头的"太阳中风"是对后文说的，让学者严格区别中风与伤寒的不同。而且以对比的手法强调辨证施治，辨清虚实寒热，不得误治，警惕中风表虚汗出、恶风、脉微弱不可服大青龙汤，并指出误服会导致亡阳伤津的厥逆、筋惕肉瞤。所以我认为"太阳中风"一句，既不是风寒俱感，也不是中风，而是太阳伤寒，是为了与后文的"脉微弱，汗出恶风"呼应，区别风寒虚实，中风与伤寒理解为互词较为合适。张仲景在《伤寒论》中，将中风与伤寒作为互词，互措使用，不是随便无条件地乱用，而是在伤寒与中风易混淆、易误诊误治或者有类证需加以鉴别的情况下，才措辞使用的，如本条就是一例。

"太阳中风（伤寒），脉浮紧，发热恶寒，身疼痛，不汗出"为麻黄汤证。不汗出，寒邪不去，表阳不泄，使人烦躁，仲景仍用麻黄汤，并加大麻黄用量，并配石膏以清热。而麻黄辛温，可发散表寒；石膏性寒，可清阳郁之热，并抑制麻黄的温燥，味辛也可助麻黄发散。加生姜、大枣调和营卫以滋汗源，也防大量麻黄过汗，伤津亡阳。名为大青龙汤，是因青龙治水，大青龙汤是发汗重剂。

大青龙汤

麻黄（去节）六两　桂枝（去皮）二两　甘草（炙）二两　杏仁（去皮尖）四十枚　生姜（切）三两　大枣（擘）十二枚　石膏（捣碎）如鸡子大

上七味，以水九升，先煮麻黄，减二升，去上沫，内诸药，煮取三升，去滓，温服一升，取微似汗。汗出多者，温粉扑之。一服汗者，停后服。若复服，汗多亡阳遂虚，恶风，烦躁，不得眠也。

"汗出多者，温粉扑之。"温粉是淘米泔澄粉晾干的米粉。另外本方的服法要斟酌，一服汗者，停后服，如果再服，汗多亡阳致虚。汗为心之液，汗多既损心液又损心阳，出现恶风烦躁、不得眠的心阴心阳俱虚证。

伤寒脉浮缓，身不疼，但重，乍有轻时，无少阴证者，大青龙汤发之。（39）

这一条承上条讲大青龙汤的证治及与少阴证的鉴别。

伤寒，一定有头痛、发热、恶寒、无汗。"脉浮缓"，有的注家认为有错简，应当是脉浮紧；有的注家与前条联系，认为是伤寒见中风脉，而前条是中风见伤寒脉，这两条都是"风寒俱感"。我认为，既然是大青龙汤证，开头就点出伤寒，一定有发热、恶寒、头痛、无汗、烦躁，甚至气喘，但不会出现脉缓，这与临床不符，可能要与后文的少阴证鉴别，才互措使用，或者有错简，以及传抄之误。本条碰巧与上条脉证相反，这就为认识风寒俱感提供了依据，谁能把风与寒截然分别，又有哪位医者在临床上见过大青龙证是浮缓脉？不结合临床，纯推理是没有意义的。我们分析一下条文：上条言"太阳中风，脉浮紧"，这条说"伤寒脉浮缓"，更说明中风与伤寒是互词。这两条都是讲伤寒脉浮紧的，既然是伤寒，都有头痛、发热恶寒、不汗出，只是上条讲身疼痛，这条提出"身不痛，但重，乍有轻时"，说明身疼痛不是大青龙汤必有之症，同时提出大青龙汤证有时会出现身体沉重，为了区别少阴证的"精神衰微，四肢沉重",和阳明证的"一身尽重,难以转侧"。本条特提出"乍有轻时,无少阴证者",让医者鉴别少阴与阳明的身沉重。但本条应有烦躁一症,因热邪郁表,可烦躁,但文中无烦躁是意在文外。尤在泾认为:"脉紧去而成缓,为寒欲变热之征。"其说看似有理,其实不能验之于临诊,也属呆板望文,千虑一失之注。

伤寒表不解,心下有水气,干呕,发热而咳,或渴,或利,或噎,或小便不利、少腹满,或喘者,小青龙汤主之。(40)

这一条论外寒兼内饮的证治。

"伤寒表不解,心下有水气"是对外寒内饮的病理概括。文中除发热一症,其余都是内饮的症状,发热一症概括了伤寒的发热、恶寒、无汗等症。出现了干呕、咳、渴、利、小便不利、少腹满、喘等症,这些都是内饮随气机升降,侵犯不同脏腑部位而出现的症状。内饮干胃则干呕,犯肺则咳,影响气化则渴,犯肠则利,阻滞气机则噎,水犯膀胱则小便不利、少腹满,水寒犯肺则喘。证候虽多,但都是水饮所致,用小青龙汤内消水饮、外散表寒。

小青龙汤方

麻黄(去节)三两　芍药三两　五味子半升　干姜三两　甘草(炙)三两　桂枝(去皮)三两　半夏(汤洗)半升　细辛三两

上八味,以水一斗,先煮麻黄减二升,去上沫,内诸药,煮取三升,去滓,温服一升。若渴,去半夏,加栝楼根三两;若微利,去麻黄，加荛花，如一鸡子，熬（炒的意思）令赤色；若噎者，去麻黄，加附子一枚，炮；若小便不利，少腹满者，去麻黄，加茯苓四两；若喘，去麻黄，加杏仁半升，去皮尖。且荛花不治利，麻黄主喘，今此语反之，疑非仲景意。

臣亿等谨按：小青龙汤，大要治水。又按《本草》，荛花治十二水，若水去利则止也。又按《千金》，形肿者应内麻黄，乃内杏仁者，以麻黄发其阳故也。以此证之，岂非仲景意也。

小青龙汤是麻桂合方，去杏仁、姜、枣，加半夏、细辛、干姜、五味子组成。麻黄配桂枝发散表寒兼散内饮；半夏、细辛、干姜、五味子是仲景治疗寒饮内停致上焦咳喘的一组药，散见于寒饮犯肺引起的咳喘证，如射干麻黄汤等；半夏、细辛辛温化痰散饮，干姜、五味子一辛一酸，一散一收，散水饮不伤正；白芍合五味子酸敛，佐麻桂之燥而防伤阴之弊；甘草和中扶正，调和诸药。

伤寒，心下有水气，咳而微喘，发热不渴，服汤已渴者，此寒去欲解也，小青龙汤主之。（41）

这条是承上补出小青龙汤证的主症及与药后表里双解的机转。

本条是倒装句。小青龙汤主之应接在"发热不渴"下。"心下有水气"与上条一样，"咳而微喘"上条是"或咳""或喘"，亦一致。本条是"发热不渴"，上条是"发热而渴"，可见咳喘是主症，发热是表证。言外之意，恶寒、无汗、头痛也应在其中，都是必见之症，出现的"渴"是或见之症，如果主症具备，无或见之渴症，小青龙汤用之当然。药后出现口渴，仲景解释为"寒去欲解也"。这里的寒有两重意思，一是指表寒欲去，二是指寒饮欲去。为什么药后口渴是寒去欲解的征象呢？上条的"或渴"是水气不化，津液不滋。这条"不渴"是水气尚未影响气化。而药后水邪已去，胃阳渐复，欲引水自救。这时不须药物治疗即可自愈，或者少少与水饮之即可，仲景再出本条以防误诊误治。

太阳病，外证未解，脉浮弱者，当以汗解，宜桂枝汤。（42）

本条表面上与12条重复，细看是对12条的简言，相互说明桂枝汤的脉证。

太阳病外症未解，见头项疼痛、发热恶寒。"脉浮弱"是对12条"阳浮阴弱"的总结。从脉可以看出，本条的太阳病是太阳中风，外症应该是头痛发热、恶风汗出，解除这些症状应当用解肌发汗法，宜用桂枝汤。

本条正如刘渡舟教授所说："在连续论述麻黄汤以及大青龙汤伤寒表实诸证治之后，从这一条开始又再次论述桂枝汤证治。这就有一个虚实对比，可以深化辨证论治思想。"

太阳病，下之微喘者，表未解故也，桂枝加厚朴杏子汤主

之。(43)

这一条是太阳病误下,邪陷胸肺致喘,且太阳表证未解的证治。

太阳病为表病,未言伤寒还是中风,但不论伤寒或者中风,都应当解表,反用下法,属于误治,出现微喘,是表证还没解除,不论是伤寒还是中风,都应当用桂枝加厚朴杏子汤治疗。为什么?因为即使是伤寒已用下法,表不解亦应用桂枝汤解表,加厚朴、杏仁平喘。中风表虚误用下法就更不能用麻黄汤了,因误下后微喘,而且表未解。成无己说:"下后大喘则为里气大虚,邪气传里,正气将脱也,下后微喘,则为里气上逆,邪不能传里,犹在表也。"可见本条误治,没有治坏,未出现坏证,而是误治后表证未解,出现了微喘的兼证,证不变方亦不变,只是在解表的桂枝汤中加厚朴、杏仁,平息里气上逆的兼喘证。

桂枝加厚朴杏子汤方

桂枝(去皮)三两　芍药三两　甘草(炙)二两　生姜(切)三两　大枣(擘)十二枚　厚朴(炙,去皮)二两　杏仁(去皮尖)五十枚

上七味,以水七升,微火煮取三升,去滓,温服一升,覆取微似汗。

太阳病,外证未解,不可下也,下之为逆。欲解外者,宜

桂枝汤。（44）

本条垂法示戒，让人辨明表里缓急，治则汗下有序，若汗下失序，变证百出。举出太阳病，外证就是表证，不解，不可误用下法，如果误用下法，就会犯治疗上的最大错误，造成变证。寓意即使存在里证亦应当先解外在的表证。要想解表宜用桂枝汤。这就必须遵循《内经》"从外之内而盛于内者，先治其外，而后再调其内"的遗训。

太阳病，先发汗不解，而复下之，脉浮者不愈，浮为在外，而反下之，故令不愈。今脉浮，故知在外，当须解外则愈。宜桂枝汤。（45）

这一条论述太阳表证，发汗不解，不审原因，误用下法，侥幸表邪未随泻下内陷。

表证仍在，"脉浮者不愈"。仲景分析："浮为在外，而反下之，故令不愈。"意思是浮脉表示表证存在，而医生不用发汗解表法，反而用下法，导致病不愈，现在脉还浮，表证还存在，只需解表，病就好了，适宜用桂枝汤治疗。

临床上，太阳表证先发汗不解，容易误认为表证入里而用下法，是因为表证里证都可以发热，用发热常难辨表里，尤其是临床经验不丰富的医生最易犯此错误，仲景以此示戒误下，以脉为依据，辨明表里。本条言"脉浮"，所以认定为表证，用桂枝汤治疗，因为用过汗下两法，所以这个表证只适宜用桂枝汤治。遇到表证用汗法不解，除了依据脉的浮沉辨表里外，还须辨别发热的特点，有无恶风寒来决定表里，不要见表证发汗不解就用下法，造成变证百出，甚至变成坏病，危及生命。

太阳病，脉浮紧，无汗，发热，身疼痛，八九日不解，表证仍在，此当发其汗。服药已，微除，其人发烦目瞑；剧者必衄，衄乃解。所以然者，阳气重故也，麻黄汤主之。（46）

本条是倒装文法，"麻黄汤主之"应接在"此当发其汗"下。

这条是典型的太阳伤寒表实证，当用麻黄汤发汗解表。"八九日不解"，说明迁延日久。"表证仍在，此当发其汗""麻黄汤主之"，说明虽然迁延日久，但表证仍在，还应当用麻黄汤发汗解表。这是本条的前一段。

从"服药已"到"阳气重故也"为后一段，是本条的重点。讲太阳伤寒迁延日久，病人体质强壮，阳气盛，感邪较重，卫闭营实，服麻黄汤后，病有所缓解，但没有完全解决，出现发烦、目瞑，即头晕目眩不敢睁眼的意思。因为阳气闭郁，病邪不除，所以才出现烦躁、头晕目眩、发作剧烈、不敢睁眼，必然还要出现鼻衄，俗称"发红汗"，血汗同源，病随红汗而解。条文末段做出了"剧者必衄，衄乃解"的判断，"所以然者，阳气重故也"解释了原因。

太阳病，脉浮紧，发热，身无汗，自衄者愈。（47）

这一条承上一条论太阳伤寒有自衄而解的可能。

发热无汗、脉浮紧，是太阳伤寒表实证。阳郁内闭，邪正交争，迫血妄行，往往血从鼻衄，邪从衄解。

二阳并病，太阳初得病时，发其汗，汗先出不彻，因转属阳明，续自微汗出，不恶寒。若太阳病证不罢者，不可下，下之为逆，如此可小发汗。设面色缘缘正赤者，阳气怫郁在表，当解之熏之。若发汗不彻，不足言。阳气怫郁不得越，当汗不汗，其人躁烦，不知痛处，乍在腹中，乍在四肢，按之不可得。其人短气，但坐，以汗出不彻故也，更发汗则愈。何以知汗出不彻，以脉涩故知也。（48）

这一条论述太阳与阳明并病的成因和证治。太阳与阳明并病，称二阳并病，也就是太阳经的病邪未罢，阳明经病又起。

以上条文可分为四段分析：一，从"二阳并病"到"不恶寒"，这一段是说太阳初起时发汗，汗出不透彻，邪气未能从汗出，因而内传阳明，出现连续自发微汗出，不恶寒的阳明证。二，从"太阳病证不罢者"到"如此可小发汗"，这一段说明二阳并病后，太阳病仍在，邪气较轻，不可用泻下法，当用轻剂小发汗。三，从"面色缘缘正赤"到"更发汗则愈"，这一段是本条的主症与主治法。

太阳转属阳明以后，热势渐高，出现阳明经的"面色缘缘正赤"，就是满面通红，阳气郁闭于表，这时当然应用表药发汗解表或熏蒸解表取汗。不过这时邪留已多，不是"小发汗"就能解决问题的。阳气被寒邪郁闭，当发汗时未能很好地发透彻，以致病邪随气机循经上下内外无定处，而见到烦躁、走痛、短气、但坐不得卧等症，须再发汗才会痊愈。四，从"何以知汗出不彻"到"以脉涩故知也"，这一段是自注句，解释汗出不彻的原因和诊断依据，并以脉推断病理，即脉涩反映邪气凝滞经脉，营卫郁遏不畅。

脉浮数者，法当汗出而愈。若下之，身重心悸者，不可发汗，当自汗出乃解。所以然者，尺中脉微，此里虚，须表里实，津液自和，便自汗出愈。（49）

这条论述伤寒应汗而误下，导致里虚、气血津液损伤后在治疗上的举措。

"脉浮数者，法当汗出而愈。"浮为表脉，数有紧意，是太阳伤寒脉象，按法发汗可以治愈。如果误用下法，气虚则乏力身重，津血伤则心悸，仲景告诫："不可发汗，当自汗出乃解。"仲景让人观察等待自汗出而愈。这既是自注"不可发汗"的理由，又是说明"自汗出愈"的病机。"所以然者，尺中脉微，此里虚"，是注解当汗而误下造成身重心悸，与里虚不可发汗有因果关系，有承前启后的作用。"所以然者"是误用下法造成里虚结局的表述，"尺中脉微，此里虚"，意为尺中脉微是里虚的依据。在治疗上提出"须表里实，津液自和，便自汗出而愈"，其中"须表里实"示人可观察等待，直至"表里实，津液自和，便自汗出愈"，也寓意如果不能自愈，正气不能自然恢复，表邪也不能自解，须用其他方法实表里，比如用药物或饮食调养。正如刘渡舟教授在注解中说："在《伤寒论》中既有冲锋陷阵之方，峻烈凶猛之药，大刀阔斧地去攻病逐邪；也有周全细腻，非常谨慎地遣方用药；还有立足于调养之法，寄希望于正气恢复。这是因病、因人制宜、量虚量实用方，这些事例称得起辨证论治的典范。"后世医家主张，不能自愈的，可用小建中汤扶正补虚，外调营卫，内充津液，即所谓"实人伤寒发其汗，虚人伤寒建其中"。

脉浮紧者，法当身疼痛，宜以汗解之。假令尺中迟者，不可发汗。何以知然？以荣气不足，血少故也。（50）

这一条承上一条进一步论述伤寒夹虚不可发汗的原则。

脉浮紧是伤寒表实的脉象。伤寒表实寒凝营分，营卫不利而身疼痛，应当用麻黄汤发汗。但是，假如病人脉不是尺寸俱浮紧，而是尺中脉迟（尺脉候里，迟是迟滞不足之象），那么里虚定然。里虚之人即使有表邪也不能发汗，强发虚人之汗，犯夺汗者无血的禁忌，甚或有亡阴亡阳之变。"何以知然"是反问句，"以荣气不足，血少故也"是自注句，意为怎么知道是这样的呢？自我回答是因为营气不足，血少。

脉浮者，病在表，可发汗，宜麻黄汤。（51）

脉浮而数者，可发汗，宜麻黄汤。（52）

这两条大多数注家合注，因为两条共同补充了35条的脉象。

35条详证而略脉，此两条言脉省证，应当互参，方能全面。仲景之文常有前呼后应，相互补充之处。51条言"脉浮"，并指出病在表，说明这个脉浮是表脉。再看后面的"可发汗，宜麻黄汤"，说明这个脉是可以发汗的表实脉，再结合49条和50条提出的尺中微和尺中迟的里虚血虚不可发汗，那么这个浮脉一定是阴阳俱浮紧，尺中不微不迟，才考虑用麻黄汤发汗。这里是"宜"麻黄汤而不是麻黄汤"主之"，示人要审慎周详，斟酌使用。52条言"脉浮而数"，刘渡舟认为数有紧意，是51条脉的进一步补充。51条言"脉浮者，病在表"，是表病、表脉、表治法。52条，即趁邪未传里之时可发汗治之。

病常自汗出者，此为荣气和，荣气和者，外不谐，以卫气不共荣气谐和故尔。以荣行脉中，卫行脉外，复发其汗，荣卫和则愈，宜桂枝汤。（53）

这条论述荣卫不和，常自汗出的病机和治疗。

"病常自汗出者"，是指所有自汗出的病，不单指伤寒中风的表病，还包括杂病。"常自汗出"是经常自汗出的人。下面对"病常自汗出"的病机做出详细分析。卫行脉外，卫外而固，因风邪中卫而卫自强，不与在内的荣气和谐，故荣气不能内守，营阴外泄，则常自汗出，发卫分的汗，祛风邪泄卫强，使荣卫协调和谐就可痊愈，宜用桂枝汤。"复发其汗"的"复"是因本自汗出，再发汗谓之复；"其"是指发卫分的汗。正如徐灵胎说："自汗与发汗迥别，自汗乃荣卫相离，发汗使荣卫相合；自汗伤正，发汗驱邪。复发者，因其自汗而更发之，则荣卫和而自汗反止矣。"

病人脏无他病，时发热自汗出而不愈者，此卫气不和也。先其时发汗则愈，宜桂枝汤。（54）

这一条论述卫气不和，时发热自汗出的证治。

"病人"是指时发热自汗出的病人，"脏无他病"是无里证，饮食二便正常之人。"时发热自汗出而不愈者"，是说时有发热自汗出，缠绵不愈。关于这个"时"字，有人认为是"有时"，有人认为是"定时"，因为文中说"先其时发汗则愈"，如果是不定时发热自汗出，难以抓住"先其时发汗"的时机，那么这个"时"就应该是"定时"的时。但根据文义，再结合临床观察，杂病的营卫不和发热自汗证，不定时多见，就是有定时发热自汗出的，"先其发汗"更好，不定时发热自汗出的，也应当备药待机使用，方能取效，或者取效更捷。

此证是营卫不和，阴不制阳，卫阳亢盛而发热，阳不护阴，营阴外越而汗出，用桂枝汤助卫阳敛营阴取效，可见桂枝汤既可发汗又可止汗。

伤寒脉浮紧，不发汗，因致衄者，麻黄汤主之。（55）

这一条论述伤寒表实，该汗未汗，致衄而表不解的以汗代衄证治。应与46条、47条的衄以代汗合参。

伤寒表实脉浮紧，应当用麻黄汤发汗，而未用发汗法，致使表寒之邪郁遏阳气，迫血妄行，形成邪随衄泄的机转，衄后脉静身凉，是为红汗而愈，如果体壮邪重，衄而不畅，邪气不能随衄而解，起不到解表达邪的作用，仍须发汗解表，以汗代衄才能告愈，仍用麻黄汤。与46条的汗后不解，致衄而解，以及47条的自衄而愈互相合参。对伤寒表实，该汗未汗或汗后又衄，以及自衄者，要观察衄后表邪是否解除。如衄后，邪随衄泄，脉静身凉，伤寒告愈；如衄后表邪不解，可以发汗以汗代衄。衄后表邪解除的称以衄代汗，这种衄俗称发红汗。衄后表不解，可再发汗，叫以汗代衄。

伤寒不大便六七日，头痛有热者，与承气汤。其小便清者，知不在里，仍在表也，当须发汗；若头痛者，必衄，宜桂枝汤。（56）

这一条论述伤寒不大便，头痛，通过小便清长辨表里证治。

伤寒不大便、头痛、发热是内有热，说明不大便是阳明腑实，应当有口渴、小便短赤，甚至高热，故用承气汤泄阳明实热，通腑气，头痛自止。由此可见，这个头痛是阳明经头痛，应当是头额痛，而不是太阳经头项痛。如果这个人小便是清长的，说明邪气并未传里，仍在表，还须发汗，宜用桂枝汤，为什么用"宜"字而不用"主之"？这里有斟酌使用之意，因为伤寒有六七日之久，而且兼有不大便，患者是否接受过发汗、泻下未可知。伤寒病发六七日，既有伤正又有传经的可能，故斟酌使用桂枝汤而不用麻黄汤。汗后如果头痛，必然要以衄代汗，说明邪气重而头痛，必然邪从衄达。这又是倒装文，"宜桂枝汤"应接在"当须发汗"下。仲景在《伤寒论》中用倒装文的地方，是要提醒读者注重文义，点明重点的地方。

伤寒发汗已解，半日许复烦，脉浮数者，可更发汗，宜桂枝汤。（57）

这一条论述伤寒汗后余邪未尽而复聚的证治。

伤寒表实，用麻黄汤发汗，表已解，脉静身和，半天左右出现烦热、脉浮数的表现。说明余邪未尽，复聚于表，或者复感外邪，不管是余邪还是外邪，只要有表证，我们仍用解表发汗治疗，所以再次发汗。因前面已发过汗，故不用麻黄汤，恐其过汗伤正，而选用桂枝汤解肌发汗，调和营卫，不伤正，也为慎中之慎法。

凡病，若发汗、若吐、若下，若亡血、亡津液，阴阳自和者，必自愈。（58）

这一条论述病达到阴阳自和必然自愈。"凡病"泛指一切病证，"凡"是大凡的意思，是个发语词，"病"是指平常的、所有的、一般的病。"若发汗，若吐，若下"是列举三种治法，即汗、吐、下三法，"若"字可译为"或"字，就是或汗、或吐、或下。"若亡血、亡津液"是指上述汗、吐、下三种攻邪法造成亡血、亡津液的后果，这两个"若"字应当译为"如果"。就是说，大凡所有的病用汗、吐、下三法治疗，如果伤了营血、伤了津液造成邪去正衰的状态，并不需要药物治疗，可以等待机体自行调节，达到阴阳平衡，必然自愈。当然这里的"阴阳自和"不排除饮食调养、休息护理等促使正气恢复的方法。

大下之后，复发汗，小便不利者，亡津液故也。勿治之，得小便利，必自愈。（59）

这一条承前一条，举例汗下失序，亡津液造成小便不利，不必用药治疗，待阴阳自和津液恢复，小便自然通利。

"大下之后，复发汗"是汗下失序，即使有里证还有表证，也应当先汗后下，而先下后汗，非但病不除，反伤亡津液，造成尿源涸枯，小便不利。"勿治之"是告诫不要用通利小便的药物更损津液，要用饮食水谷自养的方法滋其化源，水到渠开，自然而愈。

因为本条的目的是承上条说明至于汗下失序，重伤津液，有亡阳、亡津液的情况，如果用饮食水谷调养的方法跟不上机体阴阳自和、津液恢复的需要，用滋其化源、养阴和阳的方法帮助阴阳自和津液恢复也是必要的，更是可行的。

下之后，复发汗，必振寒，脉微细，所以然者，以内外俱虚故也。（60）

这一条再承上条论述汗下失序，伤阳致表里阴阳俱虚。

先下后汗是谓失序，也是误治，先下不得法，既伤里阳也损津液，后汗亡表阳更损津液，表里阴阳俱虚，必然出现恶寒颤栗，也就是俗称怕冷哆嗦；脉微为表里阳虚，脉细为里阴不足，津血虚，说明表里阴阳俱虚。"所以然者，以内外俱虚故也"是自注句，意思是所以形成"振寒，脉微细"这样的脉证，是阴阳表里皆虚的缘故。

上条讲汗下失序误治伤阴，本条讲汗下失序误治后伤阴又伤阳。伤阴有阴阳自和，津液恢复自愈的机转，阴阳俱伤未提治疗和转归，是否考虑回阳益气为先务。因为有形之阴不能速生，无形之阳有顷刻而亡的危险。

下之后，复发汗，昼日烦躁不得眠，夜而安静，不呕，不渴，无表证，脉沉微，身无大热者，干姜附子汤主之。（61）

这一条论述误治造成阳虚阴盛的证治。

"下之后，复发汗"，仍与前两条一样，汗下失序，是为误治，但造成的后果不一样，本条是误治造成阳虚阴盛的烦躁证。阳虚则烦，阴盛则躁。昼日阳气旺，微阳能与之争，则烦躁不得眠；阳微不能入阴，阴盛不能配阳，拒阳于外，故"不得眠"；夜则阴气盛，微阳不能与之争，故"夜而安静"；"不呕，不渴"是指邪气未入少阳与阳明，也说明里气和。无表证是指无太阳表证。"脉沉微"，沉为里，微为阳衰，里阳衰微，说明少阴真阳衰，阴寒独盛。"身无大热者"，言外之意，不免还有些微热，而不是格阳于外的身大热欲得近衣，说明少阴真阳虽然衰微，但残存之阳还没有立亡外越。因此，用干姜、附子汤辛热纯阳之品单刀直入，急速救急回阳，力挽狂澜。

干姜附子汤方

干姜一两　附子（生用，去皮，切八片）一枚

上二味，以水三升，煮取一升，去滓，顿服。

干姜、附子大辛大热之品，急复其阳，附子生用，力量更猛，不加甘草，其力更专不缓，意在急速回阳，力不容缓。缓则唯恐生变，一次顿服，药力集中，则收效更捷。

发汗后，身疼痛，脉沉迟者，桂枝加芍药生姜各一两人参三两新加汤主之。（62）

这一条论述汗后过汗伤营而身疼痛脉沉迟的证治。

本条应与50条合看，50条讲太阳伤寒，身疼痛，脉浮紧，用发汗法。如果尺脉迟，不可发汗，因为荣气不足，血少。本条是发汗过多，伤了营血，筋脉失养而身疼痛，脉沉迟。两条都是身疼痛，本条是过汗后身疼痛，脉沉迟；50条是未经发汗身疼痛，尺脉迟。两条都是营血不足、血少的缘故，其结果是一致的，本条补出用桂枝新加汤治疗。对这一治疗诸多注家看法不一，有认为身疼痛，脉沉迟，已无表证，是荣血不足，用桂枝汤调和营卫，增加生姜用量以发卫，加大芍药用量增强敛营，加人参养荣，引药入营。如刘渡舟教授认为，虽然营血不足，但身疼痛在汗后，邪气亦未尽，故用桂枝汤调和营卫，加大生姜、芍药用量增强调和营卫，加人参助正气，引血归经。《通俗伤寒论讲义》与刘渡舟教授看法一致。太阳伤寒出现身疼痛是常见之症，往往脉浮紧，属表实，用发汗法应当身疼痛解除。本条是汗后身疼痛不解除，脉沉迟。凭脉辨证，如脉浮，可以再发汗；而脉沉迟，沉主里，迟主血虚，证明身疼痛不是表证，而是过汗伤荣血，导致筋脉肌肉失养，应当益气养血、调和营卫，用桂枝加芍药生姜各一两人参三两新加汤。这个方子的方名特殊，有个"新加"二字，刘渡舟认为："所谓新加汤是指仲景在前人所创桂枝汤的基础上，重用芍药、生姜又加人参而成。由此可知，《伤寒论》中的一百一十二方绝大多数是张仲景'博采'所得，并非他一人所首创。"而清代程郊倩曰："曰新加汤者，名沉迟之脉非本来之沉迟，乃汗后新得之沉迟，故汗后亦新加人参而倍姜芍耳。"可见，各注家对"新加"二字认识多样，字字必究啊！

桂枝加芍药生姜各一两人参三两新加汤方

桂枝（去皮）三两　芍药四两　甘草（炙）二两　人参三两
大枣十二枚　生姜四两

上六味，以水一斗二升，煮取三升，去滓，温服一升。本云桂枝汤今加芍药、生姜、人参。

本方以桂枝汤调和营卫，还可解未尽之邪。加芍药增强敛阴养血，加生姜宣通卫阳。另加人参益气养津血，补汗后之虚。

发汗后，不可更行桂枝汤。汗出而喘，无大热者，可与麻黄杏仁甘草石膏汤。（63）

这一条论述汗后热邪壅肺作喘的证治。

汗后病不愈，是常见之事，但不可见汗后病不愈就一概更行桂枝汤发汗，因为汗后病不愈，变证多端，张仲景举此一条为例，示人加强辨证施治。如果汗后证情有变化，就不可再用桂枝汤。下面提出："汗出而喘，无大热者，可与麻黄杏仁甘草石膏汤。"这是汗后表解，而余热迫肺作喘，故用麻杏甘膏汤治疗，"汗出而喘"是主症，"无大热"是可疑之症，很重要，无大热不是没有热，而是排除大热大渴的阳明热证，也排除发热恶寒的太阳表证，并进一步说明汗出而喘不是伤寒的太阳表证与阳明里证，而是兼有肺热的喘证，叙症并不多，可谓辨证抓住了主症。

本条应与43条以及34条对应来看，43条说："太阳病下之微喘者，表未解也，桂枝加厚朴杏仁汤主之。"这是太阳病误下，表证仍在，表邪郁肺作喘，仍用桂枝汤解表，加厚朴、杏仁下气宣肺止喘。34条是："太阳病，桂枝证，医反下之，利遂不止，脉促者，表未解也。喘而汗出，葛根黄连黄芩汤主之。"这是太阳病误下，表未解，利遂不止，表邪随泻下内陷阳明大肠，协同大肠壅热而下利。脉急促，说明表未解。内热壅盛，出现喘而汗出，肺与大肠相表里，大肠实热，迫肺而喘，逼汗出，所以用葛根解表兼止利；黄芩、黄连清阳明大肠实热；甘草和中扶正，缓芩连过于苦寒之弊。

这三条都是有表证经过汗下而出现喘证。本条是汗后表解，余热壅肺作喘；43条是误下表证仍在，表邪郁闭肺气作喘；34条是误下，表未解，协热利下，大肠实热，迫肺作喘。

麻黄杏仁甘草石膏汤方

麻黄（去节）四两　杏仁（去皮尖）五十个　甘草（炙）二两石膏（碎，绵裹）半斤

上四味，以水七升，煮麻黄，减二升，去上沫，内诸药，煮取二升，去滓，温服一升。

麻黄辛温配石膏辛寒，清宣肺中郁热；佐杏仁降肺气定喘，甘

草和胃安中。热可除，气可降，汗可止，喘可定。

发汗过多，其人叉手自冒心，心下悸，欲得按者，桂枝甘草汤主之。（64）

这一条论述汗多亡阳，亡失心阳致心悸的证治。

汗为心之液，发汗过多，不但损伤心液，而且会妄伤心阳，心阳虚，见心悸，心慌不宁，并喜按。徐灵胎说："发汗不误，误在过多，汗为心之液，多则心气虚，二味扶阳补中，此乃阳虚之轻者，甚而振振欲擗地，则真武汤矣。一证而轻重不同，用方迥异，其意精矣。"

桂枝甘草汤方

桂枝（去皮）四两　甘草（炙）二两

上两味，以水三升，煮取一升，去滓，顿服。

桂枝助心阳，炙甘草补中益气，辛甘合化，阳气乃生。阳生阴长，心悸乃愈。

发汗后，其人脐下悸者，欲作奔豚，茯苓桂枝甘草大枣汤主之。（65）

这一条论述汗后心阳不足，镇摄无权，肾阳亦虚，水寒上逆，脐下悸，欲作奔豚的证治。

　　　　　　　　　　　　　　《伤寒论》解读

"脐下悸"是肚脐下跳动不耐烦的症状，"奔豚"是一个证候名。《金匮要略·奔豚气病脉证治》描述为："奔豚病从少腹起，上冲咽喉，发作欲死，复还止。"豚是指小猪，奔是小猪跑起来头尾交替上下的样子。猪为水蓄，往往水气发动，会出现心下、脐下悸，甚或欲作奔豚气。本证汗后既伤肾阳，又伤心阳，心肾阳虚，气不化水，水气上逆，低则脐下，高则心下悸动，甚至欲作奔豚气，用茯苓桂枝甘草大枣汤治疗。

茯苓桂枝甘草大枣汤方

茯苓半斤　桂枝（去皮）四两　甘草（炙）二两　大枣（擘）十五枚

上四味，以甘澜水一斗，先煮茯苓，减二升，内诸药，煮取三升，去滓，温服一升，日三服。

作甘澜水法，取水二斗，置大盆内，以杓扬之，水上有珠子五六千颗相逐，取用之。

方中茯苓为君，培土制水伐肾邪，桂枝配甘草温心肾之阳，合茯苓温阳制水，使水邪不上犯，脐下不悸，奔豚气不作，大枣合甘草培土制水，水不泛滥，病可愈。

发汗后，腹胀满者，厚朴生姜半夏甘草人参汤主之。（66）

这一条论述汗后脾虚湿滞腹胀满的证治。

发汗不得法，会伤卫阳，可出现卫气受伤的漏汗证。卫阳也是脾阳的一部分，因卫出下焦，滋养于中焦，靠脾胃所化生的五谷精微之气不断补充，所以不得法的发汗法，不但伤卫阳，有时也会伤脾胃之阳，脾胃阳气受损，水湿就会停滞，导致腹胀满，故用厚姜半甘参汤健脾除湿、疏理气机。

本证属虚实夹杂证，用刘渡舟的话说："就是三分虚，七分实。"用厚朴下气燥湿，宽中除胀满；生姜辛散通阳，健胃散水湿；半夏和胃燥湿。这三味药用量较重，以开痰湿之滞。人参、甘草是半个理中汤，有健脾气、促运化之能。如单用消痰利气之药，恐怕会使脾气愈虚，因此必须配甘补。但又恐中满益甚，故参草之量都不宜太重。全方轻重配伍，共成三补七消之法，攻补兼施，量虚实、操剂量轻重，堪称虚实夹杂证治之典范。

厚朴生姜半夏甘草人参汤方

厚朴（炙，去皮）半斤　生姜（切）半斤　半夏（洗）半升甘草（炙）二两　人参一两

上五味，以水一斗，煮取三升，去滓，温服一升，日三服。

此方用厚朴宽中除胀满，生姜宣通阳气，半夏开结降逆。此三味合用，除宣通阳气、疏理气机外，还有燥湿健脾作用，而且用量大；甘草配人参培补中土，恐壅滞不利于腹胀满，用量较小，巧妙调剂，达到恰到好处的治疗目的。

伤寒若吐、若下后，心下逆满，气上冲胸，起则头眩，脉沉紧，发汗则动经，身为振振摇者，茯苓桂枝白术甘草汤主之。（67）

这一条论述伤寒误吐下，伤脾胃之阳，水气上逆的证治。

伤寒本应发汗，反用吐下法，伤及中阳，阳虚不能化水饮，水饮内停，心下逆满，所谓"逆满"就是胸口胀满痞闷，并且气机不降，有上逆顶撞感觉，而且这种逆气可上冲胸，再重可冲至咽喉，最重冲至头部而眩晕。眩晕病往往卧则轻，动则重，所以文中说"起则头眩"，其证主因有二：一是水气上冲相搏于阳，头为诸阳之本；二是水湿蒙蔽清阳，清阳之气不升，不能充养头脑，故头晕。脉沉紧是水饮内停的原因，也示人虽误治，表证也罢，用苓桂术甘汤治疗，不要发汗，"发汗则动经，身为振振摇者"，禁忌再次误发汗。言寓表证已罢，即使不罢也不要发汗，利水可以表邪自解，如果误发汗，会亡少阴之阳，出现"振振摇"的后果。

关于"发汗则动经，身为振振摇者"，历代注家有不同看法，录几家注文以供参考。

——尤在泾说："此伤寒邪解而饮发之证，饮停于中则满，逆于上则气冲而头眩，入于经则身振振而动摇。"

——《金匮要略》云："膈间支饮，其人喘满，心下痞坚，其脉沉紧。"又云："心下有痰饮，胸胁支满，目眩。"又云："其人振振身瞤剧，必有伏饮是也。发汗则动经者，无邪可发，而反动其经气。故与茯苓白术以蠲饮气，桂枝甘草以生阳气，所谓病痰饮者，当以温药和之也。"

——山田正珍说："此证宜与茯苓桂枝白术甘草汤以行其停水，若误为表邪未解，又发其汗，则经脉为之被动，为身摇肉瞤，振振欲擗地证，乃真武汤所主也。"

——丹波元坚说："此条止脉沉紧，即此汤所主也，是若吐若下，胃虚饮动致之。尚更发汗，伤其表阳，则变为动经，而身振振摇，是与身𣊹动振振欲擗地（84 条真武汤证）相同，即真武汤所主也。盖此当作两截看，稍与倒装法类似。其方专取利水以健胃，与枣甘汤有小异。枣甘汤其病轻，而饮停下焦者也；术甘汤其病重，而饮停中焦者也。"

——刘渡舟说："以上脉证提示，伤寒经过吐下后，病已离表，当然也不能再用汗法解表，如果再用解表发汗，就可能伤动经脉之气。及发汗则动经，使阳气更虚，不能荣养经脉，身为振振摇，就是肢体振摇动，甚则站立不稳而欲仆。治疗当用温阳健脾，降冲利水之法。轻者用苓桂术甘汤，阳虚重者用真武汤。"

茯苓桂枝白术甘草汤方

茯苓四两　桂枝（去皮）三两　白术三两　甘草（炙）二两

上四味，以水六升，煮取三升，去滓，分温三服。

本方用茯苓、白术健脾行水，桂枝、甘草温阳降逆，茯苓配桂枝利水降冲逆，白术配甘草扶土和中，四药相辅相成，成为治水气上逆的苓桂剂的代表方。

发汗病不解，反恶寒者，虚故也，芍药甘草附子汤主之。（68）

《伤寒论》解读

这一条论述强发虚人之汗，致表阳里阴俱虚的证治。

"发汗病不解"，言外之意是，有表证用汗法但病不解除。既有表证，必有恶寒，用汗法是正治，不但不愈反而更加恶寒，这个"反恶寒"是更加恶寒的意思。"虚故也"，是自注句，注明表里阴阳俱虚。具体说，这是表阳不足里阴虚的病人，多数认为是汗后转虚的。刘渡舟认为是强发虚人之汗造成更虚，不管是汗后致虚，还是强发虚人之汗而更虚，其结果是一样的，那就是表阳里阴俱虚证，用芍药甘草附子汤治疗。

芍药甘草附子汤方

芍药三两　甘草（炙）三两　附子（炮，去皮，破八片）一枚

上三味，以水五升，煮取一升五合，去滓，分温三服。

本方芍药、甘草酸甘化阴；附子、甘草辛甘化阳，益阴扶阳。不用桂枝用附子，嫌桂枝为阳中之阴药，不能胜任更恶寒，如同桂枝加附子汤用意。

发汗若下之，病仍不解，烦躁者，茯苓四逆汤主之。（69）

这条论述误汗，或误下后，阳虚烦躁的证治。

"发汗"，言外之意有表证。"若下之"，是或者下之，"病仍不解"，是指原发的病不解，说明发汗不得法，病不解；或者误下，病不解。不是说发了汗又泻下，同时有两种误治，而是不管哪种误治，都会伤人阳气，出现阳虚阴盛的烦躁证，用茯苓四逆汤扶阳

益阴。

茯苓四逆汤方

茯苓四两 人参一两 附子（生用，去皮，破八片）一枚 甘草（炙）二两 干姜一两半

上五味，以水五升，煮取三升，去滓，温服七合，日二服。

此方是四逆汤加茯苓、人参而成，治疗阴阳俱虚的烦躁证。从方子的组成来看，以四逆汤回阳；加人参、茯苓益气养阴，安神除烦躁。阳虚则烦，阴虚则躁，烦躁是本方的主症，至于或汗，或下后损伤阴阳，造成除烦躁外又有厥逆、下利等症，也是本条的可见之症。

发汗后，恶寒者，虚故也。不恶寒但热者，实也，当和胃气，与调胃承气汤。（70）

这一条论述误汗后导致寒热虚实，用对比的手法辨证论治。

第68条是强发虚人之汗导致更虚，此条是原先表实之人发汗致虚。不管是汗前就虚，还是汗后致虚，阳虚恶寒是这两条的共有证。若问治法，都一样，用芍药甘草附子汤治疗，既补阳又补阴。误汗或过汗，既伤阳又损液伤阴，用附子配甘草辛甘化阳，用芍药配甘草酸甘化阴。

本条指出，汗后"不恶寒但热者，实也，当和胃气，与调胃承气汤"。误汗有伤阳伤阴的不同，有化寒伤燥之异。前为误汗伤及

阴阳，用芍药甘草附子汤益阴扶阳治恶寒；后为误汗化燥化热而但热不恶寒，用调胃承气汤和胃清泄里热。"不恶寒但热，实也"，是自注句。"但"字有限定之义，强调只有发热没有恶寒；"实也"是解释"不恶寒但热"，是实证不是虚证，这是与前"虚故也"做对比，紧接着提出具体治法"当和胃气"和方药"与调胃承气汤"。"与"有斟酌之意，不像前面"芍药甘草附子汤主之"是肯定的语气，说明还可以用同类治法和方药治疗。

"发汗后，恶寒者，虚故也"，是衬笔，与本证无关。其意与68条的证治是一样的，是为了衬托寒热虚实的对比，有意插在句首的，更不是简单重复。

太阳病，发汗后，大汗出，胃中干，烦躁不得眠，欲得饮水者，少少与饮之，令胃气和则愈。若脉浮，小便不利，微热，消渴者，五苓散主之。（71）

这一条论述太阳病过汗伤津的证治，与汗后表不解，膀胱蓄水的证治。

太阳病发汗，应微似有汗，"不可令如水流漓"。本条汗后，大汗出，如水流漓，伤津液，致胃肠干燥，出现烦躁不得眠、想要饮水，但应少少给饮，使胃气和就会痊愈。"胃中干"是自注句，"烦躁不得眠，欲得饮水者"是其临床表现，是因为津液不足，阴阳不济，这种"欲得饮水"是病态；如果喝得急、喝得多容易造成停水，只有慢慢、少少地喝，使胃肠得润，胃气令和，病就好了。

如果脉浮，还有点儿发热，说明表未解。出现"小便不利"是小便不通利，"消渴"是饮水多而小便少。饮水多不解渴是因为发汗不得法，伤了膀胱的气化功能，水蓄膀胱，津液不能蒸腾上滋而消渴；水停膀胱不能下通，决渎失职而小便不利，五苓散主之。实际上五苓散是治疗太阳表里证，或者说是经腑证的方子。

五苓散方

猪苓（去皮）十八铢　泽泻一两六铢　茯苓十八铢　桂枝（去皮）半两　白术十八铢

上五味捣为散，以白饮和服方寸匕，日三服。多饮暖水，汗出愈。如法将息。

白饮就是白米汤。方寸匕是古代量药的器具，大约一寸见方。饮后多喝暖水以助发汗就好了。该方用猪苓、泽泻利水于下，白术、茯苓健脾利湿，桂枝通阳化气解表，所以本方为解表利水之专剂。使用该方不要局限于表里双解，即使无表证而水蓄下焦也可以使用。因五味药有四味渗湿利水，独一味桂枝解表助气化，行十二经之水气，故以白饮和，多饮暖水助桂枝发汗行水。如无表证，桂枝合四味利水药温阳化通，利水同样有效。

发汗已，脉浮数，烦渴者，五苓散主之。（72）

这一条承接上条，补出五苓散的脉证。

上条讲"发汗后，脉浮"，此条讲"发汗已，脉浮数"，都是表邪未因汗解，浮数比浮更具体。上条讲消渴，此条讲烦渴，消渴是饮水多而不解渴，烦渴是渴甚内烦；上条讲小便不利，微热；此条未讲是承前省文。讲了上条又出此条，不是简单重复，目的是强调五苓散的主症主脉。主症是个"渴"字，消渴、烦渴都是突出渴得厉害，饮水不能解渴；其次是小便不利和表证不解。显示使用五苓散抓主症主脉的要领。

伤寒，汗出而渴者，五苓散主之。不渴者，茯苓甘草汤主之。（73）

这一条用假宾定主的手法，总结五苓散证与茯苓甘草汤证的区别要点。

"伤寒，汗出而渴，五苓散主之"，是总结前两条，略言伤寒发汗表不解，水蓄膀胱而小便不利、口渴，用五苓散治疗。不能断章看此条的五苓散证，在此是用于与茯苓甘草汤证作对比，也就是要区别两方证的关键症——渴。不渴者，茯苓甘草汤主之；渴者，五苓散主之。其他诸如五苓散证的小便不利、表未解的微热、茯苓甘草汤证的心下悸等症，没有可比性或不是鉴别要点，条文中就未提及。五苓散证的小便不利、微热，前两条已述及，根据355条，茯苓甘草汤证有厥而心下悸，所以此证应有心下悸。《伤寒论》是一部完整著作，前后有关联，学习时都要互参。

茯苓甘草汤方

茯苓二两　桂枝（去皮）二两　甘草（炙）一两　生姜（切）三两

上四味，以水四升，煮取二升，去滓，分温三服。

本方茯苓淡渗利水，桂枝通阳化气，生姜温胃散水，甘草和中。可治中焦水停，口不渴而心下悸证。与五苓散对照，五苓散是治下焦蓄水，气化不行的口渴、小便不利证。

中风发热，六七日不解而烦，有表里证，渴欲饮水，水入则吐者，名曰水逆，五苓散主之。（74）

这一条论述太阳蓄水重，致水逆的证治。

太阳"中风发热，六七日不解而烦，有表里证"，是指太阳中风有发热恶寒、头痛的表证，六七日应解不解，出现心烦、口渴欲饮、饮水则吐的水逆证，故称有表里证。也就是既有寒热头痛的表证；又有水蓄膀胱，气化不利，上迫于胃，胃气不降，饮水则吐的水逆里证。这条蓄水较前两条为重，故小便不利也在其中。

总结五苓散证的71条至74条，除提出茯苓甘草汤证与之作对比鉴别外，都是表里同病，表里双解。所谓表是太阳表证，71条提出太阳病，不论伤寒中风；72条讲发汗已，表明有太阳病；73条开头言伤寒不说中风；74条谓中风发热，未及伤寒。其实互述表证，都是太阳病，风寒互发，提伤寒包括中风，说中风也包括伤寒，可以理解为伤寒或中风，中风或伤寒，也就是后人总结的互词。

未持脉时，病人手叉自冒心，师因教试令咳而不咳者，此必两耳聋无闻也。所以然者，以重发汗虚故如此。（75）

这一条论述重发汗损伤心肾阳气的证治。

"未持脉时，病人手叉自冒心"，是说未切脉时，就从望诊得知，病人两手交叉自覆其心。"冒心"是心跳得快要蹦出来的感觉，医师因此让病人咳一下，而病人不咳，这必定是两耳聋听不见。之所以这样，是因为重发汗虚导致的。"冒心"是重发汗损伤心阳致心阳虚，虚则喜按，故"手叉自冒心"。"两耳聋无所闻"是重发汗伤肾阳，而肾开窍于耳。心肾阳虚，故心跳、两耳聋无所闻。这是从问诊所得，仲师通过望问二诊测知发汗不但损心液与肾精，而且可损心肾之阳，寓意使用汗法，注意过汗之诫。

发汗后，饮水多，必喘，以水灌之亦喘。（76）

这条论述汗后饮水多和水疗致喘。

表证发汗后，津亏求救于水，宜少少温饮之。如果饮水多或饮冷水，会致水停，加之发汗又伤阳，形成阳虚不化水，水饮内停，导致寒水射肺作喘。古代治外感发热有一种叫"水疗"，就是给病人浇灌凉水降温，如同西医的物理降温。以水灌之就是这种水疗。用凉水浇灌病人的身体使之降温，寒水闭阻皮毛，肺主皮毛，皮毛汗孔被冷水郁闭，才导致肺气不宣作喘。以上两种情况均属形寒饮冷则伤肺作喘。

发汗后，水药不得入口，为逆。若更发汗，必吐下不止。（77）

这条论述汗后胃阳虚，水饮不化，呕吐，水药不得入口。发汗损伤胃阳，阳虚水饮不化，"水药不能入口，为逆"是形成呕吐上逆的意思，不是指发汗是错误治疗。即使发汗是正确治疗，但对阳虚之人，过汗会导致阳虚水饮停滞，呕逆，水药不能进。如果医者误诊为表证再发汗，必定导致胃阳重伤，而脾阳也伤，脾胃阳气损伤，寒饮上逆则呕吐更重，寒饮下注而成泄利，所以说"更发汗，必吐下不止"。

发汗吐下后，虚烦不得眠，若剧者，必反覆颠倒，心中懊憹，栀子豉汤主之。若少气者，栀子甘草豉汤主之；若呕者，栀子生姜豉汤主之。（78）

这一条论述发汗吐下后，火郁胸膈的虚烦证与两个兼证的证治。

刘渡舟说："水证和火证，前后衔接，是本着连贯性、联系性的目的来写的。"我们归纳一下：77条以前的太阳病，一类是太阳表证，不是麻黄汤证就是桂枝汤证；一类是邪气传里，传到阳明形成白虎汤证，或传到少阳形成小柴胡汤证；一类是邪在本经本腑，还可形成五苓散证。本条栀子豉汤证不是传经，而是通过另一种途径传变，是邪气由表传至胸膈或胸脘，太阳之气郁于胸中，邪气传里必陷胸，这种情况也叫邪陷胸膈。表邪未解，邪陷胸膈，郁而化热，热扰胸膈则虚烦不得眠。为什么称"虚烦"？虚是对实言的，指热邪未与有形之物凝结，无形之火邪扰膈而出现的烦证。烦有两重意思，一是火灼"页"，页是头的意思，火灼头就会焦头烂额，这是烦的表现；二是为火邪、热邪，指病性。"若剧者，必反覆颠倒，心中懊恼"，意思是病情进一步加剧，必然出现坐卧不宁、心中愦愦、烦恼、无可奈何。这是比"虚烦不得眠"更重的证候。针对这种情况，用栀子豉汤清热除烦。栀子苦寒，能导心火下行，体轻，清中有宣，能解郁火；豆豉清宣解表，合栀子清宣郁热。栀子清中有宣，豆豉宣中有降，综合火郁发之的治则，所以清宣发散，虚烦自除。兼有短气是汗吐下致虚，因火郁不用人参而用甘草，嫌人参壅补助热，用甘草缓之，又能补气不助热；兼有呕吐，不用半夏，嫌其燥热助火邪，用生姜配栀子散火、散水饮，和胃降逆止呕吐。

栀子豉方

栀子（擘）十四枚　香豉（棉裹）四合

上二味，以水四升，先煮栀子，得二升半，内豉，煮取一升半，去滓，分为二服，温进一服，得吐者，止后服。

栀子甘草豉汤方

栀子（擘）十四枚　甘草（炙）二两　香豉（棉裹）四合

上三味，以水四升，先煮栀子、甘草，取二升半，内豉，煮取一升半，去滓，分二服，温进一服，得吐者，止后服。

栀子生姜豉汤方

栀子（擘）十四枚　生姜（切）五两　香豉（棉裹）四合

上三味，以水四升，先煮栀子、生姜，取二升半，内豉，煮取一升半，去滓，分二服，温进一服，得吐者，止后服。

发汗，若下之，而烦热，胸中窒者，栀子豉汤主之。（79）

这一条论述发汗或泻下，表邪不解，下陷胸膈的证治。

"发汗，若下之"是指病的来路，就是发汗或泻下，出现心烦发热，胸中憋闷有窒息感，用栀子豉汤升降宣散胸中无形之火而愈。

伤寒五六日，大下之后，身热不去，心中结痛者，未欲解也，栀子豉汤主之。（80）

这条论述泻下后，热邪下陷较重，其部位更深，至心中结痛的证治。

"伤寒五六日"，是表证日久传里的时日。"大下后"是病的来路。"身热不去"，不是表热不去，而是邪传阳明之时日。大下后，热不为大下而衰，反下陷心中而身热不去。"身热不去"，不是发热不去。身热与发热不同，以身热区别表证发热。"心中"是个部位，就是胸膈下心窝上。"心中结痛"，就是胸膈至心窝有一种凝结闷胀疼痛。上条是胸中窒而不痛，其部位高在胸中，窒是堵闷的感觉；本条部位深至心中而且痛，病的性质也较上条仅是堵闷更重。既闷胀，又有凝结感，还疼痛，说明比 78 条的虚烦不得眠、心中懊侬，79 条的心中窒都重，仍用栀子豉汤宣散清降无形之火，可以治愈。刘渡舟评价："这三条出于一辙三途。"

伤寒下后，心烦腹满，卧起不安者，栀子厚朴汤主之。（81）

这条论述伤寒下后，虚烦兼腹满的证治。

之前三条分别讨论误汗、误吐、误下，邪陷胸膈与心中诸证的证治。78 条还举出了两个兼证：一是兼气短的栀子甘草豉汤证；二是兼呕吐的栀子生姜豉汤证。本条承前三条之邪陷，循序渐进地举出除 78 条所提及的两个兼证外的第三条兼证，是比心中更深的腹胀满证。"伤寒下后"，是指病的来路；"心烦"与前相同，是虚烦的代言；"腹满"是出现的兼证，由于腹满严重，才出现"卧起不安"，说明腹胀满严重，不堪忍受。所以用栀子厚朴汤清热除烦，宽中破滞除腹满。

栀子厚朴汤方

栀子（擘）十四枚　厚朴（炙，去皮）四两　枳实（水浸，炙令黄）四枚

上三味，以水三升半，煮取一升半，去滓，分二服，温进一服，得吐者，止后服。

栀子清热除烦，枳实、厚朴利气除胀满，因邪陷较深至腹满，故不用豆豉宣透升散，而用枳实、厚朴下气破滞除腹满。

伤寒，医以丸药大下之，身热不去，微烦者，栀子干姜汤主之。（82）

这条论述伤寒误下致虚烦兼中寒的证治。

"伤寒，医以丸药大下之。"凡《伤寒论》用"医以"二字是责医治疗失误。"丸药"据王肯堂说是神丹甘遂，刘渡舟认为是汉朝流行的一些泻下丸药。一种是巴豆制剂，为热性泻下剂；另一种是甘遂制剂，为寒性泻下剂。这两种泻下剂的力量都很强烈，所以说"大下之"。伤寒，不发汗解表，而用猛烈泻下剂大下，而且寒热不分，不但表不解，且表邪下陷，轻则至胸膈，重则至心腹，所以身热不去、心烦、腹满，且徒伤中气，形成胸膈有热、腹中有寒的上热下寒证。据后人推测，应有腹痛雷鸣、下利等里寒症状。

栀子干姜汤方

栀子（擘）十四枚　干姜二两

上二味，以水三升半，煮取一升半，去滓，分二服，温进一服，得吐者，止后服。

本方用栀子清热除烦，干姜温中，御冷止利，可谓热因寒用，寒因热用。二味成方，和温清三法备。

凡用栀子汤，病人旧微溏者，不可与服之。（83）

前面几条举栀子汤证，这条示栀子汤的禁忌证。

"病人旧微溏"，是说病人平素大便溏薄，说明脾胃虚寒，即使有栀子汤证的证情，也不可草率使用。本条虽示禁忌，但它是承接上条的上虚热下寒实，用栀子干姜汤。这种承接写法是让读者参考上条治法。

太阳病发汗，汗出不解，其人仍发热，心下悸，头眩，身瞤动，振振欲擗地者，真武汤主之。（84）

这条论述太阳病过汗，阳虚水泛的证治。

"太阳病发汗，汗出不解，其人仍发热"，这时候我们要看汗后证情有无变化，如无变化，表证仍然存在，发汗不解可再发汗。汗出后，仍然发热不解，而且出现了"心下悸，头眩，身瞤动，振振欲擗地者"的表现，说明发汗不得法，不是误汗就是过汗，伤了少阴阳气，这时的发热不是原来的表证发热，而是少阴阳虚，虚阳外越的发热；阳虚水泛，水气上犯凌心，则心下悸；阳气虚不能上充养脑，加之水气上犯故头眩；阳气者，精则养神，柔则养筋，阳气虚，不养筋肉，所以身瞤动，振振欲擗地。心下悸是指心下筑筑跳动，头眩是指头晕眼黑，身瞤动是指全身肌肉跳动，振振欲擗地是指身体颤抖站立不稳、将要倒扑的样子。这些症状的出现，正是少阴阳虚不能镇水，水气上犯，应用温阳化水的真武汤治疗。

真武汤方

茯苓　芍药　生姜各三两（切）　白术二两　附子（炮，去皮，破八片）一枚

上五味，以水八升，煮取三升，去滓，温服七合，日三服。

附子温肾阳，配生姜散阴寒，茯苓、白术健脾利水。白芍据《本经》说"能利水"，味酸益阴，可制附子燥烈之性，使其温阳不伤阴；助茯苓、白术、生姜利水，且酸敛，平衡阴阳，与证更为合拍。

咽喉干燥者，不可发汗。（85）

淋家，不可发汗，汗出必便血。（86）

疮家，虽身疼痛，不可发汗，发汗则痓。（87）

衄家不可发汗，汗出必额上陷脉急紧，直视不能眴，不得眠。（88）

亡血家，不可发汗，发汗则寒栗而振。（89）

汗家重发汗，必恍惚心乱，小便已阴疼，与禹余粮丸。（90）

病人有寒复发汗，胃中冷，必吐蛔。（91）

从85到91条这七条是禁发汗的事例，分别是咽、淋、疮、衄、血、汗、寒。论述虚人，特别是津血不足，或阳虚有寒之人，即使有表证也不可发汗。

85条"咽喉干燥者，不可发汗"后面可能有阙文，因其他六条误汗后都有所致的变证，而它无。90条还出了治疗的方药。不过所出的禹余粮丸，其药物组成已失散。咽喉干燥是肺肾阴液不足的表现，少阴经脉贯肾、络于肺、循喉咙，其阴液不足致咽喉干燥，故不可发汗，如发汗更伤津液。

"淋家，不可发汗，发汗必便血。"所谓淋家就是平素患淋证的病人。慢性淋证，肾阴不足，并有虚热，发汗必然要"便血"。这里的便血是指小便血，也就是尿血，而不是大便血。因强发少阴阴虚之汗，加之膀胱有热，必然动血而尿血。

疮家是指久患疮疡的病人，气血已伤，虽有身痛的表症，也不可发汗，血汗同源，误发疮家之汗，更伤气血，会血不养筋，而致筋脉拘挛。"痉"，赵本作"痓"，成本作"痙"，二字意思一样，指筋脉强直、肢体拘急。

"衄家"，这几条的"家"，都表示平素患有此种慢性病而言。衄家是经常流鼻血的病人，不可发汗，汗出必然"额上陷脉急紧，直视不能眴"，眴读 xuàn。有的版本作"直视不能瞬（shùn）"，眴，目摇也，不能眴就是眼睛转动不灵活。"额上陷脉急紧"，历代注家解释不一，争论不休，关键在断句上：①额上陷，脉急紧。②额上陷脉，急紧。③额上，陷脉急紧。我同意第三种。第一种"额上陷，脉急紧"，不符合临床实际，谁见过流鼻血又发汗致使头额上的肌肉塌陷了？头额上原本就没多少肌肉，可惜我的老师刘渡舟也同意这种看法。第二种，"额上陷脉，急紧"，是指头额上的脉陷深处，急紧是指气口的寸、关、尺脉急紧。第三种，"额上，陷脉急紧"，头额深层的脉称陷脉，由于慢性长期失血，加之又发汗，导致头额深层的陷脉失养而急紧，故眼球转动不灵活，这个陷脉是名词。前两种的"陷"是动词，我认为第三种断句符合客观实际，"额上陷脉急紧"是个病理描述，后面的"直视不能眴"才是误汗后坏病的临床表现。由于慢性失血，加之发汗伤心液，心血不足故不得眠。

"亡血家不可发汗，发汗则寒栗而振。"亡血是失血多的意思，平素失血多的病人必然血虚，血汗同源，再发汗，不但更伤血，而且汗出伤阳，阳虚至一定程度会寒栗，就是寒战，甚或振掉，站立不稳。振是摇晃，掉是哆嗦。

"汗家重发汗，必恍惚心乱"，平时出汗多的人，即使有表证，也不能再发汗。因汗为心之液，血汗同源，平时多汗之人，心血本不足，强发汗家之汗必然更伤心血，血不养心，心神失守，必然恍惚心乱。"小便已阴痛"，心与小肠相表里，心血重伤，心阴不足，通过经络，虚热下移小肠，故便完了阴道疼痛。"与禹余粮丸"，就是可以用禹余粮丸治疗。可惜禹余粮丸已散失，刘渡舟说："蔡正言在《甦生的镜》中补出了这个方子的药物组成，可供参考。就是禹余粮、龙骨、牡蛎、铅丹、茯苓、人参共研为末，粳米为丸，朱砂为衣，丸如绿豆大，每次服一二钱。"我没见过《甦生的镜》这本书，也不知道蔡正言是什么时代人，但从刘渡舟所录的方药，可能与仲景的禹余粮丸不符。有后人猜度古人之意，虽贴近临床使用，但不完全是仲景原方。桂林古本《伤寒杂病论》也补出此方："禹余粮四两，人参三两，附子二枚，五味子三合，茯苓三两，干姜三两。上六味，蜜为丸，如梧桐子大，每服二十丸。"此方与《甦生的镜》方比较，更贴近汗家误汗后的变证。但二方都不确定是否为仲景原方。这里提出以供参考。

"病人有寒"是指病人脏腑有寒，"复发汗"是反而发汗，有寒反而发汗，更伤阳助寒，寒甚则胃气上逆而呕吐，如有蛔虫就会随吐而出。

以上七条是禁汗法，有人认为是麻黄汤的禁忌证，应与前第50条合参。50条讲脉，此七条讲证，脉证合参，方为全面。但是正虚不能发汗是一种警戒，并非绝对不可发汗。孙思邈有滋阴发汗法，张介宾有补阳发汗法，只不过是汉朝医疗水平欠发达，行医者水平相差很大，为了防止大错，必须先警示读者。

本发汗而复下之，此为逆也；若先发汗，治不为逆。本先

下之而反汗之，为逆；若先下之，治不为逆。（92）

这条论述汗下先后的治疗原则。

条文译为：本应当先发汗的用泻下法，这是错误的；如果先发汗，这样的治法不为错误。本应当先泻下而反用发汗法，是为错误；如先泻下，这样的治疗不为错误。文中有两处"本"字，是本应当的意思，文中前一处是"复下之"，后一处是"反汗之"，"复"与"反"都有"反而"的意思。有先就有后，前面有"先发汗"，就应当有"后下之"，接着才是"治不为逆"；后面的"若先下之"，应当接着有"后发汗"，然后才是"治不为逆"。这是省文。用"先"字表示更深一层次了，其意为病有表里缓急，治有先后次第，先后误施，病必不除。所以必须掌握条文中的"本发汗"和"本先下之"的精神，不可失序。正如《素问·至真要大论》曰："病有从内之外而盛于外者，先调其内，而后治其外；从外之内而盛于内者，先治其外，而后调其内。"这句话的意思是病人有表证又有里证，是先治表还是先治里？要取决于表里缓急，表急先治表，里急先治里。

伤寒，医下之，续得下利清谷不止，身疼痛者，急当救里；后身疼痛，清便自调者，急当救表。救里宜四逆汤，救表宜桂枝汤。（93）

这一条举例论述表里缓急的治法，承上一条说明表里缓急的治疗原则。治则上称"变法"，"变常法"的意思。

"伤寒，医下之"是病的来路，伤寒本应当用汗法反而用下法，随着泻下就下利、完谷不化。说明误下损伤脾肾之阳，肾阳虚衰则完谷不化，叫"下利清谷"。这时还有"身疼痛"，说明伤寒表证仍存在，既有表复有里，而里之脾肾阳衰成为主要矛盾。如果强发虚人之汗，后果不堪设想，会更伤里阳而出现亡阳之变，所以急当救里，用四逆汤回阳救里急，治下利清谷不止。服了四逆汤后，大小便恢复正常，身疼痛仍然存在，这时身疼痛的表症就成为主要矛盾，急当救表，用桂枝汤治疗。这时虽有身疼痛也不能用麻黄汤，因误下伤阳。经治疗，阳气刚恢复，不耐峻攻，宜桂枝汤解肌和表，因桂枝汤尚有解表扶正的作用。

文中"清谷"为不消化的谷食；"清便"是大便，清通圊，通假字。

病发热头痛，脉反沉。若不差，身体疼痛，当救其里，宜四逆汤。（94）

这一条论述表里同病，治病求本，舍表救里的治疗原则和方法。

"病发热头痛"是太阳表证，脉应当浮，而现在反沉，应当用温经散寒的麻黄附子细辛汤或麻黄附子甘草汤治疗。"若不差"，就是用温经散寒法治疗不愈，说明少阴阳衰严重，这时即使有身体疼痛的表症，也应当舍症从脉，舍表救里，用四逆汤回阳救逆。

这一条有省文，或者有脱漏之文，"脉反沉"后面应当有温经散寒的治疗过程，才能接上"若不差"之句。如果是省文，这就不难看出仲景之文深具含蓄吐纳之法，只有省悟推理才能领会其意。若是脱漏，也在所难免。这两种可能难以判断。

太阳病，先下而不愈，因复发汗，以此表里俱虚。其人因致冒，冒家汗出自愈。所以然者，汗出表和故也。里未和，然后复下之。（95）

这一条论述汗下失序的变证，以及自愈的机转和余证的治疗方向。

太阳病为表病，应先汗而先下，为误治，故不愈。因此，再发汗是汗下失序。这样的错误治法使表里俱虚，因此"致冒"，冒就是头晕目眩。其原因是泻下伤了里阴，发汗伤了表阳；里阴指肠胃的津液，表阳指太阳经表的阳气。里阴表阳俱虚，故头晕目眩。"冒家汗出自愈"，是说因汗下失序导致头晕目眩的人汗出会自愈。为什么会"汗出自愈"呢？因为汗出提示津液复，表气和，营卫调和就会自愈。如果津伤里虚，胃干肠燥成实，谓里未和，虽然头目眩晕通过自汗而愈，而里未和，可用调胃承气汤一类轻微泻下剂。

太阳病未解，脉阴阳俱停，必先振栗汗出而解。但阳脉微者，先汗出而解；但阴脉微者，下之而解。若欲下之，宜调胃承气汤。（96）

这一条论述战汗作解的机理。

"太阳病未解，脉阴阳俱停"，就是指太阳表证没有解除，脉浮取、沉取，以及寸、关、尺脉都相等，没有偏差，说明邪气虽盛但正气不衰，可以抗邪外达，这样的情况有时候会战汗自愈。所以"必先振栗汗出而解"，振栗是战汗的具体描述，振是摇的意思，栗是心中寒冷而浑身颤抖的意思。"必先"是必须先出现的意思。"必"是必须而不是必然，这种自愈必须具备"先振栗汗出"的条件。"阳脉微，先汗出而解"，阳脉微是阳不足而阴有余，阳不足是卫阳不足，阴有余是营阴有余；《难经》曰："阳虚阴盛，汗之则愈。""但阴脉微者，下之而解"，阴脉微是阴不足阳有余，阴不足是营阴不足津液干燥，阳有余是卫阳被外邪加凌。《难经》曰："阳盛阴虚，下之则愈。"如果下的话，宜调胃承气汤轻微泻下，和胃气致津液。

这一条以脉之盛微代表里虚实之病理，以示汗下先后治则。关于脉阴阳俱停的"停"，注家颇多分歧。有认为是停止，即停跳。柯琴曰："停者相等之谓。"这个看法我认为可取，而且只有阴阳相等，无偏盛，才可能通过战汗自解。后面"阳脉微"的"微"是轻微浮泛的意思，不是后世之脉微的"微"。再后面的阴脉微的"微"

也不是微脉的"微"，而是稍微沉的意思。前面的"阳脉微"表示战汗自愈的机理，后面的"阴脉微"提示轻微泻下、和胃气作解的方法。

太阳病，发热汗出者，此为荣弱卫强，故使汗出。欲救邪风者，宜桂枝汤。（97）

这一条继 53 条论述荣弱卫强，荣卫不和的病机与治法。不过 53 条的荣卫不和，是指所有已病之人，包括杂病，并不单纯指中风引起的荣卫不和，但不论杂病还是外感，只要出现荣卫不和，其发热、汗出的临床表现是一样的，治法也是一样的。本条"太阳病，发热汗出者"，是太阳中风证，此为荣弱卫强，"故使汗出"是自注句，做出病理解释，指出主症汗出的原因。风伤卫，邪气盛故称卫强；荣不为卫内守故汗出，称荣弱。主因邪风扰卫致发热汗出，所以说"欲救邪风者，宜桂枝汤"，意思是想要救治邪风扰卫导致荣卫不和的发热汗出，宜用桂枝汤调和荣卫、解肌祛风。

"太阳病篇"到这一条，刘渡舟总结说："关于伤寒、中风麻黄、桂枝、大小青龙、葛根五个汗法，张仲景已经都交代了，表里缓急也谈了，禁汗法也谈了，发汗法也谈了。除了蓄血的腑证在后边讲以外，表证都已讲完了，后面就要讲邪气由太阳之表往半表半里传变的小柴胡汤证了，这一条既总结以前，又指导以后。"

伤寒五六日，中风，往来寒热，胸胁苦满，嘿嘿不欲饮食，心烦喜呕，或胸中烦而不呕，或渴，或腹中痛，或胁下痞鞕，或心下悸，小便不利，或不渴，身有微热，或咳者，小柴胡汤主之。(98)

这一条论述少阳病的证治。

"伤寒五六日，中风"是倒装文，应是伤寒、中风，五六日。意思是伤寒或者是中风五六天了，不是伤寒五六天了又中了风。为什么是"五六日"，五六日是太阳行其经尽的时日，也是传经的时日。《内经》有"七日巨阳病衰，头痛少愈"。往来寒热是少阳证的一个独特热型。他不像太阳病的翕翕发热，也不是阳明病的蒸蒸发热，而是一会儿发热，一会儿恶寒，寒热交替发作，称之谓往来寒热。这种热是热的时候不恶寒而恶热，常解衣弃被；寒的时候怕冷，厚衣覆被。为什么邪传少阳会寒热往来？因少阳经居半表半里，循人身之侧，居太阳之表与阳明之里之间，邪气从太阳之表入则恶寒，人体正气抗邪于外则发热。人体之正气也就是少阳之正气，所以邪传少阳，正邪交争会出现往来寒热。

少阳经布胸胁，所以邪传少阳经胸胁就会苦满（mèn），满是懑字的假借字。苦满是懑得严重，就是苦于懑，懑得苦。为什么懑？因为少阳胆气主升，邪闭少阳，阻滞少阳气机，不能疏泄，故气郁胸懑不畅。

"嘿嘿不欲饮食"就是表情淡默不想吃饭。由于少阳气机不畅，人的表情也郁闷不乐，嘿嘿是加重语气的重叠词，描述表情、症状，加重了静默不乐的程度，这也是一种文法。"不欲饮食"是胆气郁滞影响消化，故不想吃饭，因为脾胃的消化要靠肝胆的疏泄功能完成。"心烦喜呕"，心烦是心里烦躁，无可奈何，与前面的嘿嘿并不矛盾，这种病人外静内烦、面沉神淡、胸闷心烦、无可奈何。"喜呕"，刘渡舟释为："喜者，多也。""喜呕"就是多呕，通俗易懂，但还是不太贴近本义，这里的"喜"是指少阳病喜欢呕，而不是病人喜欢呕吐。呕吐是由于胃气上逆，为什么呢？因为少阳之气主升，胃的腐熟、通降要靠少阳胆气的疏泄来完成，而且胆的精汁有助于腐熟和消化的作用。邪传少阳，胆气被郁，气机不畅，影响胃气，胃气上逆则呕吐。

以上是少阳证的四大主症，也是小柴胡汤的四大主症。接着是七个或见症，"或"是不定词，可见可不见，"或"是或者的意思，有时候会出现。为什么少阳证会有这么多或见症？因为少阳居半表半里，涉及胆与三焦二腑，邪至少阳，出入进退，升降之机涉及范围广，邪居不定，所以或然或不然的见症就多。这七个或见之症，清人尤在泾在他的《伤寒贯珠集》中解释得很好，故录之："胸中烦而不呕者，邪聚于膈而不上逆也，热聚则不得以甘补，不逆则不必以辛散，故去人参、半夏而加瓜蒌实之寒以除热而荡实也。渴者，木火内燥而津虚气燥也，故去半夏之温燥，而加人参之甘润、栝楼根之凉苦，以彻热而生津也。腹中痛者，木邪伤土也，黄芩苦寒，不利脾阳，芍药酸寒能于土中泄木，去邪气止腹痛也。胁下痞鞕，邪居少阳之募，大枣甘能增满，牡蛎咸能软坚，王好古云：'牡蛎以柴胡引之，能去胁下痞也。'心下悸，小便不利者，水饮蓄而不行也，水得冷则停，得淡则利，故去黄芩加茯苓。不渴，外有微热者，里和而表未解也，故不取人参补里，而用桂枝之解外也。咳者，肺寒而气逆也。经曰：'肺苦气上逆，急食酸以收之。'又曰：'形寒饮冷则伤肺。'故加五味之酸以收逆气，干姜之温以却肺寒，参枣甘壅不利于逆，生姜之辛，亦恶其散耳。"

小柴胡汤方

柴胡半斤　黄芩三两　人参三两　半夏半升（洗）　甘草三两（炙）　生姜三两（切）　大枣十二枚（擘）

上七味，以水一斗二升，煮取六升，去滓，再煎取三升，温服一升，日三服。若胸中烦，不呕者，去半夏、人参，加瓜蒌实一枚。若渴，去半夏，加人参，合前成四两半，栝楼根四两。若腹中痛者，去黄芩，加芍药三两。若胁下痞鞕，去大枣，加牡蛎四两。若心下悸、小便不利者，去黄芩，加茯苓四两。若不渴，外有微热者，去人参、大枣，加桂枝三两，温服微似汗愈。若咳者，去人参、大枣、生姜，加五味子半升，干姜二两。

小柴胡汤是对大柴胡汤而言。其组成共七味药：柴胡为君，用量最大，达八两。黄芩为臣，配柴胡疏肝利胆，清胆热。人参、甘草、大枣健脾益气，生津扶正。半夏、生姜散饮和胃止呕。而柴胡、黄芩苦降，半夏、生姜辛散，有利于气机疏利，所以少阳病可愈。人称小柴胡汤为和解剂，是因为小柴胡汤服后，不经汗、吐、下途经祛邪，而邪去正安；也就是看不到外邪的出路，而达到治疗目的。再一就是既疏肝利胆，又健脾和胃，达到肝胆脾胃调和。

血弱气尽，腠理开，邪气因入，与正气相搏，结于胁下，正邪分争，往来寒热，休作有时，嘿嘿不欲饮食。脏腑相连，其痛必下，邪高痛下，故使呕也，小柴胡汤主之。服柴胡汤已，渴者属阳明，以法治之。（99）

这一条是上一条的注解，解释小柴胡汤证的病因病机，以及转属阳明的治法。

"血弱气尽，腠理开，邪气因入"，是讲病因的。"血弱气尽"就是气血虚弱，腠理不固密，邪气因此侵入。这时正气要奋起抵抗，正邪交争，"结聚在胁下"，这是指病位，胁下属少阳。"正邪分争"，是说正气与邪气交争，各有胜负，正气奋起抗邪于外则热，邪气压正气入里则寒，所以就会一会儿热，一会儿寒，寒热交替发作，叫"往来寒热，休作有时"。所谓休作有时，是说寒热的休止与发作交替出现，有时寒有时热，寒热不同时出现。胁下是少阳的部位，邪气聚结在少阳胁下，少阳之经气不利，气机郁滞，影响脾胃，出现"嘿嘿不欲饮食"。"脏腑相连，其痛必下，邪高痛下，故使呕也。"这句话诸多注家看法不一，注释有分歧。有把痛字当病字解释的，如成无己、刘渡舟；有谓肝胆相连，脾胃相通，肝病影响脾，故其痛必下，胆病影响胃，故上逆而为呕，如全国中医药行业高等教育规划教材（二版）持这种观点。尤在泾认为："邪高，病所来处；痛下，病所结处。"其实这句与前句一样，都是注释病机。前句是注释"往来寒热""嘿嘿不欲饮食"之病机，这句注释腹痛、呕吐的病机的。"邪高"是指邪气结聚的部位在胸胁，部位较高；"痛下"是指腹痛，木郁土壅，小柴胡汤证肝脾不和的腹痛，没必要当病解，腹痛本身就是病。前一条七个或症中有一个"或腹中痛"，这足以说明本条的痛不能为自圆其说而释为病字，于理不通。由于肝胆相连，脾胃相通，胆气不利，郁滞不畅，导致胃气不降而上逆作呕，只能用小柴胡汤疏肝利胆，健脾和胃治疗。

"服柴胡汤已，渴者，属阳明，以法治之。""已"是"罢"的意思，或者当"停止，完了"讲。意思有二：一是说服完了小柴胡汤，二是说服完了小柴胡汤少阳病解除了。"渴者，属阳明"，这个"渴"绝非少阳证的或证的"渴"，也就是去半夏加人参栝楼根证。为什么不是少阳证的"渴"？因为有个前提就是服"柴胡汤已"，少阳证已经解除了，这时候出现的渴，就不是小柴胡汤证的渴了，而是一个新问题，是少阳之邪没有完全解除，从少阳往阳明传变，这个传变过渡阶段叫做"转属"，所以说"属阳明也"。"以法治之"，因转属阳明，经腑不定，所以仅示"以法治之"的治法。正如钱天来所说："但云'以法治之'而不言法者，盖法无定法也。假令无形之热邪在胃，灼其津液，则有白虎汤之法解之；若津竭胃虚，又有白虎加人参之法以救之；若有形之实邪，则有小承气及调胃承气汤和胃之法；若大实满而潮热谵语，大便鞕者，则有大承气汤攻下之法；若胃气实而身热未除者，则有大柴胡两解之法。若此之类，当随时应变，因证使宜耳。"

这一条解决了太阳、阳明、少阳的传经顺序问题。《伤寒论》的排列顺序是太阳、阳明、少阳。人们误认为传经的顺序也是太阳传阳明，阳明传少阳，其实原文并不受上述顺序的约束，太阳可传少阳，少阳能传阳明；太阳也可传阳明，阳明还可传少阳。

但是，关于这个问题是有争论的。有人认为少阳为半表半里，应排在阳明之前太阳之后。其实疾病的传变并不那么机械，而是由病情决定的，提示我们要辨证看传经。张仲景把少阳排在阳明之后、太阴之前，可能是少阳不但是三阳经的半表半里，也是三阳经与三阴经的半表半里，故把少阳放在三阳末三阴前。这不影响传经规律顺序。

得病六七日，脉迟浮弱，恶风寒，手足温，医二三下之，不能食，而胁下满痛，面目及身黄，颈项强，小便难者，与柴胡汤，后必下重。本渴饮水而呕者，柴胡不中与也，食谷者哕。（100）

这一条是讲小柴胡汤的类证鉴别，并提出禁用小柴胡汤。

"得病六七日，脉迟浮弱，恶风寒"，说明有表证，所以见浮脉，并见恶风寒之表证。但脉还兼迟弱，阳虚也可见这样的脉，并且病迁延六七日，有阳虚的可能，但手足温，又排除了阳虚，如果人体阳虚，手足一定厥冷。"医二三下"，这是误治，为什么误治，凭什么一误再误误下？这个地方可能有脱落的文字，我们推理，医生一而再，再而三地攻下，一定有误导攻下的原因，可能有大便不通、腹胀满的情况，但是医生接二连三攻下，不但解决不了问题，反而伤及脾胃，脾胃不健，水湿内停，加之泻下使表邪内陷，与水湿内结，化为湿热，造成湿热内阻，故不能食而胁下满痛、面目及身黄。小便难、不能食是湿邪困脾所致。"胁下满痛"，看起来是少阳证，其实是湿阻气机引起的。"面目及身黄"是湿热郁滞的表现。"颈项强"说明表证还存在，前面的恶风寒也未罢。"小便难者"，更说明湿热无出路。医生误认为是少阳证，给服小柴胡汤。小柴胡汤有人参、甘草、大枣碍湿热，柴胡、黄芩又伤脾阳，所以出现"后必下重"，"后"指大便，"下重"为肛门下坠。这是因为误服了小柴胡汤，加重了湿热下注，阻滞了气机，所以出现了后重。"本渴饮水呕者，柴胡不中与也。"原本就口渴，饮水应当解渴，反而呕，说明水饮内停，水湿闭阻，气化不利，津液不能上滋，反而上犯，逆而呕吐，这并不是少阳的呕吐，仲景告诫"柴胡不中与也"，就是不能给他服小柴胡汤。"食谷者哕"，与上文联系不紧密，不少注家认为有阙文。不过从这句来看，与不可服小柴胡汤还是有关的，因为服小柴胡汤不但不能治疗以上湿热病，而且柴胡、黄芩伤败脾胃，使饮气更逆，黄不能退，呕不能止，食谷反而更加哕。这是说明在"柴胡不中与也"一句与"食谷者哕"之间还有一句假设文被脱漏。我们可以在这里补一句"若误服小柴胡汤"，前后的关联就更紧密了。

需要指出的是，本证既有湿热内阻，又有表证，那么为什么出现迟弱的浮脉？有表证，浮脉理所当然，而脉迟是湿阻气机所致，脉弱寓意细弱，是湿邪的主脉，后世医家叶天士说："湿邪伤阳，不在于温，而在于利小便。"这其实是湿困脾阳的表现，表面看好像阳虚，其实是湿邪作祟。治疗仲景未提是否用茵陈五苓散解表利湿法。

伤寒四五日，身热恶风，颈项强，胁下满，手足温而渴者，小柴胡汤主之。（101）

这条论述三阳合病，治从少阳。

身热恶风、颈项强是太阳证，胁下满是少阳证，手足温而渴是阳明证。三阳证同时出现为三阳合病，那为什么治从少阳？因为少阳证禁汗，就不能用太阳的汗法，虽有阳明的身热、手足温、口渴，但用阳明的清解法解决不了太阳的表证与少阳的半表半里证，只有用小柴胡汤和解少阳的和法，少阳枢利了，表里之邪也就和解了。刘渡舟主张用小柴胡汤应减去半夏加栝楼根，因为有阳明伤津的手足温而渴，可以参考。

100条与101条要对比看，两条都有颈项强，都有胁下满，也都有口渴。100条是小柴胡汤的禁用证，101条是小柴胡汤的适用证。可见辨证就在反掌之间，稍有不慎，差之千里。

伤寒阳脉涩，阴脉弦，法当腹中急痛，先与小建中汤。不差者，小柴胡汤主之。（102）

这一条论述太阳夹虚的证治。

"伤寒"是病的来路，出现阳脉涩、阴脉弦。阳脉是指浮取，脉涩是因为气血虚寒，脉流不畅。阴脉是指沉取，弦脉是少阳脉，主肝胆气郁，主疼痛。伤寒出现浮取脉涩、沉取脉弦，说明这个病人原本气血不足又伤寒，邪传少阳，形成少阳证夹里虚的证候。里虚是指中焦脾胃的气血阴阳不足，故腹中急痛。文中说"法当腹中急痛"，"法当"是应当的意思；"急痛"是紧急、拘急疼痛，说明痛得很厉害。"先与小建中汤。不差者，小柴胡汤主之"，先给小建中汤治疗，如果好不了，再用小柴胡汤治疗。"不差者"是不愈的意思，"先与"是对"不差者"说的，实际上有试治的意思。可能通过小建中汤的治疗，气血阴阳和调，少阳之邪也就和解了。因为小建中汤是以桂枝汤为基础的，倍芍药加饴糖而成。桂枝汤对外解肌祛风，对内调和营卫气血；倍芍药伐土中之木，缓急止腹痛；加饴糖甘缓止腹痛补血。有外感夹里虚，先用建中汤的方法对后世指导意义很大，有"虚人外感建其中"的说法。如果服小建中汤病情不好，所谓"不差者"，就是浮涩沉弦脉不改变，腹中急痛不解除，说明少阳气机仍不利，木郁土壅的病证无改观，那就必须用小柴胡汤和解少阳。因为小柴胡汤证中有腹中痛的症状，可去黄芩加芍药。先服小建中汤再服小柴胡汤，先扶正后祛邪，一病两方，治分先后次第，可谓法中之法，一病两法。

小建中汤方

桂枝三两（去皮）　甘草二两（炙）　芍药六两　生姜三两（切）　大枣十二枚（擘）　胶饴一升

上六味，以水七升，煮取三升，去滓，内饴，更上微火消解，温服一升，日三服。呕家不可用建中汤，以甘故也。

伤寒中风，有柴胡证，但见一症便是，不必悉具。（103）

这一条示人要辨证抓住主症。

本条开头的"伤寒中风"是指伤寒或者中风，不是伤了寒又中风。少阳病柴胡证，症状虽多，只要见到一两个主症，就可以用小柴胡汤，不要等到所有症状都具备才使用，临床上不可能所有症状，如口苦、咽干、目眩、往来寒热、胸胁苦满、心烦喜呕、嘿嘿不欲饮食，以及七个或症都一起出现，只要出现一两个能证明是小柴胡汤证的症状，就可以大胆使用。有注家认为，"但见一症"是指四大主症中单见一症，也正确。如果单独出现口苦，或者咽干，或者目眩，或者七个或症中的一症，就用小柴胡是不正确的。所以这"但见一症便是，不必悉具"是指辨证抓住主症，"不必悉具"，也不可能悉具，悉具是不现实、不存在的。

凡柴胡汤病证而下之，若柴胡汤证不罢者，复与柴胡汤，

必蒸蒸而振，却发热汗出而解。（104）

这条论述误下少阳，未成坏证的治疗与治愈表现。

"凡"是发语词，无具体对译，可当凡是、大凡讲。少阳柴胡汤病证是禁汗、吐、下的，误用下法会出现两种可能：一是误下少阳形成坏病；二是强壮之人不因误下而治坏，但少阳证仍然存在，可复与柴胡汤。但是由于泻下伤正，正气转弱，抗邪乏力，得柴胡汤之助，使正气振奋，战汗而解。"必蒸蒸而振"中的"必"是必然，"蒸蒸而振"是寒战、哆嗦。"却发热汗出而解"中的"却"是然后的意思，然后发热汗出而病解除。

这个"必"字要活看，不能太绝对。其意固然是必然，但实际情况也有正气素强，不为泻下虚却，抗邪有力，不发生战汗而愈的。仲景预告世人不要被战汗吓倒而不知所措，故用个"必"字，临床上亦有柴胡汤证迁延日久，未经误下，战汗作解的，历代医案中并不少见。

伤寒二三日，心中悸而烦者，小建中汤主之。（105）

这一条论述虚人伤寒悸而烦的证治。

"伤寒二三日"，伤寒时日不长，却心中悸而烦，悸为心慌心跳，因为心气虚；烦为意乱不宁，因为心血不足，血不养心。伤寒只有二三日，因少阴心气不足，不能养心神，心为五脏六腑之大主，宫城空虚，出现心慌心烦，急需补气血、安宫城。"小建中汤主之"，用小建中汤既可调补在内的气血，又可调和在外的营卫，这叫安内攘外。这个病人既有素虚的心血不足，又有外感伤寒表证，小建中汤最适合。学习这一条要与前面的102条联系起来，102条是"伤寒阳脉涩，阴脉弦，法当腹中急痛，先与小建中汤"，这一条是"伤寒二三日，心中悸而烦，小建中汤主之"。前条有脉有症，后条无脉有症。也应与"太阳病篇"结尾的182条"伤寒，脉结代，心动悸，炙甘草汤主之"联系。182条有脉有症，病情更重，治疗也更进一步。理解这两条的差异，就要掌握小建中汤与炙甘草汤在气血不足程度上的不同，故在治疗上有差异。还应进一步联系64条："发汗过多，其人叉手自冒心，心下悸，欲得按者，桂枝甘草汤主之。"这一条为心气心阳不足，但较前几条为轻。这几条都有个共同的主症——心悸。通过对比以上四条，说明要比较辨证，才能正确施治。

太阳病，过经十余日，反二三下之，后四五日，柴胡证仍在者，先与小柴胡。呕不止，心下急，郁郁微烦者，为未解也，与大柴胡汤，下之则愈。（106）

这一条论述少阳兼阳明里实的大柴胡汤证治。实际是少阳兼阳明并病。

太阳病是病的来路，也就是一开始先有太阳表证。"过经"是

　　　　　　　　　| 《伤寒论》解读 |

通过太阳经已经传到其他经，"十余日"是传到他经十余天了。"反二三下之"，少阳有三禁，其中就有禁下，传至他经十余日中，医生不应当用下法，反而一而再、再而三地用下法。如因误治致变，会变成坏病，应当随证治之。如果幸而没有因误下变成坏证，柴胡证仍在，就先与小柴胡汤。服了小柴胡汤，少阳之邪和解了，病也就好了。但要估计到，也有如104条所说："凡柴胡汤病证而下之，若柴胡汤证不罢者，复与柴胡汤，必蒸蒸而振，却发热汗出而解。"如果误下，邪气进一步深入阳明，出现呕不止、心下急、郁郁微烦者，为未解也。"呕不止"是呕吐更加严重了，由原来的少阳心烦喜呕到了呕不止的程度，说明少阳证仍然存在，而且加重了。"心下急"是心下急迫，或闷或痛不可忍耐，到了极点。"郁郁微烦"，用了叠词，郁闷又郁闷，心下不快得有点心烦，所以叫微烦，这是兼见阳明胃肠有实热凝结了，言外之意就是大便不通，所以下之则愈。

大柴胡汤

柴胡半斤　黄芩三两　芍药三两　半夏半升（洗）　生姜五两
枳实四枚（炙）　大枣十二枚（擘）

上七味，以水一斗二升，煮取六升，去滓，再煎，温服一升，日三服。一方加大黄二两，若不加，恐不为大柴胡汤。

大柴胡汤中有无大黄是有争议的。陈修园折中说："酌大黄可用时用，不可用时不用。"这个观点我不赞成，可用就用，不可用就不用，那是大柴胡汤的加减法。作为一个成方，必须要有固定药物组成，而且文中说，"与大柴胡汤，下之则愈"，既然是"下之则愈"，没有大黄怎能下之。显然大黄是被脱漏的，要不在方后有一方加大黄二两。若不加，恐不为大柴胡汤。《伤寒论》是一部残存之书，不免有脱漏。

析其方，为小柴胡汤减去人参、炙甘草，仍然是和解少阳的，只是兼有阳明实热，人参、甘草甘温，有碍阳明实热，故减之；加枳实、大黄是半个大承气汤，可以解决阳明实热，能泻下通腑气。为什么不用厚朴、芒硝？是因为有少阳证，泻下过于峻猛，不利于少阳之邪解除。不但不用厚朴、芒硝，而且还用上生姜、大枣，以防泻下太过，不利于少阳的和解。再说少阳有三禁，其中就有禁下法，只是兼阳明才不得已使用。且生姜辛散和胃止呕，有升宣作用；大枣之甘，可缓过度泻下。生姜用至五两，止呕升宣作用更强；柴胡、大黄都有推陈致新的作用，柴胡入气分，大黄入血分，能推气血之陈，能致气血之新。芍药味酸性凉，配大黄苦寒，酸苦涌泄为阴，而且酸能平木，伐土中之木，和解肝胆脾胃。

伤寒十三日不解，胸胁满而呕，日晡所发潮热，已而微利，此本柴胡证。下之以不得利，今反利者，知医以丸药下之，此非其治也。潮热者，实也。先宜服小柴胡汤以解外，后以柴胡加芒硝汤主之。（107）

这一条讲少阳与阳明并病，误治后的变证与论治。

"伤寒十三日不解"，说明时日已久，有传变的可能，为什么说"十三日"？这可能是受《内经》"一日太阳，二日阳明……"的影响，认为外感表证六七日当愈，如果不愈，再行其六日还不愈，有再一再二，还有再三吗？所以说十三日必然有变化，如果不解，一定会有传变。下面就出现了"胸胁满而呕，日晡所发潮热"的少阳与阳明证。日晡，也称晡时，就是下午三到五点钟，这个时段阳明气旺；"所"是个不定词，前后、左右的意思；潮热是一种热型，如潮水般定时发热。"日晡所发潮热"，就是每到下午三到五点钟发热，而且好像潮水般蒸蒸发热。"已而微利"，即发热完毕出现轻微下利。"此本柴胡证"，是自注句，意思是这本来是个大柴胡汤证。"下之以不得利"，意思是用大柴胡汤泻下还得不到下利。"今反利者"，意为现在反而出现了下利。"知医以丸药下之"，推测是医生用一种丸药泻下的。"此非其治也"，意为这是错误的治疗。据说汉朝的泻下丸药由巴豆、甘遂类有热毒的攻下药制成，用这样的丸药不但不能泄阳明实热，反而使病人下利不止。"潮热者，实也"，这是自注句，潮热是阳明腑实的原因。"先宜服小柴胡汤解其外，后以柴胡加芒硝汤主之"，意思是应先用小柴胡汤解少阳之邪，然后用小柴胡加芒硝汤兼治阳明里热。"以解外"，外是指少阳病，这个外是相对阳明而言的。少阳与阳明，少阳为外，阳明为里，用小柴胡汤解少阳之邪就是"解外"，再用小柴胡加芒硝汤兼治阳明里热。

柴胡加芒硝汤

柴胡二两十六铢　黄芩一两　人参一两　甘草一两（炙）芒硝二两　生姜一两（切）半夏二十铢（本云五枚，洗）大枣四枚（擘）

上八味，以水四升，煮取二升，去滓，内芒硝，更煮微沸，分温再服，不解更作。

本方治小柴胡汤证兼阳明胃腑实热，虽有微利，燥结实热存在，加芒硝泄热软坚，胃实可除，潮热微利可止，胸胁满而呕也愈；本方剂量小，为和解兼清里热之轻剂。本证原本为大柴胡汤证，因医以丸药泻下而微利，故不能承受大柴胡汤枳实、大黄的重下，而用小柴胡汤和解，其中人参、甘草扶正可止利，然后加芒硝泄阳明实热止潮热。刘渡舟主张用该方时，可用小柴胡汤一剂三煎，前一二煎尽服，第三煎冲芒硝6～10g，煎煮仍按古法。

伤寒十三日，过经谵语者，以有热也，当以汤下之。若小便利者，大便当鞕，而反下利，脉调和者，知医以丸药下之，非其治也；若自下利者，脉当微厥，今反和者，此为内实也，调胃承气汤主之。（108）

这一条论述表邪传阳明，误治后的证治，同时与上条对比。上一条是邪传少阳兼阳明的误治，此条是邪传阳明误治后的证治。

"伤寒十三日"，与前条一样。"过经谵语者"，意思是已过太阳经，出现了谵语。谵语是阳明证，因胃腑燥热所致。上一条是"胸胁满而呕"，为少阳证；本条是"过经谵语"，为阳明证。但前条还兼阳明，所以有"日晡所发潮热"。同样用丸药泻下，上条后果较轻，仅"微利"，而少阳兼阳明证仍在，故先用小柴胡汤解少阳的胸胁满而呕，后用小柴胡加芒硝汤和解少阳兼泄阳明里热。本条用丸药，造成下利，幸亏脉还调和，只是阳明燥热未解，下利仍下利，谵语还谵语。这里的"脉调和"，是指经过丸药泻下，正气尚未被伤，脉象不为泄衰，仍然有抗邪能力，所以叫调和，实际上这时的脉象应当是阳明实热的脉象了。

我们还接着"过经谵语者"往下讲。"过经谵语者，以有热也，当以汤下之"。过了太阳经，太阳经病已罢，因为阳明有热，胃中燥热，出现谵语，需要用汤药泻下，这个汤药应当是调胃承气汤，润燥和胃，这是正治法。"若小便利者，大便当鞕，而反下利，脉调和者，知医以丸药下之，非其治也。"如果小便通利，大便应当干鞕，现在大便反而下利，而且脉还调，张仲景推测医生用了当时流行的毒热丸药泻下，这是错误的治法。"若自下利者，脉当微厥，今反和者，此为内实也，调胃承气汤主之。"张仲景分析，如果是内虚，也就是脾肾阳虚导致下利的话，脉应当是微厥。微厥是对调和而言的，微应当是微弱无力，厥是微之甚，几乎切不到脉的意思。历史上的注家对厥的认识众说纷纭，有谓脉微肢厥的，有当微结解的，等等。因为历史上讲脉，没有厥脉，只有阳气不至的肢厥，造成后人对"脉微厥"难以理解。其实张仲景在这里是以脉代证，剖脉推理说明病理的，这里的脉厥并不是一个脉形，一种脉象，而是进一步的脉微，取"厥者，极也"之意，微到极点，可能切不到脉。前面的"脉调和"也不是真正的调和脉，而是未被丸药泻下而衰的脉象。错误的治疗造成下利仍下利，谵语还谵语。张仲景解释为"此为内实"，意思这是阳明内实，用调胃承气汤治疗。

这一段夹叙的目的，是将脾胃阳虚的下利，与阳明实热用毒热丸药误下而不为误治而衰的阳明实热证对比。

太阳病不解，热结膀胱，其人如狂，血自下，下者愈。其外不解者，尚未可攻，当先解其外。外解已，但少腹急结者，乃可攻之，宜桃仁承气汤。（109）

这一条论述太阳病不解，热结膀胱的蓄血证治。

"太阳病不解"，是太阳经表证不解除。"热结膀胱"是太阳经表邪随经内入，化热而结聚于膀胱，膀胱主气化，司出入通利，热邪聚结，煎熬血液，热与血结。但是结聚的部位是有争议的，后世不少学者认为结聚在小肠，因为条文中讲"热结膀胱，其人如狂"，如狂是精神症状，注意不是发狂，正如钱天来所说："谓之如狂者，狂而未甚之词，其言语动静，或是或非，犹未至于去衣而走，登高而歌，逾垣上屋，妄言骂詈，不避亲疏之甚也。"心主神明，小肠与心相表里，出现如狂的精神症状，应与膀胱无关，那一定是结在小肠。热与血结在小肠，小肠通过经络与心相通，小肠瘀血上冲，会出现如狂的神志异常。再者下文说，"血自下，下者愈"，下血是指大便下血，或者是妇女胞宫瘀血从阴道下血，如果是膀胱血结聚，一定是尿血，不会说成下血，古人一般把尿血称之为溲血、溺血。这种认识比较合理，但欠切近文义，是否有阙文，值得考虑，我们也只好这样理解。

"血自下，下者愈"，是说这种热血瘀结在下焦有自愈的机转，方法就是使"血自下"。"血自下"是大便自下瘀血，因为蓄血的部位在下焦小肠。如果是妇女，膀胱结热也可聚结在胞宫，因此也有自阴道下血的。如果血从下泄，病就好了。

如果表证未解，不可攻里，应当先解表，外表的邪气已经解除了，只是少腹部急结，才可攻之，宜用桃仁承气汤。少腹急结是指小肚子硬结，痛憋闷胀，急迫不堪，难以忍受。因下焦膀胱、小肠、女子胞宫既有热结又有蓄血，所以出现急结证。本证是下焦小肠的蓄血证，与下焦膀胱的蓄水证可作对比。本证病位在下焦小肠，是表邪入里与血相结，不涉及气化，不影响小便，故小便自利；下焦膀胱蓄水证是表邪入里影响膀胱气化，故小便不利。

桃仁承气汤

桃仁五十个（去皮尖） 大黄四两 桂枝二两（去皮） 甘草二两（炙） 芒硝二两

上五味，以水七升，煮取二升半，去滓，内芒硝，更上火微沸，下火。先食温服五合，日三服，当微利。

本方是调胃承气汤加桃仁、桂枝而成。调胃承气清泄胃肠热结，桃仁配大黄活血破瘀，合桂枝通阳化瘀。

伤寒八九日，下之，胸满烦惊，小便不利，谵语，一身尽重，不可转侧者，柴胡加龙骨牡蛎汤主之。（110）

这一条论述伤寒表证误下，邪传少阳兼表里，三焦俱病的证治。

"伤寒八九日"，表邪是解是传未定之时，欲传少阳，少阳禁下。"下之"，用泻下法，误下引邪入少阳，出现胸满（mèn）烦惊。"烦惊"，有的注家解为惊之甚，就是惊得特别厉害；也有释为烦、心烦，惊是惊怖害怕的意思，把烦惊分为两症。其实上述两种解释都可以，烦和惊都是精神症状，应当都会出现，烦是惊的状语，形容惊的程度也可以，这是汉语的特点造成的，不要纠结。存在烦惊，会不会有悸出现呢？可能也会有，但是烦字就代表了。"小便不利"是邪并太阳，膀胱的气化不行。谵语是邪并阳明，胃腑有热，加之邪陷少阳，胆腑瘀热导致的。表里上下三焦气化都受到影响，邪热充斥三焦，热邪伤神，故一身尽重、不可转侧，就是不能翻身，既然烦惊，应有动作，动之不能就叫不可转侧。可见张仲景在叙述症状时，是有对比的，让读者自己品味辨证思维。

柴胡加龙骨牡蛎汤

柴胡四两　龙骨　黄芩　生姜（切）　铅丹　人参　桂枝（去皮）　茯苓各一两半　半夏二合半（洗）　大黄二两　牡蛎一两半

（熬） 大枣六枚（擘）

上十二味，以水八升，煮取四升，内大黄，切如棋子大，更煮一二沸，去滓，温服一升。本云柴胡汤，今加龙骨等。

本方是小柴胡汤减甘草，加龙骨、牡蛎、铅丹、大黄、茯苓、桂枝而成。柴胡汤解少阳之邪，加桂枝解太阳之邪，并加茯苓利小便，加大黄泄阳明之热止谵语，加龙骨、牡蛎、铅丹镇惊安神。为什么去甘草？诸多注家解释不清，有的干脆避而不解。我认为，用本方解决太阳、少阳之邪没问题，唯独阳明谵语一症，应当用调胃承气汤，不用芒硝是因为本证为误下引起，不用甘草是怕甘草缓大黄泄热，而且用龙骨、牡蛎、铅丹合大黄，既止烦惊又止谵语。有人认为，小柴胡汤无甘草不为和解剂。我认为施用本方时，加微量甘草也无妨，用甘草可以和解少阳主证。再说本方小柴胡汤的用量就是原方剂量的一半，为什么用一半剂量？因为本证是太阳之邪无出路，欲传经之时而用下法，误致表邪陷入少阳兼阳明，造成三阳并病，不在经而在腑，形成错综复杂的病情，故复病用复方施治，所以少加甘草起到调解药物、和解少阳的作用，也不会妨碍治疗效果，反而使该方更加和洽。我在临床用该方治疗癫痫病时，就加少量甘草，疗效也很满意。

伤寒，腹满谵语，寸口脉浮而紧，此肝乘脾也。名曰纵，刺期门。（111）

这一条是用五行学说来说明脉证不合的证治。

病的来由是伤寒，腹满似脾寒可温，谵语似胃热可下，脉浮而紧似伤寒可汗，这样脉证不合，实为棘手。张仲景断为肝乘脾，也就是肝木克脾土的意思。伤寒病中也有夹杂症，肝脾不和，肝胃不和，出现腹满谵语。所谓"浮而紧"，紧有弦意，浮紧脉可能是伤寒表脉，也可能是内伤肝胆脉。伤寒多夹杂证，如果伤寒夹杂肝脾不和，肝胃不和，腹满谵语，脉弦，叫做纵。纵就是放纵的意思，肝木之气放纵，乘脾土；纵又有顺的意思，从五行来说，就是顺克，木克土。张仲景用针刺法，刺肝之募穴期门穴，泄肝之盛，不让肝克脾胃，腹满谵语可解除。至于原本的伤寒表证，那就看刺后的病情，如果表证仍在，还得用桂枝汤之类解表。

诸多注家认为本条与下一条有阙文，文义不全，所以我们只能这样体会。外感伤寒有夹杂内伤杂病的问题，在处理中要注意标本缓急，不好用药时，可考虑针药并施，这是张仲景用五行学说分析病情，用针刺方法解决不宜用药之难。但也有少数注家认为，若不用刺法，可用小柴胡汤加一些行血祛瘀药治疗，可供参考。为什么有人会大胆提出不用针刺法可用方药？可能是认为该条文有遗漏吧！

伤寒发热，啬啬恶寒，大渴欲饮水，其腹必满，自汗出，小便利，其病欲解，此肝乘肺也。名曰横，刺期门。（112）

　　　　　　　　　　　　　　《伤寒论》解读

这一条与上一条一样，都是用五行学说来说明伤寒夹杂脏腑杂病的证治，尽管文义有脱漏的可能。比如上条有脉，此条无脉，在治疗上有针刺无药方，在症状描述上颇多疑似，但总的精神还是能够领会的。

上条是肝木克脾土，是顺克，称纵。本条是肝木侮肺金，是反克，称横。本条有个倒装句，"自汗出，小便利，其病欲解"应在"刺期门"后。

"伤寒发热，啬啬恶寒"，好似太阳表证。"大渴欲饮水，其腹必满"，又好像阳明里证。但有发热恶寒，无头项强痛，有大渴欲饮水，其腹必满，无潮热便秘，张仲景断为肝乘肺，说明本证不是单纯伤寒，而是夹有脏腑杂病。那么，这个发热恶寒就不是单纯太阳伤寒的表证，是肺的问题。肺主皮毛，肺有病，故发热、啬啬恶寒；肺具有通调水道，输布津液的功能，肺脏有病，该功能受影响，水道不通，三焦气化不行，津液不布，所以大渴欲饮水；小便不利，其腹必满，这是因为肝木盛反侮金，这叫做横。横是横逆不顺的意思，从五行学说来说是反克，可以针刺肝的募穴期门穴，平肝之气盛，肝木不侮肺金，肺病就好了。

需要说明的是，以上两条由于文义特殊，有的注家认为有阙文，有的认为不仅是内脏病变，还有外邪存在。确实条文开头有"伤寒"，接着都是似是而非的伤寒表里证，治法不用方药而施用针刺法，值得临床体验与研究。

此外，自98条至本条，都是讲少阳柴胡汤证的。少阳是胆腑，涉及三焦，其中穿插了一个小建中汤证和桃仁承气汤证。前面已经说过，是为了与脏腑、气血、虚实对比。这两条与柴胡剂不相干，在柴胡剂后面列这两条是什么原因？实际上张仲景这样安排，是为与柴胡剂相联系，也是一种脏腑经络对比辨证法。柴胡剂用治胆与三焦病变，肝胆相连，并通过经络形成表里关系，因此在四个柴胡汤证后面加入肝病犯脾和肝病侮肺是有道理的。在治疗上提出针刺法，并且刺肝之募穴也是要与柴胡剂照应，开拓了《伤寒论》的治法。

太阳病二日，反躁，反熨其背而大汗出，火热入胃，胃中水竭，躁烦，必发谵语。十余日，振栗，自下利者，此为欲解也。故其汗，从腰以下不得汗，欲小便不得，反呕，欲失溲，足下恶风，大便鞕，小便当数而反不数及不多，大便已，头卓然而痛，其人足心必热，谷气下流故也。（113）

这一条是病案分析的典范，从中学会分析病例的方法。

"太阳病二日，反躁"，说明表邪有传变的征兆。因为太阳病第二天就躁烦，通常是不应该的，故用个"反"字，躁比烦更严重。"反熨其背而大汗出，火热入胃，胃中水竭，躁烦，必发谵语。十余日，振栗，自下利者，此为欲解也。"这一段又用个"反"字，说明不应当熨其背。熨背是汉代的一种火疗法，据说是将瓦烧热，然后布包，喷上醋，在背上热熨，使人出汗。医生用这样的方法，迫使病人大汗出，这是劫汗，导致热邪入胃，胃中津液枯竭，其表现是躁扰不宁，四肢不自主躁动。烦是心烦，为心中烦乱、无可奈何的一种感觉，其属性是阳性的，是精神方面的，有人形容为焦头烂额、如火烤面的感觉。烦与躁常一起出现，但各有偏重，一般躁烦以阴病为主，而烦躁以阳病为多。这里因为是胃中津液枯竭，出现的是躁烦，说明比单纯烦或者烦躁更重一些，必然要谵语，这说明已经形成阳明胃腑燥热的问题了。这种情况经过一定的时日，人体的正气有所恢复，津液能自还胃中，当然不除外将养调息，可以自愈。所以张仲景说："十余日，振栗，自下利，此为欲解也。"就是再过十几天，全身哆嗦寒战而自下利，病邪就将解除。振通战，栗是浑身哆嗦而且寒冷。

"故其汗，从腰以下不得汗，欲小便不得，反呕，欲失溲，足下恶风，大便鞕，小便当数而反不数及不多，大便已，头卓然而痛，其人足心必热，谷气下流故也。"这段是补叙。用火熨而劫汗，只是腰以上出汗，腰以下不出汗，是阳热郁于上。阳热郁于上而不能下达，津液不能输布，阴阳格拒，所以下不得小便，反而上呕。阳气不下达，失司二便，故失溲。关于失溲，有谓小便失禁的，有谓大小便都失禁。阳气不下达，足下恶风寒。阳气不下达，津液枯竭不布，所以大便鞕，小便应数反而不数、不多。如正气恢复，津液自充，大小便就正常了。大便后，头一定非常痛而且足心热，这是因为阳气下达，阴阳调和，五谷之气下行的原因。头为诸阳之会，阳气下行后再上，头会有痛的感觉。

太阳病中风，以火劫发汗，邪风被火热，血气流溢，失其常度。两阳相熏灼，其身发黄，阳盛则欲衄，阴虚小便难，阴阳俱虚竭，身体则枯燥，但头汗出，剂颈而还，腹满微喘，口干咽烂，或不大便，久则谵语，甚者至哕，手足躁扰，捻衣摸床。小便利者，其人可治。（114）

这一条论述太阳中风误用火疗的变证及预后。

在汉朝有火疗与水疗这两种物理疗法，大多为外感病而设，效果不得而知，而造成的恶果在《伤寒论》中有明确记载。从113条至123条共11条，都是火疗造成的问题。可见，这种疗法存在一定问题，所以不能遗传后世，在唐宋的医著中就看不到了。

太阳病中风，应当用药物，如桂枝汤解肌发汗，医生却用火劫发汗。风为阳邪，加上火疗发汗，可以说是火上加油，造成血气运行不正常，所以叫"血气流溢，失其常度"。风阳与火热相熏灼，所以身体发黄。如果阳偏盛，则迫血上行，伤阳络就会流鼻血。如果阴偏虚于下，就小便不利。如气血阴阳俱虚竭，身体就枯燥，火热之气上蒸，则但见头汗出，颈部以下无汗。热邪下陷聚于胃肠则腹满微喘，火淫于内则口干咽烂，时间久了会出现谵语，甚至致哕、致手足躁扰及捻衣摸床，为阴竭阳越之危候。病到此时，如果小便自利，说明津液未亡，化源未绝，尚可图治，所以说"小便利者，其人可治"。

此条告诉读者，治热性病需存津液，否则后果严重。

伤寒脉浮，医者以火迫劫之，亡阳，必惊狂，卧起不安者，桂枝去芍药加蜀漆牡蛎龙骨救逆汤主之。（115）

这一条讲伤寒误用火劫导致亡心阳，出现惊狂的证治。

伤寒脉浮，应治以发汗法，而医生误用火疗劫汗出。汗为心之液，大汗出导致亡津液，亡心阳。心主神志，心阳能温煦五脏六腑，心阳败亡，必然影响神志，会惊怖狂妄、卧起不安，用桂枝去芍药加蜀漆牡蛎龙骨救逆汤治疗。为什么亡心阳会出现神志问题，而不是四肢厥冷、心悸气短、脉微欲绝？即使出现神志问题，也应当是"但欲寐"这类阳气衰竭表现。这就涉及心肾功能和阴阳水火问题。古人认为，火光照耀，能温能明，心属火，心阳也具有这种功能，这种客观现象叫做"助物"。水可以照影，肾属水，肾精也具有这种功能，这种现象叫"鉴形"。《内经》曰："所以任物者谓之心。"就是说心接受外来事物，做出思维反应，这种思维活动是靠心神和肾精共同完成的。心阳衰亡，心火就不足，火的灵气就散乱，心主神志的功能就不正常，首先出现精神方面的问题，如惊狂、卧起不安。至于有没有阳气衰败，阳虚则寒的症状？即使有点，也不是主要矛盾，一旦出现或者上升为主要矛盾，那就涉及肾阳，需要另立题案，别论处理了。

从方药来看，桂枝、甘草为桂枝甘草汤，是助心阳的，说明可能有点微寒的现象。另外，纵观其方治，其是用温阳镇纳化痰法治疗精神失常，说明本方所治为心火心阳不足，镇摄无权的虚寒证，而不是真正的心火旺盛，痰火扰心的狂证。

桂枝去芍药加蜀漆牡蛎龙骨救逆汤

桂枝三两（去皮） 甘草二两（炙） 生姜三两（切） 大枣十二枚（擘） 牡蛎五两（熬） 龙骨四两 蜀漆三两（洗去腥）

上七味，以水一斗二升，先煮蜀漆，减二升，内诸药，煮取三升，去滓，温服一升。本云桂枝汤，今去芍药，加蜀漆、牡蛎、龙骨。

本方叫救逆汤，而不是救急汤，是因为该方治误治后的变证。用桂枝汤而去阴柔的芍药助心阳。加龙骨、牡蛎是为敛正，镇惊安神；加蜀漆消痰止惊狂。因为心阳不足，不能温化水饮，所以痰饮作祟。神志问题常与痰饮有关，蜀漆在化痰饮治疗神志方面是一味卓有成效的药。但是蜀漆有毒，用时必须焯水，谓之洗去腥气。用量方面，原文用蜀漆三两，煎三升，服一升，现在用量可用原方的三分之一，也就是 3 ～ 5g。"牡蛎五两（熬）"，熬是煅的意思。在《伤寒论》《金匮要略》中，凡药后写"熬"都是炒、煅、炮的意思。

形作伤寒，其脉不弦紧而弱。弱者必渴，被火必谵语。弱者，发热脉浮，解之当汗出愈。（116）

这一条历来注家意见分歧，钱天来、刘渡舟认为是讲温病，周扬俊等引李东垣说作内伤解，汪琥与程应旄认为是大青龙汤证，

《医宗金鉴》把三个"弱"字当"数"字解。我个人同意钱氏与刘渡舟的见解。但是条文末尾说:"弱者,发热脉浮,解之当汗出愈。"如果是温病,解之当汗出愈是否欠妥?可是在汉代,《伤寒杂病论》刚刚问世,有没有温病的著作?人们对温病的认识和治法如何?我们不得而知,也可能对于温病初起,当时也用汗法;或辛温中加辛寒药,要不汪程二氏主张用大青龙汤。金元时期的刘河间治温病初起,在辛温发汗药中加辛寒清热药。至于辛凉解表法是清代的发明,远在东汉时期,人们可能还不知道辛凉一法。可见,这条是讲温病不可用火劫汗的训言。

"形作伤寒",就是病情表现好像是伤寒,可能有发热微恶寒、头痛等表症,其实不是伤寒,是伤寒的一个类证。头痛、发热、口渴是温病初起的表现,温病初起也可以有短暂的微恶寒,鉴别温病与伤寒的初起阶段,关键是口渴与否、脉象上的浮数与浮紧,以及恶寒的程度、时间等。"其脉不弦紧而弱,弱者必渴,被火者必谵语"。脉不弦紧而弱,弦紧脉是弦劲而数的脉,弱不是弱脉,而是相对弦紧脉而言的弱,就是数而不弦,数而不劲,但也不像诸多注家说的数而无力的阴液不足脉象,只是数而不弦劲罢了。这种脉象也代表温病初起,温热之邪伤津液,所以文中说:"弱而必渴,被火必谵语。"温病初起,阴液已伤,如还用火疗,必导致胃燥津伤,出现热盛阳明的谵语。"弱者发热,脉浮,解之当汗出愈。"弱者指以上脉证,由于是温热病,所以主症是发热,如脉浮的话,说明虽然有内热,但还可以从表治,"当汗出"就可以好了。这里是"当汗出愈"，不是发汗法，也可以用辛寒、清热滋阴、扶正驱邪等法，汗出而愈。在《伤寒论》时代，温病怎么治？可能有其法而失传，有其著而被历史遗失淹没。或者对温病的治疗还无序所循，没有规范的办法，也无可知。

"被火"是用火疗法，以及前面提到的水疗法，今天是否还能使用？这两种疗法都是物理疗法，我前面说过，在唐宋的著作中已不见用于外感病，说明不适用，至于沉寒痼冷的杂病，至今也未见使用的。灸法、熏法、熨法等，现代用法与古代用法有差异，如瓦熨就被淘汰了；关于水疗，中医不多见，西医倒是用水浴、冰枕降温。说明这两种疗法在某些疾病中可以使用，只是外感热病不可轻用。

太阳病，以火熏之，不得汗，其人必躁。到经不解，必清血，名为火邪。（117）

这条讲误用火疗，伤及阴络，火邪迫血妄行，大便出血。

太阳病不用解表法，误用火熏，不得法故不得汗，火热伤阴，阴虚则躁，必然躁烦。"到经不解"，意思是到其行经尽的时候病还不解除。为什么叫行其经尽？ 8 条："太阳病，头痛至七日以上自愈者，以行其经尽故也。"说明太阳病，六日为行其经尽之期，七日为来复之日，这可能受《内经》："一日太阳，二日阳明，三日少阳……"的影响，太阳病到六七天有来复告愈的机转。张仲景判断

"必清血"，清是圊的通假字，就是必然大便下血，说明有热伤阴络，有火邪。本条未提及治疗，但意在言外，治火邪要用清热凉血的方法。张仲景不出方治，是否有脱落遗漏之文，值得怀疑，我们可以从寓意中循法治疗。

脉浮热甚，而反灸之，此为实。实以虚治，因火而动，必咽燥吐血。（118）

这一条是讲误用火疗，热伤阳络造成咽燥吐血。

这一条与上一条是相对比的。上条是热伤阴络，故下有大便下血。这一条是热伤阳络，故上有咽燥吐血，所以火邪伤人动血，有动阴络与阳络的不同，这样的写作手法，目的是加强辨证。两条放在一起，主要是辨病位的。

"脉浮热甚"，脉证俱全，是表邪郁闭不得宣的表实证。"反灸之"，灸是一种温补法，至今还广泛使用，艾灸为温补，针刺为泻法。"此为实"，指脉浮热甚的表实证。"实以虚治"，本来是表实证而用温补的灸法当虚治，就犯了实实的错误。因火而动，因用温补的艾灸火疗法而动血，伤及阳络，就会出现咽喉干燥而吐血或唾血。

这一条与上一条同样未提及治疗，我个人推测有两个可能：一是为了突出阴阳上下对比辨证而省略治疗方药，二是有阙文脱漏的可能。

微数之脉，慎不可灸。因火为邪，则为烦逆。追虚逐实，血散脉中。火气虽微，内攻有力，焦骨伤筋，血难复也。（119）

这一条以脉代证，示人阴虚火盛不能用灸法，并指出误灸的后果，其实也是误治的变证。后世医家称这一条为四字真言。

"微数之脉"是数而无力的脉，出现这样的脉，说明阴虚热盛。"慎不可灸"，是提醒医生不可灸微数之脉的病人。"因火为邪，则为烦逆，追虚逐实，血散脉中，火气虽微，内攻有力，焦骨伤筋，血难复也。"由于误用火疗，形成火邪，出现烦躁气逆，犯虚虚实实的错误，也就是阴虚用温热使之更虚，有热用温补更加热盛，所以血就消散在脉中，火气即使微小，内攻有力，伤津血，不能滋养筋骨，所以称"焦骨伤筋"。焦骨伤筋是一种夸张的写法，说明后果严重，津血难以恢复正常。

脉浮，宜以汗解，用火灸之，邪无从出，因火而盛，病从腰以下必重而痹，名火逆也。欲自解者，必当先烦，烦乃有汗而解。何以知之？脉浮，故知汗出解。（120）

这一条论述表证误用火灸，出现火痹的临床表现与自解的机转。

"脉浮，宜以汗解"，脉浮是病在表，适宜发汗解表，但是用艾火灸，致使邪无出路，火势加重，火热盛于上，阳气不能下达，所以病从腰以下沉重，而且痹阻气血不通，就是腰以下沉重冷麻，痹而不仁，这叫火邪。如果正气不衰，气血充实，要想自解的话，必当解前先烦，人体烦热则汗作，通过先烦后汗出而自解。为什么要先烦后汗而解呢？因为病虽是用火灸的误治，但脉仍然浮，说明表证未因误用火疗而治坏，病仍在表，所以只要汗出就可以了。这里的脉浮，仍是以脉代证，不仅误治后表脉未变，其表证仍在。

烧针令其汗，针处被寒，核起而赤者，必发奔豚，气从少腹上冲心者，灸其核上各一壮，与桂枝加桂汤，更加桂二两也。

这一条论述烧针取汗，引发奔豚的证治。（120）

"烧针"是烧红的针，用这种针刺取汗，针的地方伤了寒邪，在针眼上起了个红核（红疙瘩），张仲景判断必发奔豚。奔豚是个病名。如同文中所说，气从少腹上冲心。为什么用烧针会引发奔豚气？其一，烧针是创伤疗法，针眼热则易被寒邪侵入，寒则伤肾，肾主水，水性寒，豚为水蓄，寒水泛滥则发奔豚气。其二，《金匮要略·奔豚气病脉证治》说："奔豚病……皆从惊恐得之。"说明该病的发病与惊恐有关，烧针取汗多吓人，惊恐自在其中，在治疗上，用艾灸在针眼的核上各灸一壮，所谓"各一壮"，就是每个红核上灸一个艾炷，然后服桂枝加桂汤。桂枝加桂汤是桂枝汤原方再加桂枝二两。为什么加桂？因为桂枝可镇冲降逆，而且可温通阳气。条文开头就是用烧针取汗，说明有表证，用桂枝汤还可以解表，加桂后又治误治后的奔豚气病，可以说一箭双雕，表里同治。

桂枝加桂汤方

桂枝五两（去皮）　芍药三两　生姜三两（切）　甘草二两（炙）　大枣十二枚（擘）

上五味，以水七升，煮取三升，去滓，温服一升。本云桂枝汤，今加桂五两，所以加桂者，以能泄奔豚气也。

火逆下之，因烧针烦躁者，桂枝甘草龙骨牡蛎汤主之。（122）

这一条论述火逆致心阳虚烦躁的证治。

火逆是误用火疗的一种错误治法。"下之"，有的注家认为"下"为"汗"的误字，应当是汗之；也有的注家认为，"下之"是衍文，应当删掉；还有的注家认为就是"下之"。火逆会出现似阳明胃燥证，医者误认为阳明证而下之。无论是汗，还是下，都会伤津液。"烧针"就是火逆，医者用烧针劫汗而亡心阳，出现烦躁，这是惊狂的轻微阶段，是亡心阳的轻证，比64条桂枝甘草汤证重，比115条桂枝去芍药加蜀漆牡蛎龙骨救逆汤证还轻，故用桂枝甘草龙骨牡蛎汤治疗。桂枝、甘草辛甘化阳，补心阳；龙骨、牡蛎镇潜心阳，敛心阴。从用量看，后方是前方的半量，特别是桂枝用量，前方五两，后方才一两。

桂枝甘草龙骨牡蛎汤方

桂枝一两（去皮）　甘草二两（炙）　牡蛎二两熬　龙骨二两

上四味，以水五升，煮取二升半，去滓，温服八合，日三服。

太阳伤寒者，加温针必惊也。（123）

这一条论太阳伤寒误用温针的变证。

太阳伤寒当用发汗法治疗。加温针不是单用温针，是除了发汗法外又加上温针，温针可能与火针是一类针，也可能不像火针烧得红，但也很吓人，必然使人害怕惊恐。刘渡舟说："这个惊未必是个证候，就是患者害怕，必定会惊恐。"日本人山田正真说："这一条应当放在前边那些条的前面，作为一个纲领。再说奔豚，必惊狂，必烦躁。"这个意见可参考，但把这一条放在火逆11条的最后，作为误用火疗的总结也是合理的。

火疗是古代的一种物理疗法，它能祛寒痹，治疗因寒致疼痛等，但用于伤寒表证是错误的。张仲景总结这方面的教训，说明在张仲景生活的时代，用火疗劫汗的医者大有人在。现在虽然不用火疗治外感病了，但我们应从中吸取教训，跳出条文，举一反三，理解其中的道理，以资后学。

太阳病，当恶寒发热，今自汗出，反不恶寒发热，关上脉细数者，以医吐之过也。一二日吐之者，腹中饥，口不能食，

三四日吐之者，不喜糜粥，欲食冷食，朝食暮吐，以医吐之所致也，此为小逆。（124）

这一条是论述太阳病误吐致脾胃虚寒的证候。

太阳病，恶寒发热，应当用发汗解表法，今天反而不恶寒发热而且自汗出，说明太阳表邪已解，也就是表已和。那么还自汗出，这汗应是阳明之汗，但没有发热，没有烦渴，说明自汗出不是阳明的濈濈然大汗，那就要看脉。条文说"关上脉细数者"，关脉是候脾胃，细脉主气血虚，数脉如果是有热的脉，应数而有力，细数复合则为不足，也就是气血不足无力脉。这就说明太阳表邪已解，而未传阳明，现在的自汗出、关上脉细数，还有下文提出的胃部症状，"一二日吐之者，腹中饥，口不能食；三四日吐之者，不喜糜粥，欲冷食，朝食暮吐"，均是医生用吐法所导致的。因为一二日病程尚短，邪入尚浅，误用吐法，损伤胃气也轻，故腹中还能知饥，知饥就有求食之意，但口不想食；三四日病程较长，邪入深，损伤胃气较重，故不喜糜粥，欲食冷食，朝食暮吐。一二日与三四日不仅是时间概念，更说明病情程度，不能拘于天数，要看变证后的轻重。"不喜糜粥，欲冷食，朝食暮吐"，糜者烂也，不喜是不喜欢、不愿意，这句话就是不愿意喝稀烂的热粥，想吃冷食，但吃了冷食就朝食暮吐。朝食暮吐，这是胃阳损伤，不能消谷的虚寒证；而想食冷食，是医师误吐造成的，真虚寒象。"此为小逆"，就是个小小的错误。为什么说是个小错误？因为吐法仍然可以引邪外出，可以向外向上发越邪气，再者吐能致汗，可以解表，本条就是因吐而表解，但表里未和，吐虽使表解，但伤了胃气，用温脾和胃法仍然可以痊愈，所以说这是个小错，称作"小逆"。与前面的火逆对比，火逆虽未提及大逆，但太阳表证误用火疗造成的后果，绝非本条误吐伤胃的后果可比，所以本条虽逆，却叫小逆。

太阳病，吐之，但太阳病当恶寒，今反不恶寒，不欲近衣，此为吐之内烦也。（125）

这一条论述太阳病误吐造成内烦的证候。

太阳病当发汗而用吐法，这是个误治。太阳病应当有恶寒，而"今反不恶寒，不欲近衣"是反恶热的互词，这是误用吐法引起的内烦。为什么吐可以引起不恶寒反恶热而内烦？因为太阳表证误用吐法，表虽因吐而解，但伤了胃中津液，胃燥热，实质是虚热，津液不足，阴虚有热而烦，《医宗金鉴》认为可以用竹叶石膏汤治疗。

病人脉数，数为热，当消谷引食，而反吐者，此以发汗，令阳气微，膈气虚，脉乃数也。数为客热，不能消谷，以胃中虚冷，故吐也。（126）

这一条论述汗后引起胃中虚冷致吐的脉证，并且总结124条因吐致吐与本条因汗致吐同样都出现脉数的病机。

脉数应当有热，火热能消化，会消谷善饥，"引食"是引进饮食的意思。"而反吐者，此以发汗，令阳气微，膈气虚，脉乃数也"，既然脉数标志着热，热能消谷引进饮食，不应当出现吐，现在反而呕吐，不符合常理，总要有原因。这个原因就是发汗使阳气微弱，胸膈气虚，脉才数，说明数脉不都是有热，有寒有虚也会出现数脉，这种虚寒数脉是无力的，这就是张仲景所说的平脉辨证。这里的平脉有分析平衡脉证做出辨证结论的意思。如124条是误吐太阳而致虚寒的关上脉细数；125条是误吐太阳而致虚热内烦，虽缺脉，但也可推论出现脉数；本条是误汗，客热致阳气虚的脉数。"数为客热，不能消谷，以胃中虚冷，故吐也。"客热是假热，客是对主而言的，是虚假的表现。本条总的意思是脉数代表假热，假热不能消化水谷，因为胃中虚寒，所以就吐。

太阳病，过经十余日，心下温温欲吐，而胸中痛，大便反溏，腹微满，郁郁微烦。先此时自极吐下者，与调胃承气汤。若不尔者，不可与。但欲呕，胸中痛，微溏者，此非柴胡汤证。以呕，故知极吐下也，调胃承气汤。（127）

这一条讲太阳病过经，误用吐下的变证与处置，以及疑似证的鉴别。

"太阳病，过经十余日"，是指太阳经表证已罢十余天，表证虽罢但病未好。"心下温温欲吐，而胸中痛，大便反溏，腹微满，郁郁微烦。"出现心下烦乱，想吐又吐不出来，称"温温欲吐"，而且胸中痛，大便反而溏稀，肚腹稍微有点胀满，心中有点郁闷不乐的精神状态。"先此时自极吐下者，与调胃承气汤。""先此时"是指出现上述证情时。"自极吐下者"，就是自从出现上述证情就用极度吐下的方法，并造成上述证情的，给调胃承气汤治疗。为什么用调胃承气汤治疗？因为表证经过十余天未好，极度吐下法损伤胃气，而且表邪入胃化热，尚未化燥，但腹虽微满，大便反溏，故用调胃承气汤微和胃气则愈。"若不尔者，不可与"，意思是先期没有用吐下法，而出现上述证情，就不可给服调胃承气汤。可能仲景认为，未经吐下，胃气没有受到损伤，上述证情的病机就不在胃，或者形不成上述证情。"但欲呕，胸中痛，微溏者，此非柴胡汤证。以呕，故知极吐下也。"这是个自注句，张仲景补出上述证情好像是小柴胡汤证而实质不是柴胡汤证。凭什么知道不是柴胡汤证呢？由于呕吐，所以推测是极度吐下造成的。"呕"字，曹颖甫认为是"吐"字误，值得参考。"以呕"的"以"字是"因为"的意思。

太阳病六七日，表证仍在，脉微而沉，反不结胸，其人发狂者，以热在下焦，少腹当鞕满，小便自利者，下血乃愈。所以然者，以太阳随经，瘀热在里故也，抵当汤主之。（128）

这一条论述太阳随经瘀热入腑的蓄血重证与治疗。

"太阳病六七日"是表邪入里传变之期。"表证仍在"，说明没有入里传变，表证脉当浮，而现在脉微而沉，沉脉主里，微而沉滞不起之状，不是沉而无力，而是沉而有力，那么这个微就不是后世讲的微脉了，而是瘀滞不畅的沉脉。表证见里脉，根据历代注家的看法，应当有个误下的过程，补上误下，"脉微而沉"与"反不结胸"的连接就合乎情理了，因为第134条说："病发于阳而反下之，热入因作结胸。"表证出现沉脉往往是泻下过早，表邪陷下形成结胸证。而"反不结胸"的"反"字，表示反常。"其人发狂者"，这个人不结胸而出现发狂，发狂就是狂妄不羁。"以热在下焦，少腹当鞕满，小便自利者，下血乃愈。"因为热在下焦，所以少腹应当鞕满、小便自利，说明瘀热与血凝结，病在血分，与气分无关，用下血的方药就可以好。少腹鞕满，有血分与气分之别：如热结在气分就是蓄水证，小便就不利；热结在血分，少腹鞕满与气分无关，故小便自利，用下血法就可以治好了。"所以然者，以太阳随经，瘀热在里故也。抵当汤主之。"这是自注句，之所以这样，是因为太阳之邪随太阳经入里化热，热瘀于里（膀胱）的缘故，应当用抵当汤主治。这一条是下焦蓄血重证，要与下焦蓄血轻证桃仁承气汤证对比，其辨有三：一，桃仁承气汤证是如狂，本证是发狂。二，桃仁承气汤证是热重于血瘀，本证是血瘀重于瘀热。三，桃仁承气汤证有少腹急结，血自下，下者愈的自愈机转；本证有少腹鞕满，攻下瘀血乃愈。还要与结胸证辨脉，要与蓄水证辨小便利与不利。本证与结胸证同可见沉脉，与膀胱蓄水证同可见少腹鞕满，但同见脉沉，彼为痰热互相凝结在胸，此为热与血结于下焦小肠。同见少腹鞭满，彼见小便不利的膀胱蓄水，此为小便自利的下焦蓄血。

抵当汤方

水蛭三十个（熬） 虻虫三十个（熬，去翅足） 桃仁二十个（去皮尖） 大黄三两（酒浸）

上四味，以水五升，煮取三升，去滓，温服一升。不下，更服。

本方是行瘀血峻剂，药力凶猛。张锡纯说："方用虻虫、水蛭，一飞一潜，吮血之物也。在上之热随经而入，飞者抵之；在下之血，为热所瘀，潜者当之，配桃核之仁，将军之威，一鼓而下，抵拒大敌，四物当之，故曰抵当。"

太阳病，身黄，脉沉结，少腹鞭，小便不利者，为无血也。小便自利，其人如狂者，血证谛也，抵当汤主之。（129）

这一条论述蓄血与蓄水的鉴别。

"太阳病"是指病的来由，"身黄"是指身体面目都黄，也就是黄疸。湿热可以出现黄疸，热与血结也可以出现黄疸。"脉沉结"，上条是脉微而沉，本条是脉沉结，都是沉脉，上条之微是对表证的浮紧而言的，不是微脉，而是相对紧脉不足的意思，实际是突出沉脉的；本条的结脉是缓而中止的脉，是阴血凝结所造成。"少腹鞭"是蓄血、蓄水共有的体征。"小便不利者，为无血也"，意思是小便不利就不是下焦蓄血，无血是指没有蓄血。"小便自利，其人如狂者，血证谛也，抵当汤主之。"其意为小便本身通利，此人如果发狂的话，那就是蓄血无疑。这里的"如狂"，柯琴把"如"字作助语词解，他说："若以如字实讲，与蓄血发狂分轻重，则谬矣。"显然这里的"如"不是形容词"好像"的意思，而是假设连词"如果"的意思，与109条"热结膀胱，其人如狂"的"如狂"截然不同。109条的"如狂"是指狂之未甚，可解为好像发狂，但还未发狂，只是言语稍有错乱，情绪不稳定。实际是出现一种欲狂未狂，较狂而轻的精神症状。本条既然是发狂，就应当用破血化瘀的抵当汤治疗。

伤寒有热，少腹满，应小便不利，今反利者，为有血也。当下之，不可余药，宜抵当丸。（130）

这一条论蓄血证的缓治法。并且承前条反复辨别蓄血与蓄水的小便利与不利。

"伤寒有热"是病因，病从伤寒来，"有热"为下焦膀胱有热。"少腹满"，前条言少腹鞭，这条言少腹满，是有缓急之意，鞭比满急，当用汤药急攻，满比鞭缓，当以丸药缓下。"应小便不利，今反利者，为有血也，当下之，不可余药，宜抵当丸。"既然下焦膀胱有热，少腹满，本应当小便不利，如今小便反而通利，张仲景判定"为有血也"，就是有瘀血。应当用下瘀血的方法，其他药不可使用，适宜用抵当丸。关于"不可余药"一辞，诸多注家认为

"余药"是其余的药，刘渡舟教授认为："抵当丸是连药渣子也全都吃了，这叫不可余药。"从文义上看，刘老说的确有参考价值，从"当下之"后应当是抵当丸主之，不用"主之"而是"宜抵当丸"，说明用药有选择余地，口气不绝对，"那不可余药"就不是"不可给其他的药"的意思了，应当是刘老理解的抵当丸不留余药，连药渣子全都吃掉。那么，"当下之"之后应接"宜抵当丸"，"不可余药"应在条文最后。

我认为这一条是下焦蓄血的缓证，所以用丸药缓攻。从剂型上是缓剂丸药，从剂量上比抵当汤量小，而药味数完全相同，不可用其他药而用抵当丸治疗，符合本义。至于刘老的理解，可说是见仁见智，由于张仲景写作时留有理解的余地，不碍辨证施治，那就两解并存。

抵当丸方

水蛭二十个（熬） 虻虫二十个（去翅足，熬） 桃仁二十五个（去皮尖） 大黄三两

上四味，捣，分四丸，以水一升，煮一丸，取七合服之。晬时当下血，若不下者，更服。

这张方与抵当汤药味相同，就是量小了点儿。不用汤而连渣团成丸，分四份，因有桃仁，一捏就像个丸，用一升水煮四分之一，取七合服之，连汤带渣都吃了，这叫煮丸之法，吃了药"晬时当下血"，晬时，也就是周时的意思，大约一天一夜，应当大便下瘀血，如果不大便瘀血，再服一份。

太阳病，小便利者，以饮水多，必心下悸，小便少者，必苦里急也。（131）

这一条论太阳蓄水的又一条由来，放在蓄血后与之鉴别。

太阳病，小便通利，如果饮水多，就会心下悸。饮水多，伤于水，水停心下，必然心下悸动，可用茯苓甘草汤治疗。如果饮水多，小便少，必然苦于少腹急迫难受，有主张用猪苓汤治疗，我看用五苓散是合适的。

本条实际上是讲太阳病饮水多，伤于水及水停的部位。饮水多，必心下悸，是水停不在下而在上，必见心下悸。其水停的部位在心下，如果小便少，必见少腹里急胀满，是水饮停于膀胱。

辨太阳病脉证并治下

问曰：病有结胸，有脏结，其状何如？答曰：按之痛，寸脉浮，关脉沉，名曰结胸也。何谓脏结？答曰：如结胸状，饮食如故，时时下利，寸脉浮，关脉小细沉紧，名曰脏结。舌上白苔滑者，难治。（132）

这一条用问答形式辨别结胸与脏结的主要脉证。

问：病有结胸和脏结，在临床表现上有何不同？回答说：胸下心窝部按之痛，寸脉浮，关脉沉，这叫结胸。由于邪气是从太阳经陷入心胸的，热与水饮结于此，所以心胸部按之疼痛，这是个实证。由于邪从表来，故寸脉浮；因邪陷心胸，与水饮互相凝结，所以关脉沉。这个病叫结胸。那什么叫脏结？回答说：临床表现和结胸相似，饮食如常，不断下利，寸脉浮，关脉小细沉紧。由于脏属里属阴，如果五脏的虚寒与表邪凝结，那就形成正虚邪盛，寒凝气结，也有类似结胸的心胸疼痛。"饮食如故"是与结胸对比，由于结胸是热与水结在心胸下，也就是胃脘部，故影响饮食。脏结是内脏虚寒，表邪未化热，而寒邪与脏气凝结，不影响胃而影响脾，故饮食如故，但有时时下利。脏结的寸脉浮，仍是邪从表陷，这是以脉代病机的，关脉小细是因为脏气虚寒，沉紧是寒邪与脏气凝结，也是以脉代病机的。如果脏结，舌苔白滑，说明寒重，脏气虚，病比较重，所以比较难治。

脏结无阳证，不往来寒热，其人反静，舌上苔滑者，不可攻也。（133）

这一条承接上条补述脏结的症状，以及治疗禁忌。

脏结是虚寒阴证，没有阳热体征；由于邪气在里，又是阴寒证，虽有胸腹疼痛，但有别于热实结胸；也没有少阳半表半里的往来寒热，"其人反静"，别于少阴的心烦，实际上这一条是仲景恐医者误认为本症是少阳证而提出的。舌上有白滑苔，说明脏气虚寒，寒湿凝结，故警示后人不用攻下药治疗。言外之意，可用温补运化法治疗。

病发于阳而反下之，热入因作结胸；病发于阴而反下之，因作痞也。所以成结胸者，以下之太早故也。（134）

　　这一条论述结胸与痞证的成因。

　　"病发于阳而反下之"，"阳"是指第7条所说的"发热恶寒，发于阳也"的阳经。病发于阳经，应汗不应下，所以用个"反"字，反而用泻下法。"热入因作结胸"，在表、在阳经的邪气化热入里，与痰水互结，构成结胸。其病位在胸膈心胃之间，症状是胸膈心下硬痛、急迫。"病发于阴而反下之"，阴指第7条所说"无热恶寒者发于阴也"的阴经，指里，是阴寒阳虚，不能用下法，所以也用个"反"字，现在反而用下法，因此形成心下痞结证。心下痞证的临床表现是心下痞堵，按之濡软，不痛或者按之微痛，无实邪凝结，是气痞。"所以成结胸者，以下之太早故也。"这是自注句，意思是之所以形成结胸证，是医生过早用泻下的方法，所以后人说伤寒下不厌迟。病发于阴而用下法形成痞与下之迟早无关，无论迟早都不能用下法。而结胸就不一样了，一开始病在阳经要用汗法，入里可用下法。如表邪未入里，过早用下法会引贼入室，邪不循经传而邪陷心胸，构成结胸。结胸与痞是一实一虚，可对比。

　　结胸者，项亦强，如柔痉状，下之则和，宜大陷胸丸。（135）

这一条论述高位结胸的证治。

结胸有大小，邪结有高下。邪结偏高，牵连颈项，能仰不能俯，如柔痉状。痉分刚痉和柔痉：无汗、项背强直为刚痉；自汗、项背强直不柔和为柔痉。柔痉头不痛而颈项犹强，不恶寒而头汗出，用泻下法，适宜用大陷胸丸。

大陷胸丸方

大黄半斤　葶苈子半斤（熬）　芒硝半斤　杏仁半斤（去皮尖，熬黑）

上四味，捣筛二味，内杏仁、芒硝，合研如脂，和散。取如弹丸一枚，别捣甘遂末一钱匕，白蜜二合，以水二升，煮取一升，温顿服之，一宿乃下。如不下，更服，取下为效，禁如药法。

本方为结胸的缓攻剂，以大陷胸汤原方为主体，加葶苈子、杏仁降气泄痰利水，白蜜甘缓解毒，不用汤而用丸，作用缓而持久，药虽峻而剂量小。"弹丸"，如古代兵器弹弓的弹子大小，也有说四十个梧桐子大小。"钱匕"，是指用五铢钱盛药，以不落为度。葶苈子（熬）、杏仁（熬黑），"熬"是炒的意思。"温顿服之"，不能凉服，要温服，"顿服"是一次性连渣带汤都服下去。"一宿乃下"，意思是服了药后，要用一晚上才泻下，这说明是缓下。因病位高，需缓下，不需急下；如果病位低，需急下，不能缓下。病有高低，下有缓急。

结胸证，其脉浮大者，不可下，下之则死。（136）

本条论述结胸证表邪未尽的禁下证。

结胸脉浮大，说明表邪未尽入里，故脉浮。脉大说明邪气盛，正不胜邪，这样的情况不可用下法。如果用下法，邪陷再陷，邪结再结，正虚因下愈虚。上条是"下之则和"，本条是"下之则死"。本条是承上条，与下得其时则和相比对，不可下而下之则死，也寓意下之太早有死的危险。

结胸证悉具，烦躁者亦死。（137）

这一条承上条讨论结胸的死证。

"结胸证悉具"，就是结胸的所有证候全具备。如心下痛，按之如石硬，或颈项强如柔痉状，从心下至少腹硬满而痛，不可近者，不大便，舌上燥而渴，日晡小有潮热等。若更见烦躁，说明正不胜邪，真气散乱。结胸证本也有烦，但心中烦而不躁乱，与本证的烦躁有质的区别，本证的烦躁是正不胜邪的极危之候。邪盛正虚，不下则邪实不去，下之则正虚不支，故也死，其脉也可浮大无力。两条可以互参，测证推脉。

太阳病，脉浮而动数，浮则为风，数则为热，动则为痛，数则为虚。头痛发热，微盗汗出，而反恶寒者，表未解也。医反下之，动数变迟，膈内拒痛，胃中空虚，客气动膈，短气躁烦，心中懊恼，阳气内陷，心下因鞕，则为结胸，大陷胸汤主

之。**若不结胸，但头汗出，余处无汗，剂颈而还，小便不利，身必发黄。**（138）

这一条讨论太阳病表证误下造成结胸或发黄的变证。

本条可分三段。第一段从"太阳病"到"表未解也"。这一段通过分析脉象说明病机，这在《伤寒论》中经常用到。"太阳病，脉浮而动数，浮则为风，数则为热，动则为痛，数则为虚。头痛发热，微盗汗出，而反恶寒者，表未解也。"这一段叙述了太阳病的表脉、表证。脉浮是表证，脉数是有热，脉浮数说明太阳经表有风热，数说明不但有热而且表虚。那么太阳病脉浮数是太阳中风表虚有热，而且这个脉还夹有动数象。动脉独见关上，而且滑动弹指，主疼痛，说明胸膈至心下有痛感，这时邪在表还是入里陷胸了，在疑似之间。下面说"头痛发热，微盗汗出，而反恶寒者，表未解也。"头痛、发热、恶寒是表证的证据，仲景断为表未解，"微盗汗出"往往是邪传少阳才出现，不应当恶寒，现在反恶寒，说明邪气仍在太阳之表，故用"反"字，同时也排除了邪传少阳，那么有一分恶寒就有一分表证，应当用解表法如桂枝汤一类治疗。至于"微盗汗出"，动主痛，可能有心下至胸膈疼痛才出现微盗汗出。这可能是太阳表证的夹杂证，应先解表，表解后再看夹杂证是否存在，随证治之。这也为下一段埋下了伏笔。

第二段为"医反下之，动数变迟，膈内拒痛，胃中空虚，客气动膈，短气躁烦，心中懊憹，阳气内陷，心下因硬，则为结胸。"

第一段对脉证做了详细分析，辨为表证，医生不用解表法，反而用泻下法，使动数脉变为迟脉，即浮脉变为沉脉，沉迟脉主里。胸膈内疼痛拒按，说明邪陷胸膈形成结胸。正如134条所说："病发于阳而反下之，热入因作结胸。"这里的"拒痛"是疼痛拒按的意思，比第一段"动则为痛"，痛得严重而且拒按，这时应用解表法，医生反而用泻下法，可能与第一段说"动则为痛""微盗汗出"有关，是医生没有辨清是太阳表证中的夹杂证，而认为是里证，误用下法，引邪入里，邪陷形成结胸。由于误下伤胃气，故胃中空虚，"客气"是指邪气，邪气犯动胸膈，出现短气躁烦，心中懊恼，说明表热与里饮互结在胸膈，故有上述内烦、无可奈何的症状，皆为热实。阳气内陷，气不得通于膈，壅于心下，为鞕满而痛，形成结胸，大陷胸汤主之。

第三段从"若不结胸"到"身必发黄也"，是说通过误下，没有造成结胸。如果只是头汗出，余处无汗，则"剂颈而还"，剂与齐通假，就是颈部以上出汗。"小便不利"，说明热未与水结，而是热与湿郁，湿无出路，小便不利，身又无汗，只是热邪上熏，头面出点汗，所以"身必发黄也"，这是湿热引起的黄疸。文中未提治法，那么清热利湿自在言外。

大陷胸汤方

大黄六两（去皮）　芒硝一升　甘遂一钱匕

上三味，以水六升，先煮大黄取二升，去滓，内芒硝，煮一两沸，内甘遂末，温服一升，得快利，止后服。

本方是治大结胸证的峻泻剂，以大黄为君，泄内陷之热，推陈致新；芒硝为臣软坚；甘遂为佐，直破水热互结。所以柯琴说："汤以荡之，为两阳表里之下法。"

伤寒六七日，结胸热实，脉沉而紧，心下痛，按之石鞕者，大陷胸汤主之。（139）

这一条承上条论述不因误下而致水热结实的大陷胸汤证治。

"伤寒六七日"，是表证拖延已六七天了，这个时候也是表邪传里的时日。"结胸热实"，结胸是个病证，热实是病机，这时未传阳明，也未传少阳，而是外热与里水凝结在胸膈。可见，结胸不都是误下的变证，也有表热与里水结在胸膈形成。"脉沉而紧"，沉脉主里主水饮，紧脉主痛，故"心下痛，按之石鞕者"中的石鞕是夸张的形容词，就是西医说的"板状腹"。原文是"鞕"，鞕与硬不一样，"鞕"形容皮革鼓起来的样子，"硬"是如石之硬，文中用"鞕"不用"硬"更形象，但在"鞕"前还加个"石"字，其目的是加强"鞕"的程度。所以"按之石鞕"是本证的主症。"大陷胸汤主之"，是必须用大陷胸汤治疗。

伤寒十余日，热结在里，复往来寒热者，与大柴胡汤。但结胸，无大热者，此为水结在胸胁也。但头微汗出者，大陷胸汤主之。（140）

这一条讨论太阳伤寒延久失治的变证。

"伤寒十余日"，表示伤寒拖延日久。"热结在里"，表邪化热与在里的水湿糟粕结聚，不是结胸就是阳明胃肠热结，也就是说不是大陷胸汤证就是大承气汤证。"复往来寒热者"，往来寒热是半表半里，说明表邪并未完全入里，热结在里，兼有往来寒热的少阳证，既然热结在里，那么不大便、心下痛、心下急、口燥渴自在言外。"与大柴胡汤"，大柴胡汤泄阳明的里实热兼和少阳往来寒热。"但结胸，无大热者"，只是结胸证。"无大热"就是不发热，没有太阳表热，也没有少阳往来寒热，只是热与水结于胸膈，热实在里，有口燥渴、不大便的里证，而无外发热，或者外反有小热而无大热。"此为水结在胸胁也"，是说明水热凝结在胸胁部位。"但头汗出者，大陷胸汤主之。"仅有头汗出，言外余处无汗，是水热结于胸胁不得外泄，郁蒸于上引起。其与138条"但头汗出，余处无汗，剂颈而还，小便不利"的湿热郁结在里，不得排泄对比：本条的"但头汗出"是水热凝结在胸胁，病位高，必然小便自利；138条"但头汗出"是湿热郁结在里，小便不利。因此，临诊需作鉴别。

太阳病，重发汗而复下之，不大便五六日，舌上燥而渴，日晡所小有潮热，从心下至少腹鞭满而痛，不可近者，大陷胸汤主之。（141）

这条承上条讨论误用汗下造成大结胸的变证。

"太阳病，重发汗而复下之"中的"重"是指用峻剂发汗药，或者是发汗不解再发汗。伤寒表证，用发汗法是正治，而用峻剂发汗太过也好，或者一汗不愈再汗也好，反正是发汗太过而伤津液。"而复下之"，由于汗不得法，病不愈，接着又用下法，更伤津液。"不大便五六日，舌上燥而渴，日晡所小有潮热"，经过以上一番治疗，津液已伤，所以舌上燥而口渴；胃肠燥热形成，所以不大便五六天。"日晡所小有潮热"中的"晡"是晡时，大约下午三至五点钟，这个时辰太阳偏西，所以叫日晡；"所"是代词，代表日晡这个时间；"潮热"是指如海水涨潮一样来势汹涌的发热，潮水往往定时，所以潮热也是定时的。潮热标志着阳明发热，因为阳明经腑多气多血，它有足够的实力与邪气争斗，晡时是阳明气旺之时，这时阳明与邪争斗激烈，所以会发潮热。但本条是"小有潮热"，就是在晡时稍微有点热，这就与阳明证有区别，好像阳明证又不像阳明证，这叫兼阳明证。关键在下文，"从心下至少腹鞕满而痛，不可近者"。"心下至少腹鞕满而痛"是结胸证的主症，此条所示范围扩大，而且向下扩大；"不可近者"，说明疼痛严重，不但拒按而且不可靠近。135条的结胸者"项亦强"，其位高；139条的"心下痛，按之石鞕"，其位在中；本条的病位"从心下至少腹"，其位在中下，说明大结胸证病位有上、中、下之分。脉证共见，治疗用大陷胸汤。

小结胸病，正在心下，按之则痛，脉浮滑者，小陷胸汤主之。（142）

这一条论小结胸证治。

小结胸由于邪结较浅，范围又小，正在心下。与前几条对照，没有大结胸证"心下痛，按之石鞕"，也没有"从心下至少腹鞕满而痛，不可近者""脉沉而紧"；而是"正在心下，按之则痛，脉浮滑"。"正在心下"说明范围小，不如大结胸"水结在胸胁"。"按之则痛"，说明不按不痛，痛不如大结胸的"心下痛，按之石鞕"。"脉浮滑"，说明邪结浅，也不重，也不比大结胸的"脉沉紧"，邪结深重，治疗非峻攻不可。所以本证用小陷胸汤开结清热化痰，可谓证有轻重，方有大小。

小陷胸汤方

黄连一两　半夏半升（洗）　瓜蒌实大者一枚

上三味，以水六升，先煮瓜蒌，取三升，去滓，内诸药，煮取二升，去滓，分温三服。

本方有清热开结降痰的作用。黄连苦寒，清热燥湿；半夏辛温，开结化痰；瓜蒌苦寒，佐黄连泄热，助半夏降痰，且宽中润燥。

太阳病二三日，不能卧，但欲起，心下必结，脉微弱者，此本有寒分也。反下之，若利止，必作结胸；未止者，四日复

下之，此作协热利也。（143）

这一条历代注家看法有分歧，争议大，我个人同意刘渡舟教授的见解。

这一条是讲述一个素有痰饮痼疾的患者，又感外邪，出现既有表又有里的复杂病证，这种错综复杂证候常被误诊。误诊就误治，误治造成两种变证：一是结胸，二是协热利。

"太阳病二三日"，表证时间不长，按常规正是发汗解表的时候，但病人出现"不能卧，但欲起"，说明病人躺下难受，坐立起来缓解。"心下必结"，说明出现上述情况是心下必然有结滞，实际是外邪引动内饮所致。"脉微弱者，此本有寒分也。"诸多注家在这里分歧大。有认为是微弱脉，因为病人原本有虚寒；也有认为有痰饮，就是有寒分，可以出现微弱脉。这些看法有些牵强附会，其实与理不通。刘渡舟认为，这个脉是相对浮紧的表实脉言。我认为，刘老的见解可取。"此本有寒分也"，这是一个自注句，是解释上述脉证的原因，注明此证的病因病性，意思是这个病人原本就有寒性的痰饮蓄疾。"寒分"这个词难理解，"寒"有双重意思：一是寒性，是寒的本意；二是痰的意思，据说古代没有"痰"字，在古医籍中常把"痰"字写作"淡"字，由于痰是水类，性质是寒凉的，所以也常把"痰"字用"寒"字代替，"分"是分位的意思，寒分就是寒痰蓄疾的分位。这样的证候，应当解表温里化饮治疗，而医生见心下结，能坐不能安卧，用下法，这里用个"反"字，不应下反而下，是误治。"若利止，必作结胸"，原证中没有自利，这里出现"利止"，一定是医生用下法引起的"利"，如果利止住了，必然因下引起表邪与痰饮凝结，形成结胸证。"未止者，四日复下之，此作协热利也。"如果医生误用下法引起的下利没有止，从太阳病二三日到现在第四天，医生看到泻下利不止，心下还结滞，认为邪未尽去，复用下法，一误再误，脾阳受损，外热夹里寒，势必造成里虚寒协表热下利，称之"协热利"。造成协热利证，虽未出方治，但历代注家看法基本一致，都同意用桂枝人参汤治疗。

我们看一下桂枝人参汤治疗本证是否可行？这与168条："太阳病，外证未除，而数下之，遂协热而利，利下不止，心下痞鞭，表里不解者，桂枝人参汤主之"的理解有关。但我认为不尽合拍，因本证有痰饮痼疾，即心下结实；168条是一误再误的泻下伤了脾阳，是心下虚痞夹有表证，治用人参汤理脾消痞，加桂枝兼解表邪。都有表证，都有一误再误的反复误下，伤人正气，但一个是有痼疾，一个是纯里虚，如果都用桂枝人参汤，对本证显得力度不够，或者治疗不完善，不彻底，即使有点儿效，恐怕还得继之温化痰饮水湿才能彻底治愈。

太阳病，下之，其脉促、不结胸者，此为欲解也；脉浮者，必结胸；脉紧者，必咽痛；脉弦者，必两胁拘急；脉细数者，头疼未止；脉沉紧者，必欲呕；脉沉滑者，协热利；脉浮滑者，必下血。（144）

本条都是以脉断证的文字，在《伤寒论》中唯独一帜。历代注家对此多抱怀疑态度，所以很少诠注。

以脉断证有一定片面性与局限性，有些脉证与理有悖，即使牵强注释，除不通顺外，于临床无益，故存疑待考。今录钱天来注段以飨读者，钱天来曰："此条详言误下之脉证，以尽其变，误下之后脉促，既不能盛于上而为喘汗，亦不至陷于内而为结胸，脉虽促而阳分之邪已自不能为患，是邪势将衰，故为欲解。此误下之侥幸者也。若脉仍浮者，可见表邪甚盛，不为下衰，将必乘误下之里虚，陷入上焦清阳之分而为结胸矣。若脉见紧者，则下后下焦之虚为少阴之阴寒所逼，循经上冲，必作咽痛也。脉弦者，邪传少阳，经曰：'尺脉具弦者，少阳受病。'少阳之脉循胁，故云必两胁拘急也。脉细数者。细则为虚，数则为热，下后虚，阳上奔，故头痛未止。若脉见沉紧，则为下后阳虚，致下焦阴邪上逆而呕也。脉沉滑者，沉为在里，沉主下焦，滑为阳动，滑主里实，误下之后沉滑，热在里而仍夹表，水谷下趋，必为协热下利也。若脉浮滑，阳邪止在阳分，而邪热下走，扰动其血，故必下血也。"此注释颇多牵强。

刘渡舟同意《医宗金鉴》要改动原文，这也是牵强表现。如果为符合我们的意愿随意改动原文，恐怕《伤寒论》会逐渐面目全非。《医宗金鉴》把"其脉促"改成"其脉浮"，"脉浮者"改成"脉促者"，"脉紧者"改成"脉细数者"，"脉细数者"改成"脉紧者"，"脉浮滑者"改成"脉滑数"。刘老称这样改动就可以体现以脉测证。《医宗金鉴》这一改动，从文理上于理不悖，但有一定的片面性。

这一条即使有舛错，其原面目我们也不得而知，我认为不可随便改动，不要以文解文，解注要为临床服务，才有实际意义。对于这一条，我们要以历史的眼光看待它，以脉断证本身就有一定的片面性和局限性，加之《伤寒论》是一部兵火残余之书，内容已非原貌，脱漏、衍文、错简、舛错在所难勉，这一条就是一条是非难辨的条文，它对临床助益不大，可以各抒己见，也可以存疑待考。

病在阳，应以汗解之，反以冷水潠之，若灌之，其热被劫不得去，弥更益烦，肉上粟起，意欲饮水，反不渴者，服文蛤散。若不差者，与五苓散。（145）

这一条论述表证误用潠灌法的变证与治疗。

"病在阳"就是病在阳分、在表的意思，应当用发汗法治疗，反而用冷水喷洒、浇灌的方法治疗，表热被冷水劫结不得去，故越来越烦，肉上起如粟米粒样疙瘩（俗称"鸡皮疙瘩"）；水寒闭结，热郁于表，所以好似想喝水，反而不渴，腹中不需要水，可以服文蛤散。好多注家认为文蛤散应当是文蛤汤，如柯琴认为就是《金匮要略》中的文蛤汤，因本证病重，而文蛤散药轻，不能胜任，应与《金匮要略》中文蛤汤更为合适。服了文蛤散（汤），如果病不好，就是表证不解除，甚至还小便不利，给他服五苓散。这里要注意，文中的"潠"是口含冷水喷洒，"灌"是浇洗的意思。这又是汉代的一种物理疗法。

文蛤散方

文蛤五两

上一味为散，以沸汤和一钱匕，服汤用五合。

附:《金匮要略》文蛤汤方

文蛤五两　麻黄　甘草　生姜各三两　石膏五两　杏仁五十个
大枣十二枚

上七味，以水六升，煮取二升，温服一升，汗出即愈。

本方是大青龙汤去桂枝加文蛤而成，文蛤是海蛤有花纹者，咸
平无毒，能止烦渴利小便。

寒实结胸，无热证者，与三物小陷胸汤，白散也可服。
（146）

这条论寒实结胸与治法。

《玉函经》《千金翼方》均无"陷胸汤"及"亦可服"六字。
刘渡舟说："条文中'小陷胸汤'和'亦可服'都是衍文"。

本证是痰饮结聚胸中成实，无热象。如见口燥渴、发热、舌苔
黄老、舌质红等热证，就是热实结胸。这里的寒实结胸要与热实
结胸对比。一寒一热，都是痰饮水湿凝结，都是实证，但寒热有区
别，脉象都可以出现沉紧。治则就大不相同了，热实结胸用逐痰泄
热的大陷胸汤，寒实结胸则用攻寒逐水的三物小白散治疗。

三物小白散方

桔梗三分　巴豆一分（去皮心，熬黑，研如脂）　贝母三分

上三味为散，内巴豆，更于白中杵之，以白饮和服，强人半钱匕，羸者减之。病在膈上必吐，在膈下必利，不利进热粥一杯，利过不止，进冷粥一杯。身热皮粟不解，欲引衣自覆，若以水渍之、洗之，益令热劫不得出，当汗而不汗则烦。假令汗出已，腹中痛，与芍药三两，如上法。

从"身热皮粟不解"到"与芍药三两，如上法"，应是接上条文蛤散方的"汤用五合"，这显然是错简造成的，有的注家把它移归原位。为了不失原貌，故本书仍依本来面貌，在此说明。

本方桔梗、贝母开结逐痰，巴豆辛烈攻寒逐水，方很峻烈，故用白饮和服，白饮就是大米汤，能和胃缓巴豆的毒烈。

太阳与少阳并病，头项强痛，或眩冒，时如结胸，心下痞鞕者，当刺大椎第一间、肺俞、肝俞，慎不可发汗。发汗则谵语，脉弦。五日谵语不止，当刺期门。（147）

这条论述太少并病用针刺法。

所谓太少并病，是太阳经头项强痛未愈而出现了眩冒、时如结胸的少阳证。由于少阳禁汗下，太阳表证又不可下，既然不能用汗、下，用柴胡剂和解行不行？三阳合病，治在少阳。"或眩冒，时如结胸"中的"或"是不定词，"或眩冒"意思是有时候眩冒，

有时候就不眩冒，说明邪传少阳，但病状未定；"时"和"如"都是不定时，"时如结胸"就是不定时地出现类似结胸的症状，而不是结胸，"心下痞鞕"不是心下结鞕，这是结胸的类证，又是少阳的未定病状，所以不可莽撞用柴胡剂，要用针刺法泄太少二经邪气，待机用药。督脉是总督三阳经之阳气的，针刺选择督脉的大椎穴以泄阳经热邪。肺与皮毛相合，刺肺俞以泄表气；因为肝与胆合，刺肝俞以和半表半里之邪。针刺一定要谨慎，不可发汗，发汗伤津会谵语，就是《医宗金鉴》总结的"汗谵吐下悸而惊"。如误汗"谵语，脉弦，五日谵语不止"，应当刺肝之募穴期门。因为误发少阳汗，而出现谵语、脉弦，五日是约数，时日不算短，是传变日，六日行经尽，五日见阳明的谵语，有欲传阳明之机遇，但仍然是弦脉。弦脉是少阳脉，邪在少阳禁下法，故调胃承气汤不能用，只好针刺期门穴以泄肝之募。

妇人中风，发热恶寒，经水适来，得之七八日，热除而脉迟身凉，胸胁下满如结胸状，谵语者，此为热入血室也。当刺期门，随其实而取之。（148）

这条论妇人热入血室用刺法的脉证。

从这条以下共有三条都是讲妇人热入血室。为什么在此会有三条妇人病？其一，热入血室都从外感伤寒而来；其二，本条承接前条都用针刺不用方药；其三，本条与前条都有类似结胸的症状，须辨别；其四，本条与前条都与少阳有关；其五，结胸是水结，少阳是气结，本条是血结，气、血、痰、水有联系，而且都与表热内入有关。

"经水适来"应接在"得之七八日"下，这是倒装句。"妇人中风，发热恶寒"，说明表证不解。中风与伤寒是互词，妇人中风不但指中风，伤寒亦然。"得之七八日"，说明时日已长；"经水适来"，说明正碰上月经来潮。月经不一定是如期而至的经水，山田正珍说："经水不期而来，偶然而来，都算适来。"反正是外感中风碰上月经。"热除而脉迟身凉"，说明表证已罢，脉迟表示表证除，而且有气血凝结，否则不会由浮变迟。"胸胁下满如结胸状"，胸胁是少阳部位，满甚至痛如结胸状，类似结胸又不是结胸，牵连少阳部位而无少阳主症的往来寒热等。"谵语者"，还出现类似阳明燥热的谵语，张仲景诊断为热入血室，就是表热趁经水适来，血室空虚而进入血室。关于血室是什么部位，或者是什么脏器，历史上是有争议的，有谓胞宫，有谓冲脉，但就妇人病来讲，胞宫较为妥当。尽管"阳明病篇"亦有一条讲热入血室但未提及妇人，可能是因这三条已表明妇人病，而后"阳明病篇"据前文省略了"妇人"一词。尽管热入血室病位在胞宫，但与肝有关，因为足厥阴经环阴器抵小腹，夹肝络胆，故"心下满如结胸状"；肝又主藏血，主疏泄，与情志神魂有关，而且心主血脉，诸脉上系于心，血热上扰心神，也可能谵语。治疗应当刺肝之募穴期门穴，使血室的热泄之。

血室就是胞宫也不尽妥，请看"阳明病篇"221条的解读，再做斟酌。

妇人中风，七八日，续得寒热，发作有时，经水适断者，此为热入血室，其血必结，故使如疟状，发作有时，小柴胡汤主之。（149）

这一条承前条论述热入血室的证治。

"妇人中风"与前条同，既然中风就有发热、恶风寒的表证，"七八日，续得寒热，发作有时"，病的时日与前条同，"续得"是接着的意思，"寒热"是一会儿寒一会儿热，也就是往来寒热而不是发热恶寒，而且"发作有时"，"有时"就是一定的时候。"经水适断者"，中风七八日之内，经水适来，七八日之后经水适断，这个"适"是碰上、遇见的意思，而且接着有定时发寒热。这里的寒热说明七八日之后由发热恶风寒的表证转变为一会儿寒一会儿热的往来寒热证。"此为热入血室，其血必结"，张仲景断为热入血室，其血必然与热凝结，"故使如疟状，发作有时"，由于热与血结在血室影响肝胆之气，所以如疟疾状，出现往来寒热，发作有时。"小柴胡汤主之"，用小柴胡汤治疗。

为什么前条用针，此条用药？因前条是经水适来，热入血室，热未与血结，只是血热妄行，用针刺泄肝胆之热即可。本条经水适断，热与血结，必用药和解少阳，解郁热。后人根据"其血必结"之意，在小柴胡汤中加凉血活血的药，如生地、丹皮、赤芍、桃仁、红花等，疗效更好。本条"经水适断者"应接在"七八日"之后，与前一条相同，为倒装句。

妇人伤寒，发热，经水适来，昼日明了，暮则谵语，如见鬼状者，此为热入血室，无犯胃气及上二焦，必自愈。（150）

这一条论述热入血室的自愈证。

"妇人伤寒，发热"，说明有表证，"经水适来"，说明正逢月经来潮，"昼日明了，暮则谵语，如见鬼状"，意思是白天聪慧明了，到了晚上就说胡话，好像遇见鬼似的。白天阳气行于阳分，心胸为阳，病不涉气而阳分无邪，所以聪慧了亮。夜晚为阴，血结在下焦阴分，在胞宫也好，连带肝脏也好，所以到了晚上就会出现阴分血热扰心，神魂不宁，出现说胡话、见神鬼的病状。"此为热入血室"，这是仲景的诊断，"无犯胃气及上二焦，必自愈"，在治疗上注意不要侵犯胃气及上二焦。所谓犯胃气是指医生误认为谵语是阳明证而用调胃承气汤泻下，导致伤胃的津液，"上二焦"指的是上焦的心和中焦的胃，就是血与热凝结在下焦胞宫与中上二焦无关。这就要禁发汗，以防伤心液、伤心血，禁吐法伤胃气，随着经水的下泄，热邪也随血下泄，不需要治疗可自愈。后人认为，一旦有不愈者，可刺期门或用小柴胡汤加减治疗。

伤寒六七日，发热，微恶寒，支节烦疼，微呕，心下支结，

外证未去者，柴胡桂枝汤主之。（151）

这一条论述太少并病的证治。

"伤寒六七日，发热，微恶寒，支节烦疼"，发热，稍微有点怕冷，四肢关节疼得厉害，说明表证日久，有化热入里的趋势。"支节"的支字是肢的古今字。"微呕，心下支结"说明是少阳证，少阳证喜呕，现在稍微呕吐，呕吐不严重、不厉害，"心下支结"就是有点支撑、发闷。"支"有两重意思：一是支撑，就是俗话说"往上顶得慌"；二是不正中，就是心下靠两边的部位，这说明少阳证不典型，就是表邪未离开太阳而少阳证初见，邪未全入，这时太阳表邪重而少阳里热轻，虽然少阳证有禁汗的治则，但表邪多而半表半里邪气少，故不得不用柴胡桂枝汤通常达变，如果说是柴胡汤的变法亦无不可。

柴胡桂枝汤方

桂枝一两半（去皮）　黄芩一两半　人参一两半　甘草一两（炙）　半夏二合半（洗）　芍药一两半　大枣六枚（擘）　生姜一两半（切）　柴胡四两

上九味，以水七升，煮取三升，去滓，温服一升，本云人参汤作如桂枝法，加半夏、柴胡、黄芩，复如柴胡法，今用人参作半剂。

本方是小柴胡汤与桂枝汤两方各半合剂。桂枝汤解外感的发热、微恶寒、肢节烦疼；小柴胡汤和解少阳，治疗微呕、心下支结。

伤寒五六日，已发汗而复下之，胸胁满微结，小便不利，渴而不呕，但头汗出，往来寒热，心烦者，此为未解也，柴胡桂枝干姜汤主之。（152）

这一条论述伤寒汗下后，伤津液，邪传少阳兼太阳的证治。

"伤寒五六日，已发汗而复下之"，伤寒经过五六天，已经用过发汗解表法，而表邪不解，又用泻下法，汗、下二法没有治愈，出现了胸胁满闷稍有痞结，并且由表之发热、恶寒变成往来寒热、心烦的少阳证，同时见小便不利、口渴、但头汗出、余处无汗的津液不足症情，为了辨别小便不利、口渴、但头汗出是伤津液还是水湿内停，强调在口渴的症情下有不呕来说明此证为伤津液而不是停饮。由于汗下伤正气，伤津液，血弱气尽，邪结于胸胁下，正邪纷争，出现往来寒热、心烦的少阳证。而正气、津液损伤，脾不能行津液，有脾阳不振的苗头，那么有腹胀满、利不止自在言外，所以用柴胡桂枝干姜汤和解少阳，并温脾阳助气化，且滋津液调寒热。

柴胡桂枝干姜汤方

柴胡半斤　桂枝三两（去皮）　干姜三两　栝楼根四两　黄芩三两　牡蛎三两（熬）　甘草二两（炙）

上七味，以水一斗二升，煮取六升，去滓，再煎，取三升，温服一升，日三服，初服微烦，复服汗出便愈。

本方柴胡、黄芩解少阳之邪，除往来寒热、心烦。牡蛎软坚散胸胁满微结，此三味是少阳药。桂枝、干姜、炙甘草温脾阳，助气化，通水道。栝楼根滋津液，初服一升会有心烦，再服汗出便愈。为什么会一服心烦，再服汗出而愈呢？因为往来寒热，虚实错杂，邪气有出路，将解之前会心烦，这往往是作解的表现。俗话说天气烦热雨作，人体烦热则汗作，在虚实寒热错杂，郁闭作解时常烦，解之常作汗，自然之理。

伤寒五六日，头汗出，微恶寒，手足冷，心下满，口不欲食，大便鞭，脉细者，此为阳微结，必有表，复有里也。脉沉，亦在里也。汗出为阳微。假令纯阴结，不得复有外证，悉入在里。此为半在里半在外也。脉虽沉紧，不得为少阴病，所以然者，阴不得有汗，今头汗出，故知非少阴也，可与小柴胡汤。设不了了者，得屎而解。（153）

这一条论阳微结与纯阴结的脉证。

首先解释一下"阳微结"与"纯阴结"是什么意思。"结"与"痞""瘕"等一样，都是古代的证候名，结是凝结的意思，常是指邪气与有形的物质凝结致病，"阳微结"是指外邪与在里的气血凝结致病，"纯阴结"是无表证，纯属里证，是邪气与在里的气血凝结。阳结是六腑为病，阴结是五脏为病。

文分三段，第一段从"伤寒五六日"到"必有表，复有里"，是讨论阳微结的脉证。"伤寒五六天""微恶寒"，说明发热自在其中，不言发热是省文，有表证，又出现了心下满、不欲食、大便鞕的阳明里证，似乎有点儿像太阳与阳明合病，可是头汗出、手足冷、脉细又不像表证，也不像阳明实热燥结的里证，似乎有点儿像阴证，张仲景诊断为"阳微结"。这个"阳微结"必然会有表证，又有里证，头汗出、手足冷、脉细说明是阳气闭郁不宣达，并不是里边的阴寒凝结证。

第二段从"脉沉，亦在里也"到"故知非少阴也"，是阳微结与纯阴结的对比。脉沉，为病在里，汗出为阳气衰微。假令纯阴结，那是不会有表证的，全都是里证。此证为半在里半在表，脉虽然沉紧，也不是少阴病，是因为少阴病心肾阳虚，不得有汗。前面的头汗出、手足冷、脉细，说明不是少阴之阳衰绝汗证；今有头汗出，头为诸阳之会，这种汗是阳气不宣达造成的，而不是少阴阳衰的脱汗，故知不是少阴病；手足冷也是因为半里半表郁结造成气血不能宣达，也不是少阴阳气衰微不达。

第三段，从"可与小柴胡汤"到"得燥屎而解"，是阳微结的治法。由于该证是阳微结，也就是结得并不牢，比较轻微，而且病是"有表复有里"，半在里半在外，用疏导气血、和解表里的小柴胡汤治疗。如果服了小柴胡汤"不了了者"，也就是没有什么效果，似好又没有完全好，可以给他通通大便，如调胃承气汤之类，大便通畅了，病也就好了。

伤寒五六日，呕而发热者，柴胡汤证具，而以他药下之，柴胡证仍在者，复与柴胡汤。此虽已下之，不为逆，必蒸蒸而振，却发热汗出而解；若心下满而鞕痛者，此为结胸也，大陷胸汤主之。但满而不痛者，此为痞，柴胡不中与之，宜半夏泻心汤。（154）

这一条论述误下少阳三种转归的证治，并寓意三种转归的鉴别。

"伤寒五六日"，是个约数，五六日是表邪行经尽时日，有传变的可能。"呕而发热者"，是少阳小柴胡汤证，所以说"柴胡汤证具"，说明伤寒表邪五六天后传入少阳，出现呕吐、发热的小柴胡汤证，医生不用小柴胡汤和解少阳，而用其他泻下药治疗。如果柴胡汤证仍然存在，还给他柴胡汤，虽然有误下，但没有造成不良后果，所以说"不为逆"。由于泻下致虚，所以必然蒸蒸而振，然后发热、汗出而解，这是战汗的具体描述，凡是体虚而作汗自解的大都会战汗。本证因误下致虚，故也会出现战汗作解。少阳有三禁，禁汗、吐、下，本证犯禁下，但幸亏体壮身强，不为下衰，证未因下变，证不变，法也不变，故复与柴胡汤治疗。如果下后出现"心下满而鞕痛者"，"此为结胸也，大陷胸汤主之"，这就是说下后出现心下满鞕痛的是结胸证，这是邪热随下入里与水饮结实在心下，用大陷胸汤治疗。如果下后只是满闷，不疼痛也不鞕，这是痞证。泻下致虚，邪热与气痞滞，小柴胡汤就不可以吃了，宜半夏泻心汤治疗。

柴胡汤证、大陷胸汤证、半夏泻心汤证的共同点都是治疗半在里半在表，有满闷表现。不同点是：柴胡汤证是呕，胸胁满闷，病位在侧；大陷胸汤证与半夏泻心汤证病位都在心下，一个鞕痛，一个不鞕不痛。从病位来看，柴胡汤是左右问题，大陷胸汤证与半夏泻心汤证是上下问题，但都有阻滞气机。半夏泻心汤证只痞满不疼痛，大陷胸汤证是心下鞕满而疼痛。

半夏泻心汤方

半夏半升（洗）　黄芩　干姜　人参　甘草（炙）各三两　黄连一两　大枣十二枚（擘）

上七味，以水一斗，煮取六升，去滓，再煎取三升，温服一升，日三服。

本证为上热下寒，气机升降不利而痞塞不通，故以黄连、黄芩苦降心火，半夏、干姜辛开滞气，寒热并用，升降兼施。因下致脾虚，故用人参、炙甘草、大枣健脾补中。

太阳少阳并病，而反下之，成结胸，心下鞕，下利不止，水浆不下，其人心烦。（155）

这条论述太少并病，误下成结胸证。

太少并病，不应当下，反而泻下，邪热随下陷入胸膈，与水饮互结成为结胸，出现心下鞕满痛。泻下伤正则下利不止，邪阻于胸膈则水浆不下，气、痰、热结于心下则心烦。临床见此证必难治，张仲景未出方治。有的注家认为，既有实又有虚，治疗棘手，可用理中汤试治。刘渡舟提议用柴胡桂枝干姜汤，他认为结胸都会兼阳明，见大便不通。此证是兼太阴下利不止，水浆不下的危候。正虚邪盛，用柴胡桂枝干姜汤有温太阴，也有点儿开解作用。张仲景既未出方治，又未言是死证，后人推理，想方设法，也是必然，值得参考。至于成无己注此条："邪分太少，入里分道扬镳，太阳之邪入里成结胸，少阳之邪入里则下利。"是否值得参考？可以考虑。不过这也只是理论推测，无助于临床，只不过独树一帜，别家无此解释法。

脉浮而紧，而复下之，紧反入里，则作痞，按之自濡，但痞气耳。（156）

这一条论述伤寒表实误下造成痞证。

"脉浮而紧"是太阳伤寒表实之脉，应以麻黄汤发汗。注意"而复下之"不是而反下之，而反下之是不应当下而用下法，是一种误治，而复下之是之前可能用过发汗解表法而病没好，所以又用泻下法。往往表实证会发热，病家、医家急于退热，用发汗解表未愈，就再用泻下，想釜底抽薪，但没想到辨证不清，表里不明，徒伤脾胃之气，里气一伤，表邪乘虚入里，与痞气堵心下，形成痞证。痞证是表热陷入心膈，而腹中脾胃之气虚寒，形成上热下寒，寒热虚实错杂堵塞气机之证。"紧反入里，则作痞"，这是张仲景以脉代机的写作方法，在《伤寒论》中屡见不鲜，就是表邪入里则作痞。"按之自濡，但痞气耳"，切诊，也可以叫按诊，就是按一下上腹部，即心下心窝部；"自濡"，就是自然濡软，有的注家说濡就是软，有的干脆将濡读软。实际上濡与软还是有区别的，濡是细腻柔软的意思，俗话说软绵绵的。另外，本条的"痞气"要和结胸证的"心下结鞭"对比："痞"只是气痞，"结鞭"是热与有形之物凝结而成；痞是本虚，结胸是纯实。

太阳中风，下利呕逆，表解者，乃可攻之。其人漐漐汗出，发作有时，头痛，心下痞鞭满，引胁下痛，干呕短气，汗出不恶寒者，此表解里未和也，十枣汤主之。（157）

这一条论述太阳表证兼夹水饮停聚胸胁的证治，并与结胸的类证对比。

"太阳中风，下利呕逆，表解者，乃可攻之"，太阳中风有表证，出现下利、呕吐的里证，必须先解表后攻里，这是原则，不能失序。下面叙述这个病人的主症和兼症。"其人漐漐汗出，发作有时，头痛"，表面看像是表证，有汗出，有头痛，可是汗出是"漐漐汗出"，而且"发作有时"，也就是时出时不出，头痛兼见上吐下泻，这个头痛就不是表证，可能是水饮上冲的头痛。"心下痞鞭满，引胁下痛，干呕短气，汗出不恶寒者"，这才是叙述本证的主症。

心下痞鞕满与结胸证类似，但结胸是正在心下结鞕，满闷而痛，本证除心下鞕满还有痞堵，而且牵引胁下痛，这个水饮就比结胸范围扩大了，可见水饮比结胸散漫，故冲动上下，上可见呕逆，下可见泄利，而且阻滞气机导致短气。虽然汗出而不恶寒，为什么汗出不恶寒？是因为水饮内攻，影响营卫和调，故汗出，虽然汗出而不恶寒，说明表证已解而里未和，"里未和"就是里面的水饮没有解决，用十枣汤治疗。实际上这一条与《金匮》中的悬饮是一致的，只不过《金匮》的悬饮无表证，此条的悬饮来路是太阳中风，也就是本条的悬饮有表证，在治疗上有表证要先解表，然后再攻里，而《金匮》的悬饮无表证，只攻里就行了，无须顾及表，可能本条是悬饮的初起阶段，或者是悬饮夹有外感，临床上见到的胸膜炎（悬饮）常见初起有表证。

十枣汤方

芫花（熬）　甘遂　大戟

上三味，等分，各捣为散，以水一升半，先煮大枣肥者十枚，取八合，去滓，内药末，强人服一钱匕，羸人服半钱，温服之，平旦服，若少下，病不除者，明日更服，加半钱，得快下利后，糜粥自养。

本方为逐水峻剂，芫花、甘遂、大戟都能逐水，性峻猛，用大枣护脾胃，缓三味药过于峻猛，也就是缓三味药的毒副作用。为什么用大枣不用甘草，甘草解毒不是比大枣还强吗？因为甘草与三味药是十八反的相反药，是古人配伍禁忌，所以用大枣不用甘草。为什么用十枣名方？是为了突出大枣的作用，没有枣此方是不行的，治病虽要攻邪还要留人，必须既攻邪治病又保护正气，甚至保护正气比攻邪治病更重要，服药要在平旦，就是早晨服，目的是得快下利方便。逐水峻攻，必定正气有伤，"糜粥自养"，是借水谷养正。

太阳病，医发汗，遂发热恶寒，因复下之，心下痞，表里俱虚，阴阳气并竭，无阳则阴独，复加烧针，因胸烦，面色青黄，肤瞤者，难治，今色微黄，手足温者易愈。（158）

这一条论述太阳病汗下烧针误治致虚的变证与预后。

"太阳病，医发汗"是正治，"遂发热恶寒"，遂是继续、紧接着的意思，就是太阳病，医生用发汗法后继续发热恶寒，说明发汗不得法，不是过汗，就是病重药轻，所以继续发热恶寒，医生看见还发热，又用泻下法，伤脾胃之气，表邪乘下入里，形成"心下痞"，既汗伤表阳，又下伤里阳，所以表里阴阳俱虚竭。这个"竭"不要理解为衰竭，应理解为竭乏，有程度的差异。"无阳则阴独"，这个"阳"不是指阳气，而是指表证，无表证为无阳；里虚痞称阴独。这时医生见无表证只有里虚痞，又用烧针治里虚痞，火邪内攻心胸，所以胸烦。胸烦是指胸闷心烦，由火邪攻逼所引起。"面色青黄，肤瞤者，难治"，张仲景以望色观外而决吉凶断预后。青为木色，是肝的本色；黄为土色，是脾的本色。青黄相见，是肝木克脾土。"肤瞤"是皮肤肌肉跳动的意思。肺主皮肤，脾主肌肉，肺脾气虚则皮肤肌肉跳动，这叫土不生金，加之肝木又克脾土，所以说"难治"。难治不是不治，不是死证，还可以缓肝和脾，培土生金，想方设法救治。如果色见微黄，手足温者，说明脾阳不衰，还可以温达四肢，有脾胃之气则生，所以说"易愈"。

心下痞，按之濡，其脉关上浮者，大黄黄连泻心汤主之。（159）

这一条论述了热痞的证治。

本条叙证简略，"心下痞，按之濡软"是所有痞证的共有症。只有一个"其脉关上浮"就用大黄黄连泻心汤，叙证显得简略。据刘渡舟推测，应当有心烦、舌尖红、大便不爽，或者吐血，或者衄血，而且"关上浮"不要看得太死，浮代表阳脉，凡大、浮、数、动、滑都是阳脉，凡关上见阳热脉象，又有以上症状就可以用大黄黄连泻心汤治疗。

大黄黄连泻心汤方

大黄二两　黄连一两

上二味，以麻沸汤二升，渍之，须臾，绞去滓，分温再服。臣亿等看详大黄黄连泻心汤，诸本皆二味。又后附子泻心汤，用大黄、黄连、黄芩、附子，恐是前方中亦有黄芩，后但加附子也，故后云附子泻心汤，本云加附子也。

据现代伤寒大家刘渡舟教授说："大黄黄连泻心汤加上黄芩，

就是三黄泻心汤，这是个古老之方，也不是张仲景的，太仓公淳于意的诊籍里有一个火齐汤，据说就是三黄泻心汤。古人用它治妇女心火不能下降，所谓'胞脉闭也'，就是月经不来。"

麻沸汤，钱天来云："麻沸汤者，言汤沸时，泛沫之多，其乱如麻也。""渍之"是浸泡的意思。"须臾"是一会儿，不要时间过长。因为这两味药都是味苦气寒，大黄还有泻下的作用，不用煎煮而用浸渍，时间不太长，就是为了取其寒凉之气，泄心下之热；保留点儿苦味，降心下痞气。由于浸泡时间不长，味不重，不会引起泻下，但毕竟是苦寒泻下药，一点儿也不泻也不可能，即使稍微泻一点儿也不要紧，不会使心下痞更痞，这可能与体质和浸泡时间长短有关。

心下痞，而复恶寒，汗出者，附子泻心汤主之。（161）

这一条论热痞兼表阳虚证治。

"心下痞"与前条一样是热痞，也可以说是承前条讲的，而又恶寒汗出，而用附子，说明恶寒汗出，不是表虚的恶风寒汗出，而是下焦命门火衰，卫阳不固，所以恶寒汗出。恶寒汗出是阳虚的虚寒象，怎么知道心下痞是热呢？其一，治方中用三黄泻心火；其二本条症简脉略，一定有心烦、舌尖红、大便不爽、口渴等症，脉可能浮滑无力；其三，承前条的心下痞。在一个人身上，既存在下焦命门火衰，卫阳不固的阳虚寒证，又有心下热痞的热证，可谓虚实寒热错杂证，用附子泻心汤。该方药味不多，仅四味，但寒热并用，虚实兼施，可见此证错综复杂，符合《内经》："阴阳者，数之可十，推之可百，数之可千，推之可万，万之大不可胜数也。"我们临床工作，就是要把错综复杂的阴阳、寒热、虚实、表里分析清楚，治以相应的方药，以达治病目的。

附子泻心汤方

大黄二两　黄连　黄芩各一两　附子一两（炮去皮，破，别煮取汁）

上四味，切三味，以麻沸汤渍之，须臾绞去滓，内附子汁，分温再服。

本方寒热并用，补泻兼施，三黄泻上焦心火，附子别煮取汁厚味助阳，与三黄合方，寒热补泻各建其功。

本以下之，故心下痞，与泻心汤，痞不解，其人渴而口燥烦，小便不利者，五苓散主之。（162）

这一条论述水痞的证治。

前两条论火痞，这一条是水痞，水火相对。火无形，痞本身是无形之气痞，这好理解。而水是有形的，有形之物怎么能形成痞证呢？其实水痞并不是水停在心下，而是停在下焦膀胱，气逆于上焦，形成痞，气不化水，津不上布，所以小便不利、口燥渴，并且心烦。

"本以下之，故心下痞，与泻心汤痞不解"，意思是用泻下法造成心下痞，给泻心汤，没提用哪种泻心汤。据文义，用哪种泻心汤都不解决问题。"其人渴而口燥烦，小便不利者，五苓散主之。"这个人除小便不利外，口渴还特别严重，而且口燥舌干。注意这里的"烦"，是心烦，原因是水停膀胱，气不化津，津液不布。膀胱蓄水，气化不行，气逆上痞，下焦水停，小便不利，用五苓散助气化通小便，诸症自除。这一条也为五苓散补出一个心下痞证的证治。

伤寒汗出，解之后，胃中不和，心下痞鞕，干噫食臭，胁下有水气，腹中雷鸣，下利者，生姜泻心汤主之。（162）

这一条论述寒热水食停滞致痞的证治。

"伤寒汗出，解之后"，说明表证已除。"胃中不和，心下痞鞕"示消化不良，心下痞而且鞕，说明痞较重，但未成结胸。"干噫食臭"，干噫就是嗳气，就是自觉从胃中泛上一股气来。"食臭"是不消化的腐臭味，俗称"生食气"，说明胃中寒热不调，消化不良。"胁下有水气，腹中雷鸣，下利者"是肠鸣音活跃、亢进的具体描述，雷鸣是个夸张的形容词。"胁下有水气"是病理解释，也是说明病位。一方面是有水气，才腹中雷鸣、下利；另一方面，胁下会有水气反应，水是灌流四旁的，上为痞，下为利，左右是胁下，就是腹的左右两边为胁下，水气泛滥就会有响声，刘渡舟说：

"胁下还会疼痛。"就是腹的左右还会有肠鸣音，甚至疼痛。生姜泻心汤证，就是治疗外感伤寒解后，伤了脾胃之气，胃不和，寒热不调，消化不良，胃不能腐熟食物，脾不能运化水湿，水湿不化造成的痞证。实际上这是脾胃虚弱伤食的证候，临床多见于小儿，用生姜泻心汤治疗效果好。

生姜泻心汤方

生姜四两（切）　甘草三两（炙）　人参三两　干姜一两　黄芩三两　半夏半升（洗）　黄连一两　大枣十二枚（擘）

上八味，以水一斗，煮取六升，去滓，再煎取三升，温服一升，日三服。

本方是半夏泻心汤减干姜为一两，加生姜为四两而成。大剂量生姜是温散水湿的，有人主张用此方加茯苓四两效果更好，而半夏泻心汤无生姜，多干姜二两是温运为主。

伤寒中风，医反下之，其人下利日数十行，谷不化，腹中雷鸣，心下痞鞭而满，干呕，心烦不得安，医见心下痞，谓病不尽，复下之，其痞益甚，此非结热，但以胃中虚，客气上逆，故使鞭也，甘草泻心汤主之。（163）

这一条论述表证误下胃虚，痞利俱甚的证治。

"伤寒中风"是伤寒或中风，不是既伤寒又中风。应当解表，"医反下之"，医生不应当下而用下。"其人下利，日数十行，谷不化，腹中雷鸣，心下痞鞕而满，干呕，心烦不得安。"误下后，利不止，而且一日数十次，完谷不化，吃什么拉什么，腹中肠鸣音亢进，心下痞且较严重，按之略鞕，而腹满憋闷，干呕心烦不能安卧。这是误下损伤脾胃之气，脾虚下利，胃不和则干呕，心烦不得安。医生见痞，误认为泻下病不尽而复下之，一误再误，"其痞益甚，此非结热，但以胃中虚，客气上逆，故使鞕也。"是自注句，解释造成痞鞕的原因，以上症状并不是因为热邪痞结，只是胃中虚，邪气上逆所造成的痞鞕。"客气"是指邪热之气。"甘草泻心汤主之"，用甘草泻心汤治疗。

甘草泻心汤方

甘草四两（炙） 黄芩三两 半夏半升（洗） 大枣十二枚（擘） 黄连一两 干姜三两

上六味，以水一斗，煮取六升，去滓，再煎取三升，温服一升，日三服。

比较其他泻心汤，后人认为这个方子应当有人参，因为脾虚严重。重用甘草补中益气，甘草缓急泄利，加人参合甘草、大枣，增加补益之力。用此方重点在于心下痞、泄利严重、心烦干呕的主症。用半夏配干姜辛开，用黄连、黄芩苦降，开痞散结降逆气，甘草、大枣、人参补脾。

伤寒服汤药，下利不止，心下痞鞕。服泻心汤已，复以他药下之，利不止，医以理中与之，利益甚。理中者，理中焦，

此利在下焦，赤石脂禹余粮汤主之。复不止者，当利其小便。
（164）

　　这一条论述伤寒误下成痞利，并一误再误致滑脱利的证治。

　　"伤寒服汤药，下利不止，心下痞鞕。"汤药是指泻下的汤剂，郑重光说："汤者荡也，即下药也。"伤寒应汗而反下，误治致变，形成痞利。"服泻心汤已，复以他药下之，利不止。"没说服哪种泻心汤，推理治痞利应当用甘草泻心汤。"已"，刘渡舟认为是指这个病好了，我看是"完"的意思，或者是"停止"，就是服完泻心汤，如果这个病好了，医生为什么要用他药下之呢？说明服了泻心汤，痞利没有完全好，医生误认为用汤药泻下邪不尽，才一误再误地用他药泻下，造成后果更严重——下利不止。他药是什么药？据刘渡舟说，汉朝的泻下成药就两个，一个是巴豆制剂，一个是甘遂制剂，他药只可能是这两个。可能刘老做过考察吧！如果就这两种制剂，那够峻猛的，伤正可想而知，所以下利更加严重了。这时医生看见下利更加严重了，察觉有所失误，给理中汤。吃了理中汤利下不但不止，反而更加严重了。张仲景解释说：理中汤是治理中焦的，这个利在下焦，要用赤石脂禹余粮汤治疗才对证。因为一误再误，一次比一次更凶猛地泻下，已经不是单纯伤脾胃，而且伤及肾阳，导致大肠滑脱了。这是下焦的病，用理中汤已是无济于事。用赤石脂、禹余粮治下焦，温脾肾，培中宫为本，涩肠治下为之标。如果用此方不效，或者稍好，或者好了没几天又下利，应当利其小便。为什么要利小便？因为膀胱者，肾之腑也，肾主二便，开窍于二阴，利小便令脏腑各司其事，水谷分别则下利自止。

这一条从叙证立法看，张仲景为治利立了四法：一，痞利用甘草泻心汤；二，中焦虚寒用理中汤；三，下焦滑脱用赤石脂禹余粮汤；四，水谷不别，清浊不分，水走大肠，小便不利用五苓散。这四法总结一下，即一是和解法，二是温中法，三是固涩法，四是利水法。

赤石脂禹余粮汤方

赤石脂一斤（碎）　太一禹余粮一斤（碎）

上二味，以水六升，煮取二升，去滓，分温三服。

赤石脂、禹余粮味甘辛温，质重专走下焦，收敛固脱，涩肠止泻。两味皆土中精气所结，既走下焦涩肠止利，又培中宫实脾胃。

伤寒吐下后，发汗，虚烦，脉甚微，八九日心下痞鞕，胁下痛，气上冲咽喉，眩冒，经脉动惕者，久而成痿。（165）

这一条论述伤寒汗吐下失序，伤阳气致虚不能化水，寒水上逆，迁延日久致痿的变证。

伤寒当发汗，而先吐下，见病不愈再发汗，既伤阳又伤阴，所以出现虚烦，脉甚微。到了八九天，时日已久，阳虚不能化水，水邪泛滥，水气上冲则胁下痛。"气上冲咽喉，眩冒，经脉动惕。""眩冒"就是头晕眼黑；"经脉动惕"就是经脉瞤动，就是常言的心惊肉跳，是水饮发动的原因。日子久了，阳气不能温养筋骨，水不去，津液不生，肌肉筋骨失去营养，四肢就会痿废不用。

伤寒发汗，若吐，若下，解后，心下痞鞕，噫气不除者，旋覆代赭汤主之。（166）

这一条论述伤寒正治。表证解除后，脾胃虚弱，痰饮痞结，痰气上逆的证治。

伤寒经过发汗，或者吐，或者下，表证解除后，出现心下痞、噫气不除，就是呃逆不止，是因为脾胃虚弱，水气致痞，水饮痰气上逆，用旋覆代赭石汤治疗。

旋覆代赭石汤方

旋覆花三两　人参二两　生姜五两　代赭石一两　甘草三两（炙）　半夏半升（洗）　大枣十二枚（擘）

上七味，以水一斗，煮取六升，去滓，再煎取三升，温服一升，日三服。

旋覆花降气涤饮，代赭石降气镇逆，人参、炙甘草、大枣培土益气，生姜、半夏蠲饮降浊。本方以生姜量大、代赭石量小为特点，学者不可不知，反其量病不除，大量生姜和胃降逆，少量赭石镇肝降气。

下后，不可更行桂枝汤。若汗出而喘，无大热者，可与麻

黄杏子甘草石膏汤。（167）

这条论述误下热邪迫肺作喘的证治。

此条与63条同，只是彼为误汗后，热邪迫肺作喘；此为误下后，热邪迫肺作喘，这条的要点是"无大热者"，不是不发热，而是无阳明的蒸蒸大热和太阳的发热恶寒，是邪热迫肺。以喘为主，身热为次，主次分明为辨证要点。无大热总会有小热吧，不会不热！假如不热，无须提及无大热，只是身热次于汗出而喘罢了。治疗与63条同，用麻黄杏子甘草石膏汤治疗。

太阳病，外证未除，而数下之，遂协热而利，利下不止，心下痞鞕，表里不解者，桂枝人参汤主之。（168）

这一条论述误下太阳，致太阴里虚寒，太阳表不解的证治。

这一条采取的是表里双解法。"外证"是指表证，太阳病表证没有解除，而三番五次，或者说一而再，再而三地泻下，于是造成里虚寒协表热而下利。而"利下不止，心下痞鞕，表里不解者，桂枝人参汤主之"。"利下不止，心下痞鞕"，是脾胃虚寒气机不畅致痞的痞利；"表里不解者"，说明太阳表证与太阴里虚寒证同时存在，张仲景用表里双解法——桂枝人参汤治疗。

桂枝人参汤方

桂枝四两（别切）　甘草四两（炙）　白术三两　人参三两　干

姜三两

上五味，以水九升，先煮四味，取五升，内桂，更煮取三升，去滓，温服一升，日再，夜一服。

人参汤理中，桂枝发卫解表。人参汤在《伤寒论》中称理中汤，在《金匮》中叫人参汤。其中人参、白术、炙甘草健脾益气；干姜温运脾阳，合为理中，调理中焦脾胃；加桂枝解表。

伤寒大下后，复发汗，心下痞，恶寒者，表未解也。不可攻痞，当先解表，表解乃可攻痞。解表宜桂枝汤，攻痞宜大黄黄连泻心汤。（169）

这一条是汗下失序，表邪随下陷里成痞，表不解的标本缓急治法。

上一条采取表里双解，这一条采取先表后里的治法。为什么这两条都有"心下痞"而治法不一样呢？是因为前一条既有表寒，又有里虚，是一个虚寒证，所以温里治痞与解表同时进行是合理的，本条虽有表证，但泻下后邪热入里成热痞，是一个热实证，既然不虚就可以先解表，后攻里，是正治法。如果先攻痞，会导致表邪不解，不是内陷就是传变。后世诸多注家认为，"恶寒者"前面应有"发热"。不同于前一条的虚寒痞，下利不止，也不同于160条的心下痞兼表阳虚而恶寒汗出，采用寒热补泻合治法。

伤寒发热，汗出不解，心下痞鞭，呕吐而下利者，大柴胡汤主之。(170)

这一条是论述少阳与阳明合病的证治。

"伤寒发热，汗出不解"是伤寒发烧，汗出热不退，未有恶寒，说明这个发热不是太阳表热，而是阳明里热；汗出热不退，说明汗是阳明汗。"心下痞鞭"，心下痞而且还鞭，这个痞要比泻心汤证的痞还要严重，应与大柴胡汤证的"心下急"互看。"呕吐而下利"，既呕又吐，较柴胡汤证的呕为重，说明少阳枢机不利，兼阳明里热阻滞气机。下利是热迫肠胃，据胡希恕和刘渡舟说，汉代痢疾与泄泻不分，都称下利，此处下利是痢疾，不是一般的泄泻。大柴胡汤是表里双解的方子，表是指少阳，里是指阳明，表里双解就是双解少阳阳明的，这也叫两解法。这里的表里两解是相对的，是半表半里的少阳相对阳明而言的表，不是太阳之表。

病如桂枝证，头不痛，项不强，寸脉微浮，胸中痞鞭，气上冲咽喉，不得息者，此为胸有寒也。当吐之，宜瓜蒂散。(171)

这一条论述胸膈痰滞的证治。实际上这是杂证，由于它有发热恶风汗出，类似桂枝证，又有胸膈痞堵的类证，所以放在这里鉴别。

"病如桂枝证"，就是桂枝汤证的类证，也有发热、微恶风寒、汗出等症。但有"头不痛，项不强"，排除了表证。"寸脉微浮"，寸脉主上焦，微浮是稍微有点浮象，这样的脉说明上焦胸膈上的痰饮有上越之势。"胸中痞鞕，气上冲咽喉不得息者"是叙症的，胸膈间痰饮阻滞气机，出现胸中痞鞕。"胸中痞"好理解，是痰饮阻滞气机所引起的；"胸中鞕"不好理解，这个"鞕"字是指痞的程度而言的，表示痞得严重，严重到"气上冲咽喉不得息"。"此为胸有寒也"，是张仲景的自注句，是指胸中有寒。"寒"字，古人有两种解释，广义的"寒"当"邪"讲，狭义的"寒"当"痰"讲，秦汉以前还没有"痰"字，据说魏晋时期陶弘景的《名医别录》中才出现"痰"字。"胸有寒"就是胸中有痰，但也有注家把"寒"解为"邪"，说是胸中有寒邪，阳气不得宣通，津液不能流贯，致成痞鞕，其气不得下达，所以逆冲咽喉而不得息，这种解释虽通，但不尽切合实际。

瓜蒂散方

瓜蒂一分（熬黄） 赤小豆一分

上两味，各别捣筛，为散已，合治之，取一钱匕。以香豉一合，用热汤七合，煮作稀糜，去滓，取汁和散，温顿服之。不吐者，少少加，得快吐乃止。诸亡血虚家，不可与瓜蒂散。

本方是涌吐剂，以瓜蒂、赤小豆、香豉三味组成。瓜蒂苦寒有毒，其性上行涌吐；赤小豆甘酸涌泄，其性下行利水；香豉作糜有轻清上升之用，可增强瓜蒂涌吐力量。

病胁下素有痞，连在脐旁，痛引少腹入阴筋者，此名脏结，死。（172）

这一条讲脏结的死候。其实本条与上条同是杂病，放在这里主要作鉴别。

本条病位在胁下，涉及厥阴肝；又连带脐，是太阴脾的部位；以及少腹，为少阴肾；阴筋又是肝肾二经所过、所主的部位与器官。病症是痞痛，有必要与前条鉴别。

本病平素胁下有痞，病位在胁下至肚脐旁，这个"痞"不是泻心汤证的痞气，而是痞块，类似癥块、积聚，而且疼痛得厉害，牵引至少腹，然后入阴筋。胁下是厥阴肝的部位，脐是太阴脾的部位，少腹是少阴肾的部位。少腹、阴筋又是肝肾所过所主的部位。三阴脏结，寒凝而阳气不温，独阴无阳则属死候。

伤寒若吐若下后，七八日不解，热结在里，表里俱热，时时恶风，大渴，舌上干燥而烦，欲饮水数升者，白虎加人参汤主之。（173）

这一条论阳明热证兼伤津液的证治。实际是伤寒太阳病应发汗而误吐下伤津液，表邪入里化热，形成表里俱热的太阳与阳明并病证。

伤寒在表应发汗，不用汗法反用吐法，津亡于上；又用下法，津亦亡于下，导致表证七八日不解，迁延日久，表邪不解时日已长，入里化热。"热结在里"，也就是热邪郁结在胃腑。这里的"热结"，刘渡舟解为"集结"，区别于阳明的"燥结、凝结"。我认为热邪郁结更贴合词意，反正此热结不是热与槽粕凝结，而是气分散漫，热邪郁结。"表里俱热"，表热则时时恶风，里热则"大渴，舌上干燥而烦"，"舌上干燥"是吐下伤津，里热又伤津；"而烦"是在口舌干燥非常严重的情况下，更有心烦意乱的精神症状，这也是热伤神，津气不足的表现。"欲饮水数升"，说明津液干涸严重，引水自救，这是大渴大饮的具体描述。用白虎加人参汤治疗。用白虎汤清热，加人参益气生津，热清津回，表里之热俱解。此证既是表里俱热，一定表现为高热不退，白虎汤清阳明大热，人参生津液，表热又是如何解除的？石膏一药辛寒，不但清阳明里热，而辛能散，可散表热；配甘草之甘，辛甘化阳走表，故此方表里双解。

伤寒无大热，口燥渴，心烦，背微恶寒者，白虎加人参汤主之。（174）

这一条从疑似证的侧面论述阳明热盛，气阴两伤证治。

"伤寒无大热，"是指伤寒表证身无大热，就是无高热。无高热不等于不发热，言外之意有小热，就是有发热而不高，也可能是现代讲的低热。发热不高，但是出现了口燥渴、心烦的症状，说明阳明内热伤津严重，口渴不是一般的口渴，而是口燥渴，是口渴干燥得严重，而且还心烦。说明阳明内热津气损伤严重，这样一个有表证而发热不高，出现心烦、口燥渴的阳明内热伤津的突出症状，给辨证带来了困难。下面说"背微恶寒者"，更是一个疑难症状，因阳明热证可出现背微恶寒，少阴虚寒也可出现背恶寒，只不过阳明热证的背恶寒是稍微有点恶寒，而且会出现热伤气津的心烦、口燥渴，并有发热。本证虽无大热，但总还是有些热，说明这个微恶寒是热极似寒，并不是真正的恶寒，是个假象。而少阴背恶寒，一定口中和，口不渴，无热背恶寒，四肢不温。阳明热证的背微恶寒，历史多数注家认为背为阳，阳明热盛，肌疏汗泄，不比少阴阳虚背恶寒严重，并且口中不渴、四肢不温。这种解释似乎亦通，但我觉得有些差强人意。阳明热证汗泄是常见的，只有恶热不见恶寒。本证表面无大热，背微恶寒是掩盖阳明热盛的疑似症，实际都是假象，而口燥渴、心烦才是主症，才是病证的真相，往往病情发展到极点，阴极似阳，阳极似阴，真假虚实都在疑似之间，要不本证既无大热，又有背恶寒，怎么能用白虎汤大寒之剂呢？

从本条张仲景提示人们，辨阳明热盛白虎汤证的大热、大渴、大烦、大汗的情况下，不要忘了阳明热极也会在燥渴、心烦的基础上有无大热、背微恶寒的疑似症。这就表明了辨证的细腻性和复杂性，引人深思，可见辨证之难。

伤寒脉浮，发热无汗，其表不解，不可与白虎汤。渴欲饮水无表证者，白虎加人参汤主之。（175）

这一条讲述了白虎汤的使用原则与禁忌证。

"伤寒脉浮，发热无汗"是太阳伤寒表实证，应当有恶寒，文中只讲发热不提恶寒，是因为在临床中，发热最难分清是表证发热还是里证发热，也就是划不清太阳与阳明的界线。这里只讲发热不提恶寒，张仲景让学者留意辨别表里，所以紧接着就是"其表不解，不可与白虎汤"，也就是麻黄汤证是白虎汤的禁忌证。下面说"渴欲饮水无表证者，白虎加人参汤主之"，提出了白虎汤的使用原则，必须是发热、渴欲饮水并且无上述表证的情况下才可使用。因渴欲饮水，津液已伤，故加人参。

太阳少阳并病，心下鞕，颈项强而眩者，当刺大椎、肺俞、肝俞，慎勿下之。（176）

这条与147条共鸣，前后呼应。147条论太少并病禁发汗，如误发少阳汗则谵语。此条论太少并病禁泻下，误下少阳变结胸。

所谓太少并病是太阳证的颈项强未罢，邪传少阳，少阳证的心下鞕与眩冒症相继出现。此条与147条的证相同，故治法也相同。147条指出禁汗，此条补出禁下，因禁汗、下，用药为难，故用针法，刺大椎、肺俞以泄太阳，刺肝俞以泄少阳。慎不可下之与慎不可发汗都是叮嘱，表示误汗、误下少阳有危险，要谨慎！

太阳与少阳合病，自下利者，与黄芩汤。若呕者，黄芩加

半夏生姜汤。(177)

这条论太少合病下利的证治。

太阳与少阳二经症状同时出现，叫太少合病。未经汗、吐、下而自发下利，叫自下利。这种下利是因少阳热迫肠胃而引起的，这时应发太阳之汗；又因少阳禁汗，只能清少阳热邪，热邪一清，下利自止。自下利是少阳热邪逼迫肠胃，解决热邪，太少二经的病证也就解除了。

黄芩汤方

黄芩三两　甘草二两　芍药二两　大枣十二枚（擘）

上四味，以水一斗，煮取三升，去滓，温服一升，日再夜一服，若呕者，加半夏半升（洗），生姜一两半，一方三两（切）。

黄芩是苦寒药，泄肝胆热；芍药酸寒能养肝阴，伐土中之木，止腹痛；甘草、大枣甘缓补中扶正。如有夹饮呕逆，加半夏、生姜化饮止呕。

黄芩加半夏生姜汤方

黄芩三两　甘草二两　芍药二两　大枣十二枚（擘）　半夏半升（洗）　生姜一两半（一方三两，切）

上六味，以水一斗，煮取三升，去滓，温服一升，日再，夜一服。

伤寒胸中有热，胃中有邪气，腹中痛，欲呕吐者，黄连汤

主之。（178）

这条论述素有上热下寒，寒热错杂，伤寒后腹痛欲呕吐的证治。

需要指出的是，条文中两个"有"字是固有的意思，也就是原本就有，胸中原来就有热，胃中平素就有邪气，邪气是指寒气。"欲呕吐"，就是想要呕吐，也可能呕吐，也可能想呕吐又吐不出来。

这条实际上是夹杂证，是伤寒夹有上热下寒、寒热错杂证。由于胸膈原来就有热，而中焦肠胃又有寒，上热则欲呕吐，下寒则腹中痛，用黄连汤清上热，温下寒，调和寒热治疗本证。

黄连汤方

黄连三两　甘草三两（炙）干姜三两　桂枝三两（去皮）人参二两　半夏半升（洗）大枣十二枚（擘）

上七味，以水一斗，煮取六升，去滓，温服，昼三夜二。

本方即半夏泻心汤去黄芩加桂枝组成，寒热互用。但寒药只一味黄连，其余六味都是温药或补药，说明上热不为主，下寒是为重，虽名黄连汤，实为温中兼清上。黄连清胸中热，干姜温胃中寒，半夏降逆止呕吐，桂枝温通内外，人参、甘草、大枣扶正安中。

伤寒八九日，风湿相抟，身体疼烦，不能自转侧，不呕不

渴，脉浮虚而涩者，桂枝附子汤主之。若其人大便鞕，小便自利者，去桂加白术汤主之。（179）

这一条与下一条是讨论风寒湿三邪杂合致痹的痹证，可以说是杂病，属伤寒的类证。由于痹证常由伤寒诱发加重，因此将这两条放此处对比。

"伤寒八九日"，寒邪犯肌表时日已长。"风湿相抟"讲病因病机的，风与寒是互词，就是风寒湿相互作用，如《素问·痹论》说："风寒湿三邪杂而合之。""身体疼烦"是全身疼得厉害，"疼烦"是特别疼的意思。因寒湿痹肌表，所以全身特别疼。由于湿邪重滞，加之寒邪凝滞，故"不能自转侧"，就是全身疼得活动受限。"不呕不渴"中，不呕排除了少阳证，不渴排除阳明证。为什么要排除少阳与阳明证呢？说明病不在里而在肌表。"脉浮虚而涩者"，伤寒脉应浮紧，而浮虚脉显然不是伤寒脉，那么这个浮虚而涩脉就是切之浮而无力、按之涩滞不畅的复合脉象，代表风寒湿痹阻在肌表，用桂枝附子汤治疗。"若其人大便鞕，小便自利者，去桂加白术汤主之。"如果该病人出现大便干，小便自利，说明脾虚湿盛。脾主肌肉，现有"身体疼烦，不能自转侧"是湿邪为盛，病位在肌肉，故去走表祛风的桂枝，加化湿健脾的白术，白术对脾虚便秘很有效，后世有医学家用独味白术治脾虚便秘，很可能是从本条悟出的。这里需要说明的是为什么湿邪盛而小便自利，历代注家避而不谈，我认为湿与水饮是不同的。湿邪困脾，脾不健运，水液别走小便而致小便自利、大便干，湿邪留于肌肉，全身疼痛，不能自转侧。我初读《伤寒论》时，对此条不理解，后来在反复学习中，结合临床发现，有一部分痹证患者，大便干，小便如常，才悟出湿伤肌肉，水走膀胱，湿与水液有别。

桂枝附子汤方

桂枝四两（去皮）　附子三枚（炮去皮，破）　生姜三两（切）大枣十二枚（擘）　甘草二两（炙）

上五味，以水六升，煮取二升，去滓，分温三服。

此方为桂枝汤去芍药加附子而成，与22条桂枝去芍药加附子汤药味完全相同，但剂量不同，主治各异，该方以祛风逐湿为主。因风胜于湿，故桂枝为君，祛在表之风邪；附子为臣，温在经之寒湿；以甘草、姜、枣和营卫，辛散甘缓治风湿。

去桂加白术方

附子三枚（炮去皮，破）　白术四两　生姜三两（切）　甘草二两（炙）　大枣十二枚（擘）

上五味，以水六升，煮取二升，去滓，分温三服。初一服，其人身如痹，半日许复之。三服都尽，其人如冒状，勿怪，此以附子、术并走皮内，逐水气未得除，故使之尔。法当加桂枝四两。此本一方二法，以大便鞭，小便自利，去桂也；以大便不鞭，小便不利，当加桂。附子三枚恐多也，虚弱家与产妇宜减服之。

此方是桂枝附子汤去桂加白术组成，因湿胜于风，故去疏风之桂枝，加健脾化湿的白术。

风湿相抟，骨节疼烦，掣痛不得屈伸，近之则痛剧，汗出短气，小便不利，恶风不欲去衣，或身微肿者，甘草附子汤主之。（180）

　　此条与前条共论风湿痹痛。前条论风寒湿痹于经表，风胜于湿，痹偏重于肌肉以及湿胜于风。此条论述风寒湿著于关节，风寒湿俱重。

　　"风湿相抟"，风与寒是互词，风寒湿相互作用。"骨节疼烦，掣痛不得屈伸，近之则痛剧"，关节剧烈疼痛是一种抽掣痛，不能屈曲与伸展，靠近疼痛的关节就痛得更加剧烈，这说明关节部的疼痛程度、特点、状态。"汗出短气，小便不利"，说明脾虚湿盛，风湿著于内；"恶风不欲去衣，或身微肿者"，说明风湿滞于外，这里用"或"字，是不定词，可有可无的意思，可以理解为有时身微肿，也有不肿者。"甘草附子汤主之"，用甘草附子汤治疗。

　　甘草附子汤方

　　甘草二两（炙）　附子二枚（炮去皮，破）　白术二两　桂枝四两（去皮）

　　上四味，以水六升，煮取三升，去滓，温服一升，日三服，初服得微汗则解。能食，汗止复烦者，将服五合，恐一升多者，宜六七合为始。

　　本方用甘草缓阴气之急，附子温阳气之微，白术燥湿，桂枝祛风，本方示人治风湿妙在缓功。

伤寒脉浮滑，此表有热，里有寒，白虎汤主之。（181）

这一条讲阳明热证的脉证与治法。

这条详脉略证，叙证文义欠通，而且简略，仅"表有热，里有寒"一句，不符合前脉后方，恐有舛错脱落，所以诸多注家对之多疑义。注家有谓"寒"字作"邪"字解者，如《医宗金鉴》，有谓"表有热，里有寒"应改作"表有寒，里有热"者，如程应旄。更有谓"白虎"是"白通"之误。现代伤寒大师刘渡舟教授认为，应当在"表"下加个"里"，就是"此表里有热"，"里有寒"就去掉不要了，这句就变成"伤寒脉浮滑，此表里有热，白虎汤主之"。"白虎汤主之"，可推知阳明热盛，高热、大汗、大烦渴等症自在言外。

白虎汤方

知母六两　石膏一斤（碎）　甘草二两（炙）　粳米六合

上四味，以水一斗，煮米熟汤成，去滓，温服一升，日三服。

知母味苦性寒，很滋润，能滋津液，养肺胃肾阴，寒能清热，可祛邪养正为君。刘渡舟说："为什么叫知母？就是知道肺阴是肾水之母。"石膏是辛寒之药，成无己说它甘寒，寒能清热，辛能散表里之热，甘能养阴止渴。二药一君一臣，能清阳明气分之热。炙甘草甘温，缓二药之过寒，而且温养脾胃之气，恐过寒之品伤脾胃。粳米微凉而甘，滋胃阴养胃气，恐寒药败伤胃气。

伤寒，脉结代，心动悸，炙甘草汤主之。（182）

这一条论太阳之邪传入少阴，阴阳气血俱虚的证治。

少阴为水火气血之脏，本证就是邪传少阴（足少阴肾、手少阴心），伤心肾的阴阳气血而致心动悸、脉结代。脉结代与心动悸是一致的，都是心之阴阳气血不足所致。心为五脏六腑之大主，主血脉，血不足无以养心阴，心阴心血不足，心阳心气无化源，故心之阴阳气血俱衰，而出现脉结代。动而中止，能自还的叫结脉，主阴血不足；动而中止，不能自还的叫代脉，主阳气不足。出现这种脉，反映心的阴阳气血虚衰。其症为心动悸，比桂枝甘草汤证的"心下悸"加个"动"字，表明心慌、心跳得更厉害，证情更严重，故用炙甘草汤补益心之气血阴阳为先务。此时即使有伤寒之表证未罢，亦在所不顾，总以补血益气复脉为急。

炙甘草汤方

甘草四两（炙）　生姜三两（切）　人参二两　生地黄一斤　桂枝三两（去皮）　阿胶二两　麦门冬半升（去心）　麻仁半升　大枣三十枚（擘）

上九味，以清酒七升，水八升，先煮八味，取三升，去滓，内胶烊消尽，温服一升，日三服。一名复脉汤。

什么叫清酒？汉朝时没有白干酒，都是米酒，像醪糟之类的酒。那种酒古代分两种：一种是白米酒（糯米），叫清酒；一种黄米酒，叫浊酒。现代用低度白干酒也行。

为什么用炙甘草命方名？因为炙甘草有通经脉，利血气的作用。近代药物研究发现，甘草中含有甘草苷，有强心作用，以此甘草对脉结代、心动悸的治疗起主要作用，所以叫炙甘草汤。方中生地黄用量最大，用到一斤，煎煮时间又长，滋阴补血力量大。桂枝通阳，人参益气生脉，阿胶、麦冬、麻仁助地黄养阴补血，姜枣调和营卫。其中枣的用量也大，用至三十枚，既助人参益气，又助生地养血。清酒助药力行速而功迅。气血充，则悸可宁，脉可复。

脉按之来缓，时一止复来者，名曰结。又脉来动而中止，更来小数，中有还者反动，名曰结阴也。脉来动而中止，不能自还，因而复动者，名曰代阴也。得此脉者，必难治。（183）

这条是承上条详析细述结代脉的脉形与意义。开始说脉来得缓，有时一止，止而复来，称谓结脉；次说结阴脉是脉缓忽然中止，但止后勉强作小数而恢复其搏动；最后说代阴脉也在搏动时中止，但是止而不能立刻自还，必须候之略久才恢复搏动。由此可见，结阴、代阴虽都有歇止现象，而代阴脉较结阴脉明显为重。所以古人说："结脉是邪气的留结，代脉是真气的虚衰。"由此可见，"得此脉者，必难治"一句是正确的。

辨太阳病到这一条就结束了。如刘渡舟说："太阳病从太阳之为病开始，到最后的伤寒脉结代，心动悸，炙甘草汤主之。手少阴心脏病为结尾，这有什么道理？因为太阳与少阴为表里，少阴一个是肾一个是心，即足少阴肾、手少阴心。太阳病开始发病时发热恶寒，开始抵抗，邪气郁于表，最后以手少阴心脏的虚衰作为结尾，从邪气开始到正气虚衰，太阳又和少阴相表里，有这么一个内在联系。"

辨阳明病脉证并治

问曰：有太阳阳明，有正阳阳明，有少阳阳明，何谓也？答曰：太阳阳明者，脾约是也；正阳阳明者，胃家实是也；少阳阳明者，发汗利小便已，胃中燥烦实，大便难是也。（184）

这一条用问答形式，讨论阳明病因的分类。

阳明病根据成因与来路不同分为三类，即太阳阳明、正阳阳明和少阳阳明。

"太阳阳明"是病人平素就患脾约证。脾约是汉代的一个病证名，形成脾约的原因是胃阳素强而脾气虚弱，脾被胃的燥热所约束，脾不能为胃行其津液而大便干结难解。同时脾阴也不足，不过中医不讲脾阴，一般把脾阴的不足归到胃阴里了。补胃阴、滋胃津就是滋补脾阴了。患太阳病前就有脾约证了，这样的阳明病就叫太阳阳明，来路是太阳病，成因是先有脾约证，又感伤寒太阳病，不管太阳表证罢与不罢，都出现了大便燥结难解的阳明病。

　　"正阳阳明"是阳明本身的病。也就是条文中所说"胃家实是也"。成无己注解，邪至阳明经，传之阳明腑，谓之正阳阳明。或者说，不是太阳经与少阳经传来的阳明病，而是阳明胃腑本身燥热成实的阳明病。

　　"少阳阳明"就是从少阳经传来的阳明病。少阳病禁汗吐下，李东垣补出禁利小便，"少阳阳明者，发汗利小便已，胃中燥烦实，大便难是也。"误发少阳汗，或误利少阳小便，构成胃中燥。"烦实"二字，刘渡舟主张删掉，我想此"烦"是心烦，因为伤了胃阴兼燥实证，并且邪从少阳胆经来，心烦、谵语不可避免。"实"是胃燥成实，不要随便去掉，因此大便难解。

　　这三类阳明病程度轻重不同。"太阳阳明者，脾约是也"，可以用滋脾润肠法，如麻子仁丸。"正阳阳明者，胃家实是也"，燥实程度最重，用大承气汤泻下。少阳阳明用发汗、利小便造成胃肠燥，大便难，可用小承气汤或调胃承气汤。

阳明之为病，胃家实是也。（185）

这一条是阳明病的提纲。

六经各经的提纲，条文中都会用"之为病"。"之"的作用是提示读者注意下文的重要性。

"阳病明篇"的提纲与其他五经的提纲不同，其他五经的提纲都是提脉证，唯有阳明病提病理。其他五经提纲都有脉有症，而唯独阳明经无脉无症，就提了个"实"字，这个"实"是病理。"胃家"是病位，除了胃，还包括肠。《灵枢·本输》云："小肠大肠皆属于胃。"张仲景用脉症为提纲，目的是让人通过脉症了解病理变化。而阳明病提纲不提脉症，只提"胃家实"，突出"实"字，是为了让人知道，阳明经就是足阳明胃、手阳明大肠。胃家实就是胃与大肠实，通过病理来了解脉症。胃肠的生理特征是实而不满，以泄为补，辨胃肠病抓住了"实"也就抓住了辨证的重点。阳明病若能辨出"实"来，那就走到辨证的目的地了，所以阳明病的提纲就突出"胃家实"。同时也通过胃家实的来路、成因、程度，让读者逐一了解阳明病的各种脉症。阳明证又分为阳明经证、阳明腑证。所谓阳明经腑证是热邪入胃与糟粕结实于肠间，致不大便或成燥屎。所谓阳明经证（有的伤寒专家认为是阳明热证）是邪热通过阳明经弥漫全身，出现大热、大汗、大渴、脉大等脉症。

问曰：何缘得阳明病？答曰：太阳病，若发汗，若下，若

《伤寒论》解读

利小便，此亡津液，胃中干燥，因转属阳明。不更衣，内实，大便难者，此名阳明也。（186）

这一条复设问答形式，承上文论述太阳病误治亡津液转属阳明。

阳明病的成因不止一端，这一条是太阳病汗、下利小便致亡津液，胃肠干燥，因此转属阳明。转属与转入不一样，转入是太阳之邪已罢，其邪彻底转入阳明，是传经。而转属是太阳经邪未罢，而阳明病胃家实就出现了，实际上是太阳阳明并病，也就是提纲中说的太阳阳明病。有的注家认为少阳阳明也如同此条，因少阳误汗、下利小便同样可以转属阳明，形成少阳阳明病，即形成阳明病，所以"不更衣，内实，大便难者，此名阳明也"。这是对阳明病的临床表现与病理解释。注家对此认识不一，有认为是轻重不同的三大症，也有人认为不更衣、大便难是其症，内实是病理总结。"不更衣"是不上厕所的意思，古人穿衣肥大，特别是有身份的官职人员，衣着长袍，不便解手，故解大便时要更换方便的短衣，所以更衣就成了解大便的婉言了。

问曰：阳明病外证云何？答曰：身热，汗自出，不恶寒，反恶热也。（187）

这一条讲阳明病的临床表现，古人叫外证或外候，并且与太阳病作区别。仍用问答方法。

"阳明病外证云何？"阳明病的外证如何呢？回答说："身热，汗自出，不恶寒，反恶热也。"这里的身热不比太阳发热，太阳发热是表热，扪之烫手，待时稍久，感觉热就微不足道；而阳明身热，扪之越来越烫，热势如蒸笼的蒸气，称"蒸蒸而热"。由于内热蒸腾逼迫，汗就出来了，这种出汗是大汗，称"濈濈汗出"，这种出汗也是生理要求，通过出汗散热。"不恶寒"是排除太阳病发热恶寒，别清表里。"反恶热"是内燥里热，用个"反"字是突出阳明内燥里热，恶热是自觉症状，就是怕热不怕冷，解衣弃被，扬手掷足。这就是阳明病的外证，就是外在表现。阳明病有里证、有外证，里证就是前条讲的不更衣、大便难。外证就是本条讲的身热、汗自出、不恶寒反恶热。这里的外证可不是太阳表证，这个外指的是外在表现。太阳病的表证是指体表而言。

张仲景讲阳明病从内外证分述，前后两条要合看。诊断阳明病也要内外合观，内有不大便、内燥实、大便难，外有身热、自汗出、不恶寒反恶热。由于内燥热实亡津液，逼迫汗出濈濈，身热蒸蒸，更亡津液，那么口燥烦渴、脉洪大浮滑在所必然。

问曰：病有得之一日，不发热而恶寒者，何也？答曰：虽得之一日，恶寒将自罢，即自汗出而恶热也。（188）

这一条讲述阳明病起初见恶寒的原因，以及转属阳明的辨证要点。

"病有得之一日"，一日是个约数，也就是一半天的意思，表示阳明病初起。"不发热而恶寒者，何也？"意思是不发热而怕冷是什么原因？回答说：病虽然得了一半天，怕冷的症状即将自然停止。马上就会自汗出怕热了。这是讲太阳阳明阶段，阳明病初起时，由太阳之邪传给阳明，有个过渡时间，这段时间是短暂的，就一半天，太阳之邪传到阳明，太阳经之邪还没有完全自罢，会有短暂恶寒。张仲景告诉人们，恶寒即将自罢，很快会出现阳明的自汗出恶热的证情。从这条看，张仲景教人辨证细腻决微，提醒人们不要被短暂恶寒掩盖阳明内热的真相。

问曰：恶寒何故自罢？答曰：阳明居中，主土也。万物所归，无所复传，始虽恶寒，二日自止，此为阳明病也。（189）

这一条承上条，设问答解释恶寒自罢的机理。

承上条提出为什么恶寒自止？回答：阳明居中，属于土。这是阴阳五行学说的内容，阳明居中，属阳土；太阴居中，属阴土。阳明主燥，从燥化，土可以生长万物，所以称土是万物所归，邪气到了阳明，就像万物归于土，无所复传。这不是说邪气传至阳明经就不传经了，而是说邪在经还可传变，入腑化燥成实，就"无所复传"了。邪气到了腑，就凝结构成胃家实，这就是病邪的一个归结。所以用清泄阳明实热燥结的方法，这是首要方法。邪入阳明之腑是病的终结，不再像阳明经邪那样随便传变，治疗得当可以痊愈，失治误治可成死候。所以邪气还没完全入腑，在经的时候还有点恶寒，但恶寒也是短暂的；入腑则恶寒自止，出现不恶寒而发热汗出，这就成为阳明病。

本太阳初得病时，发其汗，汗先出不彻，因转属阳明也。伤寒发热无汗，呕不能食，而反汗出濈濈然者，是转属阳明也。（190）

这条分两段论述太阳经传阳明的原因与见证。

第一段论述原本是太阳病，初起之时，用发汗法，是顺治，汗原先或者说始终出得不透彻，因此转属阳明。需要解释几个字才可能理解条文：第一个是"本"字，原本的意思；第二个是"先"字，原先的意思；第三个是"彻"字，透彻的意思，有注家解释为"达"，有注家解为"除"。

我认为"汗先出不彻"一句中的"彻"字是指汗而言，不是指邪，应当解释为"透彻、彻底"。如果原先发汗透彻，治病得法，病邪可以解除。反之，不得法的发汗，汗发不透彻，不但不解除病邪，还可以损伤津液，加之邪热不解，会转属阳明。这里的转属同样有并病于阳明的意思。"因转属阳明也"一句，尤在泾认为是转属阳明经，不会转属阳明腑，因本条没有伤胃中津液。而186条同样是邪从太阳经转属阳明，见汗下利小便，胃中干燥，这是指转属阳明腑证。此为发汗不透彻或者不得法，虽伤津液，但未到亡津液的程度，只是太阳经邪热传并阳明经。值得参考。

第二段讲伤寒不论太阳还是少阳转属阳明的见证。"伤寒发热无汗"，是太阳伤寒表实证。"呕不能食"是里气不和，邪热阻胃，是太阳经传少阳的征兆。"而反汗出濈濈者"，邪传少阳应出现少阳证，现在反而出现了汗出濈濈然的阳明见证，这是太阳之邪转属阳明的见证。所以文终说："是转属阳明也。"

伤寒三日，阳明脉大。（191）

这一条讲阳明主脉。

"伤寒三日"是依《内经》伤寒传经的次第，即一日太阳、二日阳明、三日少阳，但不必拘泥于日数，其意思是伤寒邪气开始在太阳经，次传阳明经，三日为一二日传经完毕，正当传阳明之时，也就是确定为阳明病之时，由于内热充斥或内腑燥实，所以脉大。这是指正阳阳明的大脉，不兼太阳阳明的浮大和少阳阳明的弦大。此条的大脉是指脉体大，与后世的洪脉是一致的，所以称之谓"洪大脉"，如洪水泛滥，波涛汹涌，来盛去衰。

伤寒脉浮而缓，手足自温者，是为系在太阴。太阴者，身当发黄。若小便自利者，不能发黄。至七八日，大便鞕者，为阳明病也。（192）

这一条讨论太阳、太阴、阳明转并的脉证鉴别与传变关系。

"伤寒脉浮缓"，既然是伤寒，脉应当是浮紧，但本条是伤寒脉浮缓，说明这个缓不是缓脉，而是指相对减缓，是对紧脉而言。这与38条大青龙汤证一样，是伤寒太阳表寒化热逐渐入里的脉象，大青龙汤证是"太阳中风脉浮紧，发热恶寒，身疼痛"，表邪化热逐渐入里。本条脉由浮紧逐渐减缓，说明邪未离开太阳经，那么表邪往哪里传？我们应先看太阳表证，既然是伤寒脉浮渐缓，又没有发热、恶风、汗出的中风证，说明是伤寒表寒逐渐化热。随着表寒化热，表寒的症状也就随之减轻、休止，或变化。表寒化热的邪气往哪里去？我们就要看出现的脉症了，脉是浮而缓，症是手足自温。脉说明寒邪在表已化热；"手足自温"是太阴经受邪的表现，脾主四肢，太阴脾经伤寒会四肢手足不温，太阴脾经受太阳经热邪传变，就会出现手足自温，实际上这是太阳太阴的并病。"是为系在太阴"，这里要重点理解"系"（jì）字，是拴住的意思，就是说此时伤寒表寒要入里而未完全入里，与太阴经有牵连了，就是太阳与太阴并病。"太阴者，身当发黄。若小便自利者，不能发黄。"太阳表寒化热顺传，应是传阳明，而本条出现了手足自温，系在太阴。既然邪不入阳明而要入太阴，太阴主湿，脾受邪不能运化水湿，就要从湿化。这与"系在阳明"燥化是相反的，湿与热合，湿热蕴蒸，就会周身发黄。"若"是个推理假设词，如果小便自利，说明湿有出路，通过小便自利可以排湿泄热，所以不能发黄。"至七八日，大便鞭者，为阳明病也。"至七八日，说明时日已久，"大便鞕"是关键词，也是关键症，说明传经之邪不从湿化而燥化，不传太阴而传阳明了。因阳明主燥，与太阴相表里，邪从太阳入太阴，太阴湿邪有出路，病邪由里出表，传至阳明，"大便鞕"是阳明胃肠燥化的表现，所以为阳明病。既然邪传阳明，太阳的表脉表症与太阴的脉症也就不存在了。而阳明的燥热除文中的大便鞕外，脉由浮而缓转为沉而大，不但手足温而且濈然汗出，不恶寒反恶热自在言外。

伤寒转系阳明者，其人濈然微汗出也。（193）

这一条是承上文讲邪从太阳或太阴转系阳明的见证。

伤寒转并阳明，其主症是濈然微汗出。"濈然"是汗出连绵不断的意思，而且由内向外蒸腾的样子。"微汗"，不是稍微有点儿汗，这个"微"是慢之意，是逐渐由轻到重、由小到大、由少到多的意思。因为"系阳明"，有一个传变过程，故症状的出现也有个由慢到快、由缓到急的过程，所以用一个"微"来表达。可见，这个微汗要细细体味。

阳明中风，口苦咽干，腹满微喘，发热恶寒，脉浮而紧，若下之，则腹满小便难也。（194）

这一条讲阳明兼少阳、太阳禁攻下。

"阳明中风"，风为阳邪，易化热，又有"口苦咽干"的少阳证候。"腹满微喘"是阳明腑实证的表现，阳明大肠与肺相表里，大肠实则肺气不利作喘，"微喘"不是大喘，说明热邪未全入腑，邪热仍未离开阳明经，这叫阳明经腑皆受邪。"发热恶寒，脉浮而紧"，是太阳表实证，可见这条是讲三阳合病。"若下之，则腹满小便难也"，三阳合病，太阳、少阳禁下，阳明怕下之太早。本条虽是阳明中风，但兼有太少二证，而且邪在阳明经腑之间，虽燥未实，邪热未全入里成实，应禁泻下。如果下之过早，会伤津液，出现腹更满、小便不利的严重后果。

阳明病，若能食，名中风。不能食，名中寒。（195）

这一条诸多注家观点看法不一致，如二版教材用能食与否辨中风中寒，于义未明，当存疑待考。

成无己认为，"阳明病以饮食别受风寒者，以胃为水谷之海，风为阳邪，阳杀谷，故中风者能食；寒为阴邪，阴邪不能杀谷，故伤寒者，不杀谷。"尤在泾认为："本条是阳明自中风寒之辨。"柯琴认为："此不特以能食不能食别风寒，更以能食不能食审胃家虚实也。"刘渡舟认为："这一条以能食不能食分析中焦寒热。"

实际上，这一条是对阳明病病因、病机、病性的解析。阳明病有经腑病位的问题，还有感邪是中风还是伤寒的病因问题。中风、中寒后，风为阳邪，寒为阴邪，这是病性问题。风为阳邪能杀谷，故能食；寒为阴邪不能杀谷，故不能食。这是审阳明胃腑虚实，反证阳明中风、中寒。其实也能体现病机，但也不能过度拘泥，应当结合脉症。比如阳明经中风就能食，中寒就不能食；阳明经中寒不影响胃腑，只有阳明胃腑受寒才影响饮食。而阳明胃腑受寒，其来路有二：一是传经来的寒邪，二是自受寒邪。不管来自何处，寒邪是阴邪，不能杀谷，故不能食；反之，中风为阳邪，能杀谷，故能食。阳明胃寒不能食，说明胃气衰；能食说明胃热消谷，胃气不衰。但在阳明腑实证里，由于肠胃的燥热影响饮食，用急下法就可以解决暂时的饮食问题，但不在此例。

阳明病，若中寒者，不能食，小便不利，手足濈然汗出，此欲作固瘕，必大便初鞕后溏。所以然者，以胃中冷，水谷不别故也。（196）

这一条别开生面地讲阳明中寒证，并以虚实真假的辨证方法示人如何辨阳明的虚实寒热。

"阳明病，若中寒者，不能食"，前条已讲过，这条承前条讲阳明中寒不能食。"小便不利，手足濈然汗出"，由于阳明中寒，影响阳气的气化，水液不走正道，故小便不利；手足濈然汗出是个类似证，从文字上看好像是阳明热证实证，其实是虚象，胃中寒，水谷不别，怎么能出现实热的手足濈然汗出呢？这个濈然汗出不同于实热的濈然汗出，这是冷汗，是阳虚不能固守的汗，合并手足凉；

而阳明热实逼汗外出的是热汗、黏汗，并见手足自温，或手足温热。因此，仔细观察，不难辨别。看似类似，却有质的区别。"此欲作固瘕，必大便初鞕后溏"，"固瘕"是古代证候名，后世注家解释不一，不过都有共性，举几家说明。柯琴说："固瘕即初鞕后溏之谓，肛门虽固结，而肠中不全干也。"钱天来认为是："坚凝固结之寒积。"刘渡舟认为："'固'就是坚固；'瘕'，气聚也。"总之，这是要形成固瘕证候了，肯定出现大便初鞕后溏。所谓初鞕后溏是中焦虚寒，水谷不别的表现。大便开始干结是初鞕；接着是水谷杂下的稀便，谓后溏。溏形容粪便如池塘的污泥与水混杂在一起的样子，这样的粪便往往是脾胃虚寒，不能腐熟消化水谷。"所以然者，以胃中虚冷，水谷不别故也。"这是自注句，意思是之所以形成这样的证情，是因为胃中虚冷，胃阳衰败，不能腐熟分别水谷。

这一条张仲景恐人只知阳明实热用下法，或阳明有结未定，待日而下之法，全不知有阳明虚寒不可下，反而应用温法。故特引以为戒。

阳明病，初欲食，小便反不利，大便自调，其人骨节疼，翕翕如有热状，奄然发狂，濈然汗出而解者，此水不胜谷气，与汗共并，脉紧则愈。（197）

这条与前条对比，讲阳明中风，胃气不虚，抗邪有力，自然作解的脉症。

前条讲阳明病中寒，不能食，小便不利，大便初鞕后溏。本条讲阳明病初欲食，小便不利，大便自调。显然阳明病后无"若中风"句是省文。中寒，寒为阴邪，不能杀谷，故不能食，不能分别水谷，故小便不利，大便初鞕后溏。中风，风为阳邪能消谷，故欲食，大便自调，至于小便不利、骨节疼痛、翕翕如有热状，是水湿郁闭的表现。本证与前条证候显然在寒热虚实上是不一样的。这样对比就明显了，强化了辨证，一寒一热，一虚一实。

前条是虚寒证，应当用温补法；此条是胃气不衰，虽有水湿郁闭，但正气抗邪有力，将会战汗自解。文中说："奄然发狂，濈然汗出而解。"这是战汗的生动描写，"奄然"是突然的意思，"发狂"并不是杂病中的蹬高而歌，弃衣而走，骂詈不避亲疏的狂证，而是战汗前躁烦的一种表现。"奄然发狂"，就是突然烦乱，绵绵不断地汗出而后解。"此水不胜谷气，与汗共并"，意思是水湿不能战胜胃阳之气，与战汗一起排出体外。"脉紧则愈"，注家有两种观点：一种认为在战汗前出现了紧脉，脉跳得有劲，标志着正气恢复，邪气将去，所以脉紧，这个紧脉是病愈的标志。另一种认为，此证邪正交争而脉紧，汗后邪解，脉就不紧了。从文义上看，好像前者与文合拍，但细细推理，后者又有道理。刘渡舟主张把两个观点合起来，我认为脉紧应是战汗前的脉紧，战汗后邪解脉就不紧了，因脉紧不是平人脉象。在邪正交争时，脉可以紧；但正胜邪解后，脉紧当去。

阳明病，欲解时，从申至戌上。（198）

这条是预测阳明病欲解的时辰。

古人认为天人相应，人与自然是统一的，自然气象与人体健康是息息相关的。阳明病要解的时候，除阳明病要解的条件外，得在阳明气旺的时辰，古人观察到从申时到戌时是阳明气旺的时辰，申酉属金，阳明也是属燥金的；戌属土，阳明燥金气旺半入土，土代表脾胃，就是阳明燥金气旺之时并入戌土之时，有作解的机遇，这里的戌土代表胃气的作用，所以阳明欲解时从申至戌上。这个时辰阳明气旺，有助于正气驱邪，对于阳明病解、邪气退却是有帮助的。但是不能机械地认为阳明病必然在这个时辰作解，没有治疗条件，也是不可能解的。所以张仲景用"欲"字表斟酌之意。

六经病都有个作解时辰，要活看，不要机械套用，也不要认为不科学，盲目否定。

阳明病，不能食，攻其热必哕。所以然者，胃中虚冷故也。以其人本虚，攻其热必哕。（199）

这一条承196条论胃中虚冷，不能食，反以虚寒当实热而攻之所造成的不良后果。这是个前呼后应的写法。

"阳明病，不能食"，是指196条的阳明中寒，还应有小便不利、手足濈然汗出、大便初鞭后溏，但这都省略了，因"不能食"

一句就已点明阳明中寒，足以代表省文中的诸症。"攻其热必哕"，医生误把虚寒当成实热而用攻下法，必然徒伤胃气，导致胃阳愈虚，胃寒更盛，胃气上逆出现哕逆，之所以形成这样的情况是胃中虚冷。此人本来就胃中虚寒，误以虚寒当实热而用攻下法，必然导致哕逆，这就犯虚虚之戒。

阳明病，脉迟，食难用饱，饱则微烦头眩，必小便难，此欲作谷瘅。虽下之，腹满如故，所以然者，脉迟故也。（200）

这一条论述阳明虚寒，寒湿郁滞形成谷瘅的脉症和治疗禁忌。

"阳明病，脉迟"，是阳病见阴脉，阳明病是胃病，应见洪大滑或沉实脉，反见迟脉，说明阳明虚寒。"食难用饱，饱则微烦头眩；必小便难，此欲作谷瘅。"饮食不敢吃饱，如强食吃饱了，因胃寒不能腐熟消化水谷，水谷中的湿浊不化，阻滞清阳不升，则心烦头眩；水湿不下行则小便难，这就形成谷瘅病。谷瘅是古代病名，瘅与疸通，是因脾胃虚寒，水谷不化，寒湿郁滞的一种黄疸病，属于后世的阴黄。故舒驰远主张用茵陈四逆汤加神曲治疗。"虽下之，腹满如故，所以然者，脉迟故也"，就是说即使用下法，腹胀满还是与原先一样，说明此证原有腹胀满，用下法不能解决胀满问题。这是一句抛砖引玉的话，引出本证原有的腹胀满症，并且示人此证禁下法。之所以这样，是因为脉迟。脉迟既是本证的脉象，也是代表着本证的病因病机。

阳明病，法多汗，反无汗，其身如虫行皮中状者，此以久虚故也。（201）

这一条讲久虚之人患阳明病的外证。

这条论阳明久虚，汗出虚乏的临床表现，并衬托有汗与无汗，辨阳明的虚实。

阳明病是胃家实，热实逼迫津液外出，按常理是多汗的，反而无汗，这不但是阴亏津液不足，更兼阳虚失去温化之力，不能使汗达表，导致汗液欲出不得，出现身微痒如虫行皮中的感觉，这是因为气血阴阳长久虚弱的缘故。

阳明病，反无汗而小便利，二三日呕而咳，手足厥者，必苦头痛。若不咳不呕，手足不厥者，头不痛。（202）

这一条论述阳明虚寒夹寒饮上逆犯肺的证候。

阳明病应当有汗，反而无汗，是阳明胃腑无实热，无实热便是虚寒，故无汗而小便通利。过了二三天，出现呕吐而且咳嗽，这是寒饮犯胃，胃不和故呕吐，上逆犯肺故咳嗽；寒饮阻滞阳气不能通达四末，故手足厥冷，寒饮阻滞阳气不能充脑，故头痛。如果阳明虽虚寒，但没有寒饮阻滞，就不咳嗽，不呕吐，手足也不厥逆，头也不痛。文中有个"必苦头痛"，这个"必"是必然，"苦"是苦于头痛，申明头痛的严重性，难以忍受。

阳明病，但头眩，不恶寒，故能食而咳，其人咽必痛。若不咳者，咽不痛。（203）

这一条论述阳明胃腑有热。

有注家认为是阳明中风，风热上冲，所以头眩，故不恶寒；火热能化，能消谷，所以能食而咳嗽。这与前条的咳不同，本条是风热犯肺引起的咳，其人咽必痛。如果不咳的话，无风热火毒上犯，咽也不会痛。这条是与前条作对比，前条讲阳明虚寒，寒饮上犯引起咳而头痛；此条为阳明热实上冲，引起咳而咽痛。一寒一热，一虚一实，寒夹水，火动风，寒饮阻滞阳气，风火上冲喉咽，消耗阴液。

阳明病，无汗，小便不利，心中懊侬者，身必发黄。（204）

这条讲阳明湿热郁遏发黄。

阳明病本应有汗，这条是无汗。此条的无汗与前几条不一样，前几条无汗是阳明虚寒的无汗，故用个"反"字，反无汗而且小便利。本条无汗无"反"字，而且小便不利，这个无汗就不是虚寒无汗了，而是湿郁而不出汗，且小便不利，湿无出路，热不得发越，郁蒸于内，所以心中懊侬，周身发黄。懊侬是一种内烦无可奈何的症状，是湿热郁蒸于内的一种精神症状。

与前几条对比，同是阳明无汗，要辨寒热虚实；同是阳明无汗，要看小便利与不利来辨有湿无湿。

阳明病，被火，额上微汗出，而小便不利者，必发黄。
（205）

这条讲阳明病误用火疗致黄疸。

阳明病，内热，误用火疗，是热上加火。"被火"，"被"是披的意思，也就是覆盖的意思。古人用的火疗，方法也有很多种，比如烧针、瓦烫、熏、蒸等。阳明内热，外加火疗，热与火合，两阳相熏灼，如能周身汗出，小便通利，湿有出路，则不会发黄。而此条是火热合逼，额上微汗出，身无汗，且小便不利，湿无出路，必然热与湿蕴蒸于内，热无从出，只能向上蒸发，微汗见于阳明部位的头额上，且周身必然发黄，形成湿热黄疸。

阳明病，脉浮而紧者，必潮热，发作有时；但浮者，必盗汗出。（206）

这一条以脉测证论述阳明腑实与阳明经热证的主症。

阳明病脉浮紧与太阳病脉浮紧是不同的，太阳病脉浮紧是伤寒表实，阳明病脉浮紧是经腑同病而以腑实为主。这里的浮脉代表经邪未全入里，紧脉说明腑实已形成。阳明腑实，燥热形成，必发潮热，发作有时，热势凶猛，主要发在申至戌时，也就是日晡，下午三至五点钟，因为这个时辰是阳明气旺之时。如果阳明病脉但浮，没有紧象，说明阳明之热还在经表未入里，不会发潮热，而必然出现盗汗。盗汗是人睡着了出汗，为什么阳明经热会盗汗呢？因为阳明病是热、实、燥，会多汗，它的多汗有两种：一种是阳明内热的濈濈出汗，这种汗是热汗、黏汗；另一种就是如本条的盗汗，就是睡着了出汗，因为在经的阳热盛，入睡后阳入于阴，逼迫阴液外泄，所以汗出。成无己《注解伤寒论》说："阳明病里热者自汗，表热者盗汗。"这里的里热就是腑热，表热就是阳明经热。

阳明病，口燥，但欲漱水，不欲咽者，此必衄。（207）

这一条论阳明病热在血分致衄的辨证。

阳明之热有经腑之别，有气血之分。腑热与糟粕凝结，形成燥热之腑实证。热不与糟粕结，则热在气分，出现高热、大汗、大渴的阳明气分热证。阳明之热在经有经表热，在《伤寒论》中提到阳明经证不多，宋朝与清朝学者有补充，如清代《医宗金鉴》："缘缘面赤额头痛，发热恶寒而无汗，目痛鼻干卧不宁。""经"本身是运行气血的通道，阳明经多气多血，热入血分，就会出现血分症状。前一条阳明经热入阴血而盗汗，本条阳明经热入阴血则衄血。为什么阳明经热入血分会鼻子出血呢？因为阳明经脉起于鼻，络于口，阳热入阴血，迫血上溢于鼻故衄。血分有热，热邪煎熬，热郁血瘀，血热妄行鼻出血。血分瘀热，就"口燥，但欲漱水，不欲咽"。

值得注意的是，阳明经中有热会伤阴，一是盗汗，一是衄血，血汗同源，汗为血之液。所以这两条放在一起讨论。

阳明病，本自汗出，医更重发汗，病已差，尚微烦不了了者，此必大便鞕故也。以亡津液，胃中干燥，故令大便鞕。当问其小便日几行，若本小便日三四行，今日再行，故知大便不久出。今为小便数少，以津液当还入胃中，故知不久必大便也。（208）

这一条论阳明病误汗伤津液致大便鞕。以小便的多少推测津液的恢复，判断大便的解行，寓意不能用寒下攻伐。可见，阳明病大便结鞕有两种：一是亡津液，不可攻伐；二是表热入里化热，与糟粕凝结成燥结，必用寒下法才能治愈。

阳明病本身就有自汗，医生一而再，再而三地发汗，这里用"更重"发汗，更是更换，重是重复，就是不止一次地发汗，如此则津液伤亡。汗为心之液，反复发汗伤心之津液，所以病见好却还稍心烦，这也是大便必干鞕的原因。"以亡津液，胃中干燥，故令大便鞕"。这是自注句，作者解释大便干鞕是由于亡津液，胃中干燥。这时医生应当问一问小便的情况，一日行几次？如果原本小便日行三四次，今日减为二次，张仲景判断大便不久会解出。因为小便数量减少，津液当还入胃肠中。

伤寒呕多，虽有阳明证，不可攻之。（209）

这一条论阳明证呕多禁下。

"伤寒呕多"，三阳证都可见到呕吐，阳明证的呕吐说明病位在上，即使腑证不大便也不能轻易攻下。因为病邪位高，泻下虚其肠胃，在上之邪下陷，肠胃虚衰，正不胜邪，后果危险。后世注家更有认为："伤寒呕多，邪未离少阳，少阳禁下，虽有阳明证，也不可攻下。"喻嘉言说："诸病不可攻下，不特伤寒也。"值得参考。

阳明病，心下鞕满者，不可攻之。攻之利遂不止者，死；利止者，愈。（210）

这条承上条论阳明病心下鞕满禁下。

阳明病，邪陷心下，鞕满就是痞满，不过这个痞满与太阳病"心下痞，按之濡软"有所不同。本证的痞满按之有点鞕。由于邪气在心下胸膈，未入腹，所以不能攻下。攻下伤脾胃，会出现大便泄泻不止，邪盛正衰，预后不良，主死候。如果泻下后，泄泻能够自止，说明脾胃之气尚能抗邪，主愈。

这一条与前一条都是阳明病邪热在上，未全入里的禁下法。假如误下会伤脾胃，造成不良后果。本条指出攻下预后有两途，一死一愈取决于正邪的胜衰。同样适用于前一条。

阳明病，面合色赤，不可攻之。必发热，色黄者，小便不利也。（211）

这一条继前两条论述阳明病症见满面深红色者禁下，如果误下导致黄疸。

"阳明病，面合色赤，不可攻下"，合是全的意思，赤是红得发紫，也就是深红色。红色程度对于辨证是有指导意义的：如嫩红、淡红属虚热；正红属气分或血分热；深红也叫赤色，表示热势重。面是阳明胃经循行部位，阳明经寒邪郁闭，经气不宣，缘缘面赤，面色自浅至满面深红色，即使有不大便的阳明腑实，也不能攻下。如果只看到腑实，未看到经中热邪郁闭不宣，下之太早，那么经中热邪入里与太阴湿邪相合，必然出现湿热发黄、小便不利、发热不退的后果。

刘渡舟教授在总结这三条时说："从这几个不攻，我们要体会一个精神。攻是攻胃家实，如果不实，就不能攻，这是一点。第二点，病邪还浅，在经，或者说在胃的上脘，还没达到肠，也不能攻下。第三点，邪在经表，即使有胃实，也要先解经表，然后才能泻下，如果下得太早，也会出问题的。"

阳明病，不吐不下，心烦者，可与调胃承气汤。（212）

这条论述阳明胃家实，不呕吐，不泻下，心烦的治法。

这一条对"不吐不下"一句有争论。以成无己为代表的大多注家认为是阳明病未经吐法和下法而心烦,这些注家认为不吐不下是指治疗。另有少数注家认为,"不吐不下"是阳明病的一个证候,就是阳明病既无呕吐又无泄泻而心烦,刘渡舟教授就持这种看法。我认为这两种观点都有道理,关键不在于不呕吐、不泻下是症状还是治疗方法,而要辨清心烦是虚还是实。因阳明胃家实的心烦是实烦,医生很可能用吐、下法治疗。如果未经吐下的心烦,可用调胃承气汤和胃泄热润燥;如果经吐下的心烦常常是虚烦,那就不可用调胃承气汤,而用栀子豉汤。但是阳明胃家实自然出现呕吐、泻下的也有。这里用"可与",有斟酌之意,就是要斟酌主症心烦是虚还是实,只有实烦才可用,尽管调胃承气汤是和胃气滋津液的,但它也有泻下的作用,只不过较大、小承气汤为轻罢了。

这两种观点都有道理,但张仲景不可能一词两意,后人之腹猜度古人之智,实为难啊!所以才有百家争鸣,各持己见,我们也只能斟酌理解。

阳明病,脉迟,虽汗出不恶寒者,其身必重,短气,腹满而喘,有潮热者,此外欲解,可攻里也。手足濈然汗出者,此大便已鞕也,大承气汤主之;若汗多,微发热恶寒者,外未解也。其热不潮,未可与承气汤。若腹大满不通者,可与小承气汤,微和胃气,勿令致大泻下。(213)

这条论述通过脉证辨阳明病可攻与不可攻，以及什么情况下用大承气汤，什么情况下用小承气汤。

"阳明病，脉迟"，迟脉在《伤寒论》里有浮沉虚实之别，浮迟主表，沉迟主里，无力为虚寒，有力为内实。200条就是阳明脉迟，欲作谷瘅，与本条脉迟不同。彼为阳虚见寒湿，其迟见沉而无力；本条是阳明腑实见迟，那一定是沉迟有力。

"虽汗出"的"虽"字，有的注家说应该放在"脉迟"的前边，则应当是"阳明病，虽脉迟，汗出，不恶寒者"，这样合乎文法，可参考"太阳病篇"89条："疮家，虽身疼痛，不可发汗，发汗则痉。"疮家是个证候名，"虽"字在"疮家"后，"身疼痛"之前。为什么加"虽"字？"虽"在古汉语中有"即使"的意思。阳明病一般脉见沉实、沉紧，不应当见沉迟，现症虽然脉迟，但迟而有力，又有汗出不恶寒、身重、短气、腹满而喘、潮热，说明是阳明里热成实证。不要看脉迟，就认为是阳明虚寒。

"汗出不恶寒"，言外之意是汗出恶热，因为阳明热实。"其身必重"，是热伤气的表现。"短气，腹满而喘"，是因为腑气热实阻滞气机，气机不利。"有潮热者"，这是阳明热实的主症。"此外欲解"，是排除表证。"可攻里也"，为此证候立下了攻下法。"手足濈然汗出者，此大便已鞕也"，手足为四末，脾胃主四肢，手足温是脾胃阳气充足，手足热是脾胃实热。"手足濈然汗出"说明阳明热实已盛，逼汗外出，所以"大便已鞕也"，这是张仲景的推断。因脉症有疑似，所以辨证步步逼近，只有确凿为阳明腑实无疑，才能使用大承气汤攻下。后边"手足濈然汗出者，此大便已鞕也"，是对前边"可攻里也"的确认。"大承气汤主之"中的"主之"是肯定语气，就是必须用大承气汤攻下，病才能痊愈。

"若汗多，微发热恶寒者，外未解也。"如果阳明汗多，只是稍微有点发热、恶寒，说明表证还没有完全解除。表未解就不能攻里。即使有阳明多汗，也不能攻下，如果下之太早，会引邪入里，而且攻下损伤正气，邪陷正伤，预后不良，故仲景示人慎之又慎。"其热不潮，未可与承气汤"中的热不是潮热，不可给承气汤。可见阳明病多汗和潮热这两个主症缺一不可，如果单有多汗，未可与承气汤；必须多汗兼潮热，方可使用承气汤攻下。

"若腹大满不通者，可与小承气汤，微和胃气，勿令致大泻下。"如果表证还没有完全解除，只是有阳明的多汗，无午后潮热，假设腹大满不通，这种表未解里未实，只是腹满腑气不通，迫不得已，用小承气汤轻微泻下，微和胃气，不要大泄，徒伤正气，引邪内陷。

什么叫做"承气"？成无己说："承者，顺也。"方有执说："承上以待下，推陈以致新。"是承上启下的意思。《内经》曰："亢则害，承乃治。"联系起来，认为上火得有下水承治，才能使火不亢，以水承治之。

大承气汤方

大黄四两（酒洗）　厚朴半斤（炙，去皮）　枳实五枚（炙）芒硝三合上四味，以水一斗，先煮二物，取五升，去滓，内大黄，更煮取二升，去滓，内芒硝，更上微火一两沸，分温再服。得下，余勿服。

方中厚朴苦温通气泄胀满，枳实苦寒散结消痞，芒硝咸寒软坚润燥，大黄苦寒荡涤积热、推陈致新。四药合作，能通积滞、泄实热、除燥屎，是为泻下峻剂。

小承气汤方

大黄四两（酒洗）　厚朴二两（炙，去皮）　枳实三枚（大者，炙）

上三味，以水四升，煮取一升二合，去滓，分温二服。初服汤当更衣，不尔者尽饮之，若更衣者勿服之。

小承气汤是大承气汤去芒硝，而枳实、厚朴用量减少，厚朴只用到大承气汤的四分之一，枳实用至五分之三，而且三味药同时煎煮，其通泄力量大大减弱。有人说大承气汤治痞满燥实坚，而小承气汤只治痞满实，对于燥实严重，大便坚结不通，非大承气汤不能胜任。小承气汤三味药同煎，减少枳实、厚朴剂量，泻下作用必定减轻。

阳明病，潮热，大便微鞕者，可与大承气汤。不鞕者，不可与之。若不大便六七日，恐有燥屎，欲知之法，少与小承气汤。汤入腹中，转矢气者，此有燥屎也，乃可攻之。若不转矢气者，此但初头鞕，后必溏，不可攻之，攻之必腹满不能食也。

欲饮水者，与水则哕。其后发热者，必大便复鞕而少也。以小承气汤和之，不转矢气者，慎不可攻也。（214）

本条论述燥屎已成未成、可下不可下的辨证，以及大小承气汤的使用方法。

这一条是张仲景的一个泛案诊察，辨析证候，遣方用药，立可攻与不可攻之法，并告诫误攻与不可攻的不良后果。本条共分四段，从"阳明病，潮热"到"不鞕者，不可与之"为第一段，这段指出阳明病大便未鞕，禁用大承气汤，点明大承气汤的应用范围。有潮热是阳明病的有力证据，且大便鞕，才可与大承气汤。如果大便不鞕，说明阳明燥实还没有达到燥坚实的程度，所以不能使用大承气汤攻下。

从"不大便六七日"到"乃可攻之"为第二段，讲述服大承气汤前恐有燥屎，可用小承气汤测试。六七天不大便，恐怕有燥屎形成，要想确定有无，可以少给一点儿小承气汤。如放屁，说明有燥屎，就可用大承气汤泻下，攻逐邪气。这里用"少与"，是少量给的意思，就是不要一次喝小承气汤全剂量。

从"若不转矢气者"到"与水则哕"为第三段，讲少服小承气汤后，腹中无反应，不放屁，只是大便初头鞕一点儿，随后泻下溏稀便，这就不可攻下。如误攻，必然损伤脾胃阳气，出现腹胀满不能食的后果。阳明未实，误攻不但损伤脾胃，而且也伤亡脾胃之津液。如果伤津液而致口渴想喝水，给他喝水就会出现脾胃阳虚，水饮不化的哕逆，也就是呃逆。

从"其后发热者"到"以小承气汤和之"为第四段，此段说明大下伤津液后大便结鞕，有阳明热邪未尽的发热，应当用小承气汤调和之。最后"不转矢气者，慎不可攻也"，这是反复叮嘱之语，可见用攻下法不可孟浪，否则后果不可设想，张仲景慎之又慎！故叙之详尽。

值得一提的是，有些注家说，从开始到"不可攻之"为终结。其后"攻之必胀满不能食"到最后"慎不可攻也"是衍文，理由是前后文衔接不严密，牵强附会。既然用大承气汤泻下，病应好了，怎么还会"其后发热者，大便复鞕而少也"，出现阳明实热复聚于肠的情况，值得深思。一旦有这种情况，也应当如文中所讲，只能用小承气汤和解，因已用过大承气汤攻下，不可再用。

夫实则谵语，虚则郑声，郑声者，重语也。直视谵语，喘满者，死。下利者，亦死。（215）

这一条是辨谵语、郑声的虚实和谵语的死候，是用宾主对待的笔法区别谵语和郑声的虚实，交代谵语的死候，并说明郑声的概念。其重点是讲谵语的死候，郑声只是衬笔。

"夫实"，夫是发语词，实是指阳明胃家实，邪气盛。"则"是连词，"就"的意思。"谵语"就是语无伦次，声音高亢，是实证，因胃络于心，胃里有燥热，扰乱心神，就要说胡话。

"虚则郑声"，这里指心气虚就出现郑声。为何心气虚？如果脾气不足，胃阴损伤，中焦气阴不足，虚热上承，此心阴心气不足，就出现郑声。郑声，古人称嘟喃，郑是郑重的意思，郑声就是说话总重复，但言语不乱，郑重其事，声音低微，是虚证。

"直视谵语，喘满者，死。下利者，亦死。"直视是目睛不动，瞳子不能转注，五脏六腑之精气皆上注于目，肝开窍于目，肾之精谓之瞳子，肝肾之阴被阳明燥热所伤，不能上注于目，故直视。在阳明燥热，热扰心神而谵语的情况下，又加上肝肾阴伤的直视，病情够重，够紧急了，如果出现喘满，张仲景判为死候。因喘是肺气喘，满是胸腹满，是胃火耗竭，肺阴绝的表现。谵语属心胃，直视属肝肾，喘满属肺，五脏阴竭，判为死候。也就是临床上见到直视谵语，再出现喘满，则阴绝阳无所附，为正气将脱于上的征兆。"下利者，亦死。"在直视谵语的基础上出现下利，是阳热燥结于上，阴液走脱于下，也断为死候。可以说喘满是上竭，下利是下脱，上竭下脱都是死候。

发汗多，若重发汗者，亡其阳。谵语，脉短者死；脉自和者不死。（216）

这一条是讲太阳病发汗多，如果重发汗，汗多不但亡阴亡津血，而且会伤亡阳气。汗为心之液，发汗过多伤津转属阳明，胃燥热而谵语；汗为心液，汗多再发汗，伤亡心阴心血，随之心阳伤亡，出现神志异常、言语错乱、谵语。以脉的虚实决死生，"谵语，脉见短，死"，因阳证见阴脉，实证见虚脉，脉证不符，所以预后不良，主死。如果"脉自和"的话，就不是死证了。"自和"是自然调和、与证相符的脉，如沉实、沉紧脉。虽然发汗多，出现阳明燥热谵语的实证，脉也不衰，实大有力，尚能抗邪外出，说不定用调胃承气汤之类泄热和胃而收功，所以说不死。

伤寒，若吐若下后，不解，不大便五六日，上至十余日，日晡所发潮热，不恶寒，独语如见鬼状。若剧者，发则不识人，循衣摸床，惕而不安，微喘直视，脉弦者生，涩者死。微者，但发热谵语者，大承气汤主之。若一服利，则止后服。（217）

这一条论述阳明腑实，正虚邪实危证的治法与预后。

说明两个问题：一是阳明腑实，当下不下，导致病情恶化，燥热伤津，肝肾阴竭，肝风内动的不良后果。二是伤阴以后的预后有好有坏，并以脉决生死。同时指出，证候如果轻微，只是发热谵语，可以用大承气汤治疗，但要谨慎剂量，服一剂大便通利了，就"止后服"。因前边已用吐下法伤津了，不能操之过急，要小心尽剂损伤正气，酿成不良后果，但到了可下之时还得下，如果不下后患无穷，酿祸莫测。

伤寒经过吐、下法，病不解除，不大便五六天以至十余天，晡时发潮热，"不恶寒"言外但恶热，"独语"就是谵语，"如见鬼状"是对谵语的具体描述。这是阳明腑实证，应当用大承气汤攻下，但当下不下，造成下面严重情况。"若剧者"，失治后病情严重了。"发则不识人"，发作的时候不认识人，是热扰神伤；"循衣摸床"是肝风内动，手足躁动的表现；"惕而不安"是因为胃热冲膈，心神不宁；"微喘直视"是因胃腑热实燥甚，气上逆则喘。"直视"是目不转动，睛不能顾盼，瞳子无神不调，是肝肾阴竭不能上注于目的重症。"脉弦者生"，弦为阴脉，是肝脉，出现弦脉说明肝阴未绝，虽为危候，但有一线希望挽回，所以主生。如果出现涩脉，也为阴脉，主阴血不足，精血衰亡，预后不良，故主死。

"微者"，是指虽经吐下致不大便五六天，上至十余天，伤津液并不严重，症发也轻微，只是发热说胡话，可用大承气汤治疗，只服一剂，大便通利了，剩余的就不要服了。因为前面已经吐下伤津液，过服易损津液、伤正气，所以要谨慎剂量，不要尽剂。

阳明病，其人多汗，以津液外出，胃中燥，大便必鞕，鞕则谵语，小承气汤主之。若一服谵语止者，更莫复服。（218）

这条是讲汗多伤津液，胃燥无液以滋，致大便鞕且说胡话的治法与方药。

阳明病，病人多汗，津液外出，形成胃肠干燥，大便必然干燥结鞕，但是没有大承气汤证的燥实坚结鞕的程度，所以用小承气汤通便和胃气。如果一服谵语止，大便通，说明胃燥已润，就不要再服了，因本证是虚实并存，有津液伤的一面（虚），也有胃燥大便鞕的一面（实），所以用小承气汤治疗要恰到好处，过用恐伤正气，造成不良后果。

阳明病，谵语，发潮热，脉滑而疾者，小承气汤主之。因与承气汤一升，腹中转气者，更服一升；若不转气者，勿更与之。明日又不大便，脉反微涩者，里虚也，为难治，不可更与承气汤也。（219）

这一条论小承气汤的脉证与使用方法。

"阳明病，谵语，发潮热"，具备可下之症，但没有濈然汗出。据后文"明日又不大便"语，也无燥屎，出现了"脉滑而疾"，疾者，快也，脉是滑数脉，说明里热未实，没有形成大承气汤的脉沉实、沉紧，脉证不符。使用大承气汤须脉症齐备，否则不敢冒然使用。所以张仲景用小承气汤探虚实，给小承气汤一升，腹中气机转动，转矢气的话，再服一升；如果腹中不转矢气的话，就不要再服，说明腹中无燥屎。腹中转不转矢气，描绘了一个形象而具体的症状。

小承气汤是枳实、厚朴、大黄三味药，水四升，煎取一升二合，分二次服，每次服六合。本证服一升，接近一剂药的全量。大量小承气汤是探测有无燥屎有效方法，也是小承气汤使用的又一方法，可见张仲景之处方用药的谨慎细致之处。服一升小承气汤，如果腹中转矢气，说明有燥屎，为什么不用大承气汤而再用一升小承气汤呢？因为脉滑数，虽有潮热、谵语、不大便，还没有濈然汗出，大承气汤证还不完全具备，故用加大剂量的小承气汤治疗。

"明日又不大便，脉反微涩者，里虚也，为难治，不可更与承气汤也。"明日就是第二天，"又不大便"说明里实，脉应当滑而疾，但是脉反而微涩，是里虚不足之脉。微为气虚，涩为津血虚，因为证实脉虚，正不胜邪，故为难治，就不再给承气汤了。张仲景没出方，后世发展补充，陶节庵的《伤寒六书》提出此证可用黄龙承气汤治疗，虚实兼顾，补气血通便。

阳明病，谵语，有潮热，反不能食者，胃中必有燥屎五六枚也。若能食者，但鞕耳，宜大承气汤下之。（220）

这条是阳明病，以能食与不能食辨燥结的甚微。

阳明病，说胡话，晡时发潮热，是阳明胃肠燥热。一般来说，热能消谷，应当能食，本证出现"反不能食"，这与195条的不能食大不一样。彼为阳明胃寒不消谷；此为阳明燥热，亢热伤津液，燥热结于胃肠，腑实太甚，胃气不得通行，胃肠虚实更替的新陈代谢受到影响，所以虽谵语有潮热，反不能食，仲景判断"胃中必有燥屎五六枚也"。五六枚是个约数，这是用能食与不能食推测阳明病有无燥屎。前条是用小承气汤测试有无燥屎，均是审明使用大承气汤的确切性。下面是倒装文法，"宜大承气汤下之"应接在"胃中必有燥屎五六枚"后面。后边的"若能食者，但鞕耳"是补笔。"胃中必有燥屎"，今人难以理解胃中怎能有燥屎，应当是肠中有燥屎才正确。其实古人讲阳明包括胃与大肠，手阳明大肠、足阳明胃，所以我们理解这句话时，应考虑到胃肠燥结，大肠有燥屎数枚。

阳明病，下血谵语者，此为热入血室。但头汗出者，刺期门，随其实而泻之，濈然汗出则愈。（221）

这一条是讲阳明病热入血室的治法。

热入血室在"太阳病篇"就介绍过，有妇女伤寒、太阳病、热入血室的三个证情。148条"妇人中风，发热恶寒，经水适来，得之七八日，热除而脉迟身凉，胸胁下满如结胸状，谵语者此为热入血室也"，刺期门；149条"妇人中风，七八日，续得寒热，发作有时，经水适断者，此为热入血室"，用小柴胡汤；150条"妇人伤寒，发热，经水适来，昼日明了，暮则谵语，如见鬼状者，此为热入血室"，不治自愈。这些病是随其经水来而热郁，可实而泻之，或使热随血去，不治可自愈。这条是阳明病的热入血室，历史注家有争论，争论的焦点是"太阳病篇"的热入血室与"阳明病篇"的热入血室是否一致。三种观点：第一种认为"太阳病篇"的热入血室与"阳明病篇"的热入血室是一致的，是妇科病，参考王叔和的《脉经》，把此病列于"妇人篇"中，刘渡舟持这种认识。第二种认为"阳明病篇"提到妇人，那就是妇科病；"阳明病篇"未提及妇人，那就是男性病，《医宗金鉴》与喻嘉言呈这种观点。第三种认为这一条讲的是男女俱有之病，男人可以得，女人也可以得，"太阳病篇"讲女人，"阳明病篇"未提性别，是男女都有，不过侧重男性，方有执与柯韵伯持这种见解。我认为自王叔和整理编辑《伤寒论》以来，一直到明清的注家，以及近现代的《伤寒论》注释名家，都是在文字上推理、猜测，争论男女性别与疾病的关系，其实重要的在于要搞清楚什么是"血室"，是否是人体的一个器官？"血室"一词首见于《伤寒论》，《伤寒论》前的《内经》《难经》并没有这个词，说明张仲景说的"血室"并不是一个脏器，而是如同后人所指的血分、气分，是指控制血液正常运行的功能。那就排除了有人认为血室只有妇女才有，男人没有。可见，热入血室是男女都有的疾病，只是女性以血为主，有经水，外感热邪多干血分，故在太阳病时多见热与血结，今天临诊也不少见。至于男性的热入血室，临床少见，因为男人主气，热邪干血的机会相对较少，只有阳明气分热极波及血分，也会出现热入血室的大小便出血、谵语。女性伤寒，病及阳明仍然会热入血室，出现大小便或宫颈出血。我同意热入血室是男女俱有之病的观点。至于《脉经》和《金匮要略》把该病放在"妇人篇"中，可能是因为妇女得此病的机会多。

"阳明病，下血谵语者，此为热入血室。"阳明病，谵语是因胃家实；下血，泛指下部出血，如大便出血、小便出血、妇女宫颈出血，并未提及性别。辨本条"下血谵语"的病机为热入血室，是热邪进入了调节控制血液正常运行的机制里。

"但头汗出者，刺期门，随其实而泄之，濈然汗出则愈。"仅头面部出汗，用针刺期门穴，随实热泄之，濈然汗出就会痊愈。因病从阳明来，阳明经循头面，阳明热邪入血室，出现下血、谵语；只是头面部汗出，全身不出汗，说明热邪郁于血室，热无出路，随经上熏头面。治疗用针刺期门穴，以泄肝胆实热，因肝藏血，此功能受到实热邪气影响，控制血液正常运行机制被破坏，出现下血，所以要刺期门泄实热。

汗出谵语者，以有燥屎在胃中，此为风也。须下者，过经乃可下之。下之若早，语言必乱，以表虚里实故也。下之则愈，宜大承气汤。（222）

这一条是论述阳明经腑同病的治疗原则。

"汗出谵语者，以有燥屎在胃中，此为风也。"此句关键在"汗出"，因为阳明腑实谵语，可以见濈然汗出，这里只提汗出，未详言是阳明里热大汗出，还是阳明经表受风汗出，但文中说"此为风也"就表明汗出是阳明经表受风，"谵语"说明有燥屎在胃肠中，是阳明腑实证，两症合现说明经腑同病。在治疗上不能只看到阳明腑实，有燥屎谵语，还要看到阳明经有表邪。"须下者，过经乃可下。"阳明腑实需要下，但还要看到有表邪，如果需要下，得等到经表风邪解除了才可下。"下之若早，语言必乱，以表虚里实故也。"表有风邪，虽然腑实，泻下虚其里，表邪乘虚入里，导致语言必乱，谵语更加严重。"下之则愈，宜大承气汤"是结语，也是补笔，是补在"须下者，过经乃可下之"之后。意思是要下，需等表邪解除后才可下，下后病就好了。宜用大承气汤泻下，下得如果早了，必然会出现语言错乱，原因是表虚里实。

但是有的注家不同意以上解释，他们主张把"风"字改成"实"字，认为本条是里实证，要用大承气汤泻下。只不过泻下时，要注意经表之邪是否解，如果表邪解就可以下，如果表邪未解就不可以下。

这两种见解的共同点是阳明燥实者应当马上泻下，若表证未解则不可下之太早。不同点是一种认为本条是表里皆病，汗出是阳明经表证，是经表受风，故云"此为风也"；另一种认为本条是里实证，汗出是阳明里实的汗出，故云"此为实也"，应当用大承气汤。这两种看法的焦点是汗出一症，要辨别表里，但在治疗原则上有共同点，就是阳明病有表不解，应当先解表，解表后方可攻里，不可引邪入里。也就是汗不厌早，下不厌迟。

伤寒四五日，脉沉而喘满，沉为在里，而反发其汗，津液越出，大便为难，表虚里实，久则谵语。（223）

这一条是论伤寒里实误汗成大便难、谵语证。

本条与前条同样造成表虚里实，前条言表虚是指表有风邪，本条言表虚是指误汗表阳虚。前条是阳明病有经表受风，下之过早，既伤津液又引邪入里，出现阳明燥屎、谵语；本条是太阳伤寒日久，邪热入里，里实脉沉喘满，误汗伤津造成大便难、谵语。同是阳明腑实谵语，都有表虚里实的病机，前条是下之太早，此条是不应当发汗而发汗，这两种情况都是治疗错误。张仲景警示人们要把握汗下的时机，不要失误，下之太早是错误的，不该汗而汗同样也是错误的。

"伤寒四五日"中的"四五日"是已出现太阳伤寒表证的时日，有邪气传里的机会。"脉沉而喘满"，脉沉主里，喘满是里实。满是胸腹满，主阳明燥实；喘是气喘，主肺气实，阳明里实影响太阴肺气肃降。说明中上焦邪气实，这时即使有发热也是里热不是表热，当下不当汗。"沉为在里，而反发其汗，津液越出，大便为难。"脉沉主病位在里，"而反发汗"用"而反"是不应当发汗而发汗，造成津液大量越出丢失，导致肠胃燥结、大便困难。刘渡舟解释"为难"为"求之不得"，其实是肠胃津液伤亡燥结的因果。"表虚里实，久则谵语"，表阳虚里实热，日久谵语说胡话。

三阳合病，腹满身重，难以转侧，口不仁，面垢，谵语，遗尿，发汗则谵语；下之则额上生汗，手足逆冷。若自汗出者，白虎汤主之。（224）

这条论述三阳合病，重在阳明，治用清法。

三阳经不分先后次第同时发病叫三阳合病。本条出现的临床症状诸多注家解释不一，有含糊其词者，有牵强附会者，有归类不合理者，故使读者难以理解。根据诸症状的混杂情况，有必要归类一下诸症状，才能对三阳合病加深理解。腹满、谵语、身重、口不仁、面垢是阳明证的症状，身重、遗尿是太阳证的症状，身重难以转侧、口不仁是少阳证的症状。可见，身重是三阳热盛的共有症，口不仁是阳明少阳的共有症。

　　"腹满谵语"属于阳明实热。"身重"是由于热伤气分，热邪充斥内外，三阳经热盛，所以身重是三阳经共有的症状。不过，太阳身重应是酸重，阳明身重应是沉重，少阳身重应是困重难以转侧。"口不仁"是口中无味，也有少数注家认为是言语不利，这种认识牵强。口为出入之枢，少阳之枢，热盛伤胃，味觉被热邪所伤，故口苦或口中无味，故属阳明。"面垢"，阳明经行于面，阳明热盛逼迫油汗外出，导致面有污垢。"遗尿"是因热入膀胱，逼尿外漏，是太阳腑证的症状。"难以转侧"，侧是少阳之部，难以转侧是因少阳枢机不利。除上述这些症状外，文中未提发热，三阳合病用白虎汤清热，发热自在言外。

　　"发汗则谵语，下之则额上生汗，手足逆冷。"三阳合病，少阳禁汗下，虽有太阳证，又有阳明内热，故不能发汗。阳明内热未成燥实，只是腹胀满，无有燥实坚的可下证，谵语是阳明经腑热盛的表现，如果误汗，犯少阳之禁则谵语，也犯发阳明汗而伤津且胃燥而谵语加重，《玉函经》："发汗则谵语甚。"如果误下，不但伤胃阳，还会伤脾阳，出现阳明经的额上生汗，这个汗一定是冷汗；脾主四肢手足，伤了脾阳，手足逆冷。

"若自汗出者，白虎汤主之。"此汗是阳明内热，溅然汗出，加上前面讲的三阳热证，用白虎汤清热。这就是三阳合病，重在阳明，治在阳明，用白虎汤清阳明经腑气分热的法则。

二阳并病，太阳证罢，但发潮热，手足漐漐汗出，大便难而谵语者，下之则愈，宜大承气汤。（225）

这条介绍二阳并病，太阳转并阳明的证治。

"二阳并病"，是指太阳经病未解，阳明经病又起。"太阳证罢"，是说太阳经病罢止。"但发潮热，手足漐漐汗出，大便难而谵语者"，这是热邪离开太阳转并阳明燥热实的表现。"但"是仅仅、只的意思；"潮热"是晡时发热如潮水般凶猛；"手足"是脾胃所主；"漐漐"是形容汗出的样子，阳明实热逼汗外泄；"大便难而谵语"，是因胃肠干燥，津液枯涸，大便困难，欲解不得；阳明燥实热上熏伤神，故"谵语"；"下之则愈，宜大承气汤"，大承气汤证的热实满坚、谵语全具备，用大承气汤泻下，病就会好了。

阳明病，脉浮而紧，咽燥口苦，腹满而喘，发热汗出，不恶寒，反恶热，身重。若发汗则躁，心愦愦，反谵语。若加温针，必怵惕，烦躁不得眠。若下之，则胃中空虚，客气动膈，

心中懊憹，舌上苔者，栀子豉汤主之；若渴欲饮水，口干舌燥者，白虎加人参汤主之；若脉浮发热，渴欲饮水，小便不利者，猪苓汤主之。（226）

这条论阳明热证的证治，并警戒误治的后果。

本条应与194对照，两条共同点是脉浮而紧，都有咽燥口苦、腹满而喘。不同点是：本条有发热汗出，不恶寒，反恶热，是阳明里热无经表证；194条有恶寒发热，是表证。咽、口是少阳出入之枢，两条都有咽、口的病证，说明涉及少阳，少阳是禁汗下的。两条都有腹满和喘，但彼为腹满微喘，喘微，此为腹满而喘，喘重。彼喘兼表故轻，此喘兼里热故重。194条，脉浮而紧，浮为经表中风，表脉表证；紧为里实，阳明腑实。可见，194条为表里俱病，经腑同病；本条脉浮而紧，浮为里热外达，紧是里已成实。194条为经表之邪未解，不能泻下；此条为邪已入里，充斥内外，出现发热汗出，不恶寒反恶热，身重，故不因见脉浮而发汗，不以腹满、喘而泻下，此时当以白虎汤清热养津，但仲景虑人易误汗、误下、误用温针。所以柯琴注本条说："连用五'若'字，见仲景设法御病之详。"

第一个"若"字，"若发汗则躁，心愦愦，反谵语。"如果见脉浮紧，又有发热误认为是表证，则发汗，那就更伤津液了，阳明燥热加重，出现躁动不宁，即心中烦乱不安、胡言乱语。因为汗为心之液，误汗伤津液，就会出现心神不宁的精神症状。

第二个"若"字，"若加温针，必怵惕，烦躁不得眠。"温针是汉代的一种疗法，大概也是为伤寒发汗而设，毕竟是火疗，热上加火，火热伤神，加之温针惊人，就会恐惧不安，烦躁得睡不着觉，这种疗法早已淘汰，现在可以借鉴。

第三个"若"字，"若下之，则胃中空虚，客气动膈，心中懊恼，舌上苔者，栀子豉汤主之。"由于热邪散漫，未与糟粕燥结于胃肠，是热证不是实证，如果误认为腑实用下法，那么就要伤胃。邪热乘虚而入，扰动胸膈，心中郁烦，舌上有苔，用栀子豉汤清胃热，宣胸膈热。

第四个"若"字，"若欲饮水，口干舌燥者，白虎汤加人参汤主之。"如果出现口渴欲饮、口干舌燥，是邪热由胸膈入胃，伤了胃阴，用白虎加人参汤清热生津止渴。

第五个"若"字，"若脉浮发热，渴欲饮水，小便不利者，猪苓汤主之。"本条有两种解释：其一认为是脉浮发热、渴欲饮水的白虎汤证，现出现小便不利是热邪伤阴，阴虚水停，用猪苓汤清热育阴利水。其二认为是阳明之热影响下焦，热与水结，下焦蓄水而小便不利。脉浮发热是因为阳明有热，渴欲饮水是水停影响气化，小便不利是下焦蓄水，用猪苓汤治疗。

猪苓汤方

猪苓（去皮）茯苓 阿胶 滑石（碎）泽泻各一两

上五味，以水四升，先煮四味，取二升，去滓，内阿胶烊消，温服七合，日三服。

阿胶滋阴润燥，滑石清热利水，猪苓、茯苓、泽泻淡渗利水，茯苓可宁心，猪苓入肾可交通心肾，泽泻利水补肾。

阳明病，汗出多而渴者，不可与猪苓汤。以汗多胃中燥，猪苓汤复利其小便故也。（227）

这条论述猪苓汤的禁忌证，与白虎加人参汤证作鉴别。

"阳明病，汗出多而渴"，汗多伤津液，而且有阳明病里热，所以口渴。如果阳明病，出现口渴、小便自利，是白虎加人参证，因为阳明燥热伤津口渴，用白虎加人参汤清热生津。如果阳明病，口渴，但小便不利就是猪苓汤证，因为猪苓汤证虽有津伤阴液不足的一方面，但下焦水热互结，小便不利，津液停留，才是它的主要病机。但是阳明病，出现汗多而渴者，就不可给猪苓汤了，因为汗多伤津，胃中燥，猪苓汤是利小便之剂。

脉浮而迟，表热里寒，下利清谷者，四逆汤主之。（228）

本条是以脉解证，这是阳明的真寒假热证，而不是阳明热证。

"脉浮而迟，表热里寒"，浮为表热，迟为里寒。里有真寒则下利清谷，阴盛格阳于外，表有假热，用四逆汤温里散寒，使里阳旺，下利除，表热可自解。"清谷"是不消化的食物，是指大便泻下清冷、完谷不化。

若胃中虚冷，不能食者，饮水则哕。（229）

这一条承上条论胃中虚冷证。

胃中阳气虚，阳气虚则寒，由于胃中虚冷，不能消谷，故不能食。如果饮水，水性为寒，更伤阳气，加重胃寒，伤害胃阳，胃阳虚寒不能化水，水饮停留，影响胃气下降，不下降则上逆，故哕。此哕恐怕不是后世所说的呃逆，而是水气上逆的干哕泛涎之类。这种情况不是伤寒仅有，杂病也有之。仲景写的是《伤寒杂病论》，其中论伤寒，也包含杂病。王叔和整编《伤寒论》时，此类条文可分而不可割，从这些条文的蛛丝马迹中可以推理伤寒与杂病的关系。

脉浮发热，口干鼻燥，能食者则衄。（230）

这条是承上条，并与上条对比辨证。

上条是阳明胃腑虚寒，不能食，饮水则哕；这条是阳明经表有热，能食则衄。"脉浮发热"是阳明经表有热；"口干鼻燥"是阳明之热在经不在腑，在经浅，在腑深。"能食"，说明胃气旺盛，能消谷。成无己说："能食，里和也。"和前一条不能食、胃中虚冷不一样，本条为能食，胃气旺盛，抗邪有力，经表之热难以里传，正气拒邪外出，从衄作解。为什么要从衄解呢？因为阳明经走鼻，经中有热迫血妄行。太阳经有不出汗作衄而解，俗称红汗，如46条说：

"其人发烦，目瞑，剧者必衄，衄乃解。所以然者，阳气重故也。"阳明经也有作衄而解的机遇，但太阳经浅，阳明经较深，通过衄解是有分别的。

阳明病，下之，其外有热，手足温，不结胸，心中懊侬，饥不能食，但头汗出者，栀子豉汤主之。（231）

这一条是论阳明经表有热，误下致热邪散漫胸膈的证治。

"阳明病，下之"，阳明病用泻下法治疗不为错。"其外有热"，那么本条用泻下就是错误的了。因为阳明病外有热，是经表有热，里未成实，用下法是错误的。"手足温，不结胸，心中懊侬，饥不能食，但头汗出者"，手足为脾胃所主，温是温热的意思，手足温热不冷，说明未因泻下伤了脾胃之阳；"不结胸"是经表之邪不因泻下与水凝结于胸中，而是"心中懊侬，饥不能食，但头汗出"，这是经表之邪因下入里，没有水热互结于胸膈，也未与糟粕结于胃肠，又未与水热结于下焦膀胱，而是热邪散漫于上脘胸膈，所以胸中懊侬；由于胃阳不衰，所以知饥，因热邪阻滞故"饥而不能食"；郁热上熏故"头汗出"。"栀子豉汤主之"，用栀子豉汤清宣胸膈之热治疗。

阳明病，发潮热，大便溏，小便自可，胸胁满不去者，与小柴胡汤。（232）

这一条实际是阳明与少阳合病，治在少阳。

"阳明病，发潮热"，如果大便鞕、小便数是阳明腑实证，而这里是"大便溏，小便自可"。"自可"是自然可以，就是正常，说明胃腑虽燥热，但还未实，只是潮热。"胸胁满不去"，从"不去"二字可以看出，胸胁满闷是发病一开始就有的。胸胁满是少阳病主症，说明本条阳明与少阳合病。阳明与少阳合病，治在少阳，用小柴胡汤和解少阳。因为少阳为枢，阳明为阖（合），阳明潮热可通过少阳枢转而解，所以宋朝《苏沈良方》说："柴胡解热，能治五种发热，即发热、往来寒热、潮热、差后热、时发热。"这一条就是小柴胡汤治潮热。

阳明病，胁下鞕满，不大便而呕，舌上白苔者，可与小柴胡汤。上焦得通，津液得下，胃气因和，身濈然汗出而解。（233）

这一条讲阳明与少阳并病或合并，因邪未化热入里，而是郁于半表半里，治在少阳，用小柴胡汤和解表里得解。至于"上焦得通，津液得下，胃气因和，身濈然然汗出而解"，是补叙服药后的病理机转与疗效。

阳明病，不大便；少阳病，胁下鞕满而呕吐。如果舌苔黄燥，可用大柴胡汤泄阳明、和少阳。现症见"舌上白苔"，白苔是少阳舌苔而不是阳明燥热舌苔，说明阳明未实无热，邪气仍在少阳，所以用小柴胡汤和解少阳，使上焦气机得通，胁下鞕满与呕吐自然告愈；中焦津液得下，胃肠之气因而和调，大便就会通顺，周身濈然汗出而病邪解除。

阳明中风，脉弦浮大，而短气，腹都满，胁下及心痛，久按之气不通，鼻干，不得汗，嗜卧，一身及目悉黄，小便难，有潮热，时时哕，耳前后肿，刺之小差。外不解，病过十日，脉续浮者，与小柴胡汤；脉但浮，无余证者，与麻黄汤；若不尿，腹满加哕者不治。（234）

本条证情错综复杂，表里混淆，各家解说不一。虽然开头说"阳明中风"，总的看来是三阳合病的疑难重证，即使文中提出刺法、和法、汗法，也不免至重至危！所以仲景提出："如果出现无尿，腹满加哕者，不治。"

"阳明中风"，点出病位，重点在阳明经腑，病因是中风。"脉弦浮大"，弦是少阳脉，浮是太阳脉，大是阳明脉，出现这样的脉是三阳合并的脉象。"而短气，腹都满，久按之气不通，鼻干，不得汗，嗜卧，一身及目悉黄，小便难，有潮热，时时哕"，这些症状属于阳明经腑湿热。"短气"是阳明经腑郁闭，"腹都满"是腹全满，"都"是全的意思。"久按之气不通"，表明是实证而不是虚证。"鼻干，不得汗，嗜卧"是阳明经表证的表现。"一身及目悉黄，小便难，有潮热，时时哕"，是阳明湿热发黄疸，也是本条的主症。

"胁下及心痛，耳前后肿"，是热郁少阳。"刺之小差"，未说刺何经何穴，柯琴说："刺之是刺足阳明，随其实而泄之。"刘渡舟说："根据我的看法，一般扎支沟、曲池。"支沟是手少阳经穴，曲池是手阳明经穴，刺这两个穴可泄少阳、阳明之郁热，可见刺法为泄热而设。通过刺，泄阳明也好，少阳也好，可以缓阳明、少阳内热证。"外不解，病过十日，脉续浮者，与小柴胡汤"，"外不解"是指三阳经表之邪不解，"病过十日"是指三阳经表之邪稽留时日已久，"脉续浮者"是指脉继续弦浮大，说明三阳经表之邪仍然存在，以浮概表而代三脉。"与小柴胡汤"，这里用"与"字，不是"宜"，也不是"主之"，刘渡舟认为："临床医生应该结合病的情况，对小柴胡汤进行加减。"因为三阳合病偏于表者，用小柴胡汤和解表里；偏于里者，用白虎汤清里。本条里之表不解，用小柴胡汤。"脉但浮，无余证，与麻黄汤"，这里的浮脉是"但浮"，"但"是只、独的意思，不兼弦大脉，表示病在太阳经；"无余证"是指经针刺后，无前面所述阳明、少阳证，言外还有太阳表热证，可与麻黄汤解表。"若不尿，腹满加哕者不治"，"加哕"，原来是频繁打嗝，现在加重了，这是不祥征兆。因为不尿、腹满谓之关，呃逆之甚谓之格，出现关格标志升降出入之机绝，所以难治，甚至不治。临床医生应当想一想，黄疸出现关格，如同后世说的温黄、急黄，类似西医的急性或亚急性肝坏死，预后可想而知。所以张仲景说"不治"，刘渡舟说："张仲景没辙了。"

需要指出的是，有人认为本条是阳明、少阳合病，其中的表证是指阳明的经表证，发热是阳明中风的发热，文中的"外不解"是指阳明经表证不解，不涉太阳。我认为，不要在"表"字上纠缠，文中既然讲"阳明中风，脉弦浮大"，而且"一身及目悉黄，腹都满，有潮热"，说明以阳明经腑同病为主，阳明经表中风发热是肯定的。从"外不解"到"脉但浮，无余证者，与麻黄汤"确实涉及太阳表证，所以说本条是三阳合病，还是阳明少阳合病，我看两者在"可""或"之间，所以张仲景才设小柴胡汤与麻黄汤证两种可能。如果仅是阳明的经表证，用葛根汤也不会用麻黄汤，而且文中既有"鼻干""嗜卧""脉大"的阳明经表证表现，也有用麻黄汤需见的"脉但浮"，"无余证"言外有太阳经发热恶寒、头痛等症。所以说本条既有三阳合病的情况，也包含阳明、少阳合病的情况，如果单纯认为是阳明、少阳合病可能欠妥。

阳明病，自汗出，若发汗，小便自利者，此为津液内竭，虽鞭不可攻之，当须自欲大便，宜蜜煎导而通之。若土瓜根及大猪胆汁皆可为导。（235）

这条是介绍阳明病津液枯竭，大便鞭结的外导法。

阳明病本来就自汗出，如果再发汗，更伤津液，小便应当少，但本条是"小便自利"，说明机体不能调节津液，造成"津液内竭"，就是体内精津枯竭，大便无津以润而鞭，虽鞭不可以用承气汤攻下。因为无燥热结实，也就是没有腹满而疼、拒按、口干舌燥，"当须自欲大便，宜蜜煎导而通之"。从此言中可以得知，大便虽鞕，腹中无所苦，有便意而便不下来，说明鞕便在直肠而不在大肠，病位低，宜蜜煎导而通之。或者土瓜根、大猪胆汁都可作为导便法使用。

蜜煎导方

食蜜七合

以上一味，于铜器内，微火煎，当须凝如饴状，搅之勿令焦著，欲可丸，并手捻作挺，令头锐，大如指，长二寸许。当热时急作，冷则鞕，以内谷道中，以手急抱，欲大便时乃去之。

土瓜根方

已佚。

猪胆汁方

大猪胆一枚泻汁，和少许法醋，以灌谷道内。如一食顷，当大便出宿食恶物，甚效。

关于导便法，也就是灌肠法，今天看来是个简单疗法，但远在 1800 年前的汉朝就开始使用此法。据医史记载，早于世界各国 500 年，可谓先进之法了。具体操作方法，蜜煎导方后讲得很详细。

土瓜根方已失传，据晋朝抱朴子葛洪《肘后方》载："用土瓜根捣成汁，用竹筒倾斜灌入肛门。"

猪胆汁导法，现在很方便，用猪胆汁大者一枚，和少许食醋，用大注射器注入肛门（直肠内），用毛巾塞住，以手捂住，待急欲大便时排出。

阳明病，脉迟，汗出多，微恶寒者，表未解也。可发汗，宜桂枝汤。（236）

这条论阳明经表中风的证治。

"阳明病，脉迟，汗出多"，脉迟表示里实，汗出多是里热。从脉症看，应当是实热，不应有恶寒，但本条明述"微恶寒者，表未解也，可发汗，宜桂枝汤"，微恶寒说明有表证。既有里实热，又有表证，而没有太阳经头痛、项强，也不是太阳中风的微汗出，而是"汗出多"，说明病邪在阳明经。尽管有里证亦应先解表，由于汗出多表虚，故用桂枝汤解表和营卫。"表未解也"，是自注句，注解"微恶寒"是阳明经表邪未解除。治法与太阳表虚的治法一样。

阳明病，脉浮，无汗而喘者，发汗则愈，宜麻黄汤。（237）

此条与前条对照看，是承前条论阳明经表伤寒的证治。

如果不冠"阳明病"，只是"脉浮，无汗而喘者，发汗则愈，宜麻黄汤"，不就是太阳伤寒了吗？所以有的注家认为，首冠"阳明病"，意在言外，应该有目痛、鼻干、额头作痛、缘缘面赤这些阳明经证的表现。既是阳明病，又有伤寒表实的症状，用麻黄汤，那不是与太阳表实的治法一样了吗？柯韵伯说："要知二方（麻黄汤、桂枝汤）专为表邪而设，不为太阳而设，见麻黄证即用麻黄汤，见桂枝证即用桂枝汤，不必问其太阳阳明也。若恶寒已罢，则二方必所禁也。"柯氏说的恶寒是恶风寒。

阳明病，发热汗出者，此为热越，不能发黄也。但头汗出，身无汗，剂颈而还，小便不利，渴引水浆者，此为瘀热在里，身必发黄，茵陈蒿汤主之。（238）

这条叙述阳明发黄的证治。阳明主燥，主实，主热，故有发热汗出、口舌干燥、不大便的燥化证症状。但也有阳明湿热郁蒸发黄的湿化证。本条就是叙述阳明湿热郁蒸发黄的湿化证治。

"阳明病，发热汗出者，此为热越，不能发黄也。"阳明病发热汗出是阳明内热，迫汗外出，是阳明正常的外现症，所以张仲景自注为"此为热越，不能发黄也"。因为发黄是热与湿郁闭的结果，发热汗出是湿热外越的表现，所以仲景判定不会发黄。"但头汗出，身无汗，剂颈而还，小便不利，渴引水浆者，此为瘀热在里，身必发黄，茵陈蒿汤主之。"现只是头部汗出，身上无汗，以颈为界线，这是由于湿热内郁，湿不能从汗排泄，又不能从小便出，故小便不利；湿无出路，热郁于内，虽有循阳明经上冲于头面的头汗出，但无济于事，而内郁严重，故渴引水浆。张仲景自注说："此为热瘀在里，身必发黄。"这是热邪瘀闭于里，与湿相合，身体必定发黄，用茵陈蒿汤治疗。

茵陈蒿汤方

茵陈六两　栀子十四枚（擘）　大黄二两（去皮）

上三味，以水一斗二升，先煮茵陈减六升，内二味，煮取三升，去滓，分三服。小便当利，尿如皂荚汁状，色正赤，一宿腹减，黄从小便去也。

用茵陈苦寒清郁热，利湿退黄；佐栀子清利三焦以通水道；用大黄清泄胃热，导火下行，燥湿退黄。三药合用，小便通利，湿随热从小便通利而去。

阳明证，其人喜忘者，必有蓄血。所以然者，本有久瘀血，故令喜忘，屎虽鞕，大便反易，其色必黑者，宜抵当汤下之。（239）

这条论阳明蓄血的证治。

这条是阳明证，而不是阳明病，这与伤寒邪入阳明的阳明病是不一样的，许多注家忽略了，将其与阳明病混为一谈。其实这条是阳明蓄血证，是原本就有瘀血的人，邪入阳明出现阳明蓄血证。所谓蓄血是积久的瘀血，蓄血不是新病，是痼疾，就是伤寒邪入阳明夹杂蓄血才会出现的阳明夹杂证。大便鞕是伤寒邪入阳明，久有瘀血又可认为是杂病，所以本条讨论的是阳明证而不是阳明病。证可以活看，病是固定的。

为什么久有瘀血会喜忘？瘀血出现精神症状是由于心主血脉，血脉瘀阻就会冲心；心主神，就会出现精神、神志障碍。《素问·调经论》说："血气未并，五脏安定，血并于下，气并于上，乱而喜忘者是也。"

太阳蓄血在膀胱还是在小肠仍有争议，阳明蓄血的部位多数注家避而不谈。我认为在胃，因为条文中说："其色必黑者。"说明是远血不是近血，如蓄血在大肠，其为近血，色不黑，即使不红也应为棕色。病位在阳明，不是手阳明大肠，就是足阳明胃。既然蓄血远，应当在胃，那么《内经》说："血并于下，气并于上，乱而喜忘者是也。"这里的下可能是指胃，在心下，气并于上的上可能是指心。

"阳明证，其人喜忘者，必有瘀血。"喜忘者，善忘也。钱天来说："言语动静，随过随忘也……所以然者，本有久瘀血，故令喜忘。"这是自注句，翻译过来就是：之所以形成善忘证，是因为原本就有蓄积已久的瘀血，所以使人善忘。"屎虽鞕，大便反易，其色必黑者，抵当汤主之。"病在气分时，燥热与糟粕凝结，大便难，不易解，现病在血分，不在气分，血分濡润滑利，故易解。瘀血日久，其色必黑，适宜抵当汤下瘀血。

辨太阳蓄血，验之于小便利，辨阳明蓄血，验之于大便易，这是各从其腑的诊法。太阳蓄血在膀胱、小肠，在血分不在气分，故小便利；阳明蓄血在胃、大肠，也在血分不在气分，故大便易。大便鞕而难与大便鞕而易同为腑实，又有气血之分，这是辨证的关键。

阳明病，下之，心中懊憹而烦，胃中有燥屎者，可攻。腹微满，初头鞕，后必溏，不可攻之。若有燥屎者，宜大承气汤。（240）

这条论阳明病下后实、烦、懊憹的证治。

这条应与231条前呼后应。231条是阳明病下后余热未尽，热邪郁于胸膈的虚烦懊憹证，用栀子豉汤清宣胸膈郁热；本条是阳明病下后，胃中燥屎未尽，胃中燥热结实的实烦懊憹证，故用大承气汤攻下。仲景攻邪，慎之又慎，审定胃中有燥屎者，可攻；如果腹满不甚，大便初鞕后溏，无燥屎，说明热尚未结实，不可攻下。"胃中有燥屎者"一句，既是病理总结，又是临床指征，此句应是肠中有燥屎，在1800年前的汉朝，人们对大便形成的具体位置还不十分清楚，也许是古人认为燥屎与胃的津液伤亡有关，故称"胃中有燥屎"，或者是胃与大肠均属阳明，虽称胃也指大肠，以上是我个人的看法，历代注家未在此问题上发表看法。从病理上讲，燥热与糟粕凝结成实；从临床指征上看，应有不大便、腹胀满而疼痛、拒按等症。

"若有燥屎者，宜大承气汤。"仲景补出有燥屎，可攻，宜用大承气汤。并且叮咛："腹微满，初头鞕，后必溏，不可攻之。"可见仲景攻邪，慎之又慎，在此用对比的手法说明可攻与不可攻。

病人不大便五六日，绕脐痛，烦躁，发作有时者，此有燥屎，故使不大便也。（241）

这条是承前条诊断肠中有无燥屎的方法。

前条讲胃中有燥屎才可攻，但没有讲胃中有无燥屎的判定方法，这条补充上条。常人每日大便一次，病人不大便五六日，内结症状已明，出现"绕脐痛"。结肠围绕脐周，其中有燥屎，阻滞腑气，时通时不通，不通则痛，故疼痛拒按、发作有时。"烦躁"是实热郁闷所致。"发作有时者"，钱天来认为是"日晡潮热之类也"。"此有燥屎，故使不大便。"这是仲景自注句，从以上证候判定有燥屎，解释不大便的原因是燥屎。前曾以潮热、谵语、手足汗出、转矢气等来辨证，此条更以绕脐痛、烦躁、发作有时辨证。

病人烦热，汗出则解；又如疟状，日晡所发热者，属阳明也。脉实者，宜下之；脉浮虚者，宜发汗。下之与大承气汤；发汗宜桂枝汤。（242）

这一条论表里证的辨证与治疗。

本条里证为阳明腑实热证是明确的，关键是表证，究竟是太阳之表，还是阳明之表，或者是太阳与阳明合病之表？注家多有争议，但是有一个原则，不管是在太阳经之表，还是在阳明经之表，或者在太阳与阳明二经合病之表，都是用发汗解表法。

"病人烦热，汗出则解"，天气烦热则雨作，人体烦热则汗作，病人烦热，不管是自汗作解，还是发汗作解，都是通过出汗解热的。"又如疟状，日晡所发热者，属阳明也。"烦热暂退，又出现如疟疾样的寒热症状，晡时发潮热，这是属于阳明病。热是阳明热，那么究竟是阳明经表热，还是阳明腑实热？这就得脉症合参。"脉实者，宜下之；浮虚者，宜发汗。"脉实，症是潮热，阳明腑实具备，宜下之；脉浮虚，虽有晡时发热，也为阳明经表热，宜汗不宜下。下之与大承气汤，发汗宜桂枝汤。"脉浮虚"是脉浮缓的意思，并非虚弱的虚。也有注家认为，"脉浮虚，宜发汗，用桂枝汤"，说明邪热在太阳经而不在阳明经。这些争议没有实际意义，这一条是仲景示人发热汗出解后，复发热要辨清表里，把握在表宜汗、在里宜下的原则。不管表在何经都宜汗，宜桂枝汤。

大下后，六七日不大便，烦不解，腹满痛者，此有燥屎也。所以然者，本有宿食故也，宜大承气汤。（243）

这条论下后燥屎复结的证治。

前条是汗后热不解，这条是下后烦不解。汗后热不解，邪仍在表，可一汗再汗，除非入里才可攻下。下后烦不解，不大便腹满痛，因症而再攻，一下再下。这是对照写法，有助于辨证。

"大下之后"，言外有可下之症，用猛攻之剂，如大承气汤泻下才称大下。"大下之后，六七日不大便，烦不解，腹满痛者，此有燥屎也。"这是有燥屎的原因，下后燥屎复结，阳明腑实，腑气不通，故不大便而烦，腹胀满疼痛。"所以然者，本有宿食故也，宜大承气汤。"下后燥屎复结，缘于病人原本胃肠中宿食，宜大承气汤再攻。这里的"本有宿食"是指原本就有宿食，这个"原本"是指大下之前就有宿食，宿食未被大下消除而复结。

病人小便不利，大便乍难乍易，时有微热，喘冒不能卧者，有燥屎也，宜大承气汤。（244）

这一条论判断燥屎内结的另一种方法与治疗。

"病人小便不利"，是热伤津液，津液枯涸，故小便不利。"大便乍难乍易"，大便忽然难忽然易，其原因有两种：一种认为肠中原本有燥屎，新食尚未内结，被原本内结的燥屎逼迫外出就"乍易"，原本内结的燥屎阻塞就"乍难"；另一种解释是肠中有燥屎阻塞就"乍难"，而肠中燥热逼迫津液下渗就"乍易"。"时有微热"，钱天来说："时有微热，潮热之余也。"阳明之热有两种：一种是蒸蒸发热；一种是日晡潮热。本条是"时有微热"，是不典型的阳明热，热较轻微，时有时无，带发作性的低热，具有阳明热的特点。为什么是"时有微热"？因郁热内蕴，时外发而不畅。"喘冒不能卧者，有燥屎也，宜大承气汤。"阳明燥屎内结，阻滞气机，肺气不得下降则喘。冒者，眩冒也。胃肠燥热上冲则头晕眩。胃肠郁热实满，喘冒不宁故不能卧，断为有燥屎，用大承气汤。这是张仲景从另一个侧面辨别燥屎内结。燥屎形成的见症多端，前有转矢气，谵语潮热，反不能食，绕脐痛，烦而腹满痛等；本条又以小便不利、大便乍难乍易、时有微热、喘冒不能卧，确认"有燥屎也"。可见张仲景诊断任何证候，都是根据多方面情况来确定的。

食谷欲呕，属阳明也，吴茱萸汤主之。得汤反剧者，属上焦也。（245）

这一条是论胃阳虚寒，食谷欲呕的治法，以及上焦有热或有痰而呕吐的辨别。这是一症两辨，审证求因，虽病证相同而病因不一，此证杂病多见。

胃气虚，寒邪犯胃，所以食谷欲呕；胃气虚不能腐熟水谷，胃阳不足，寒邪犯胃，胃失去正常通降功能，不降则逆，胃气上逆就呕吐，用吴茱萸汤治疗。如果服吴茱萸汤后，呕吐没有治愈，反而加剧，说明此呕吐不是中焦虚寒，属于上焦证。成无己说："以上焦法治之。"有的注家说是上焦有热，但没提出具体的治疗与方药。这里的上焦是指心肺还是指胸膈，也没有人提及，只是笼统说上焦有热。如果上焦指心肺，怎么有热会致呕吐呢？如果上焦指胸膈，胸膈有热倒是可以呕吐，有寒或停痰积饮也可以呕吐。张仲景只说"属上焦也"，没说上焦是寒还是热。有的注家把"中焦虚寒，食谷欲呕，用吴茱萸汤治疗。""得汤反剧"，判为上焦有热欠妥，应遵成无己所说"以上焦法治之"。

吴茱萸汤方

吴茱萸一升（洗）　人参三两　生姜六两（切）　大枣十二枚（擘）

上四味，以水七升，煮取二升，去滓，温服七合，日三服。

方以吴茱萸为君，性大热，味辛苦，能温胃散寒、降逆止呕；人参、大枣补益脾胃之气；生姜用六两，量很大，佐吴茱萸健胃散寒止呕。

太阳病，寸缓关浮尺弱，其人发热汗出，复恶寒，不呕，但心下痞者，此以医下之也。如其不下者，病人不恶寒而渴者，此转属阳明也。小便数者，大便必鞕，不更衣十日，无所苦也。渴欲饮水，少少与之，但以法救之。渴者，宜五苓散。（246）

这一条是论述太阳病转属阳明与误下致变的辨别。

本条分五段四证分析。这是张仲景举例辨证的分析过程，可惜后半部分有错简阙文。

"太阳病，寸缓关浮尺弱，其人发热汗出，复恶寒，不呕，但心下痞者，此以医下之也。"这是第一段，是讲太阳病误下或下之过早，表邪乘虚入里，聚于心下，也称邪陷心下成痞证。"太阳病，寸缓关浮尺弱"是对浮缓脉的描绘。"其人发热汗出、复恶寒"是太阳中风证，"恶寒"是恶风的互辞，"不呕"是因邪未传少阳，"但心下痞者"，是医生误下引起的，这是太阳病误下成痞的第一个证。

"如其不下者，病人不恶寒而渴者，此转属阳明也。"这是第二段，是太阳病未经泻下转属阳明。"不恶寒而口渴"，说明邪至阳明，有经表证，有气分热证，也有太阳、阳明的脾约证，更有正阳、阳明的胃家实，还有少阳、阳明发汗利小便伤津液致燥而大便难。阳明病不恶寒反恶热自在言外，而口渴可能会出现阳明气分热证，或太阳阳明的脾约。

"小便数者，大便必鞕，不更衣十日，无所苦也。"这是第三段，是讲太阳转属太阳阳明证，名叫脾约，是脾弱不能为胃转输津液，津液被脾约束，所以胃肠津液伤，口渴不大便。便干，但无腹痛胀满，所以称"无所苦"。这是太阳未经泻下转属阳明的第一个证候，合前痞证为第二证。

"渴欲饮水，少少与之，但以法救之。"这是第四段，是补叙阳明气分热证，就是太阳病转属阳明，病人不恶寒而渴。"不恶寒"说明离太阳，言外就是不恶寒反恶热；渴者说明转属阳明，津液受伤。与71条"太阳病，发汗后，大汗出，胃中干，烦躁不得眠，欲得饮水者，少少与饮之，令胃气和则愈"是一样的。这是阳明气分热证，第三证。

"渴者，宜五苓散。"这是第五段，这里有脱简，应有小便不利和发热恶寒、脉浮，表证未罢，水蓄膀胱。此处的"渴"与前面病人"不恶寒而渴"，以及"渴欲饮水"的渴有本质的区别。前面两个"渴"是胃津受伤，求水自救。这里的"渴"是水蓄膀胱，气化不行，所以用五苓散温阳化气利水，双解表里。是第四证。

学习这一条要领会辨证：一辨表证误下成痞与未下转属阳明。二辨阳明气分热证与阳明津亏便鞕，均非承气汤证。三辨胃燥口渴与停水口渴。虽有阙文，但可领会大意。历史注家看到阙文，就认为是王叔和的错简，没有多大意义，应当删除。后半部分就不注解了，我看不要有文字别扭之处就怨王叔和，这是张仲景辨证的一条活教案，虽有脱落错简，但仍可从中掌握辨证之法。

脉阳微而汗出少者，为自和也；汗出多者，为太过。阳脉实，因发其汗，出多者，亦为太过。太过者，为阳绝于里，亡津液，大便因鞕也。（247）

这一条论汗多伤津液导致大便鞕。

"脉阳微而汗出少者，为自和也"，"脉阳"指浮脉，"微"是指缓而无力，微就是脉浮缓无力，"汗出少"为阴阳和谐。"汗出多者，为太过"，由于汗出多，出现了偏差，不但亡津液，而且伤阳气。"阳脉实，因发其汗，汗出多者，亦为太过"，阳脉指浮脉，实是指有余、有力脉，如数而有力或紧脉之类。阳脉实表示表实，因此要发汗，如果发汗不得法，汗出过多，也为太过。"太过者，为阳绝于里，亡津液，大便因鞕。"不论表虚还是表实，自汗出还是发汗，汗出多都为太过，都会导致阳绝于里，亡津液，大便因鞕。"阳绝于里"，近代名医胡希恕认为："阳是指津液，津液亡竭，仲景称阳绝。"伤寒大家刘渡舟解释为："孤绝，不当断绝讲。"我看刘老的解释较切贴仲景意，因为"孤阳不生，独阴不长"。汗为阴液，伤亡于外，汗出过多，里阳也随阴汗外出，剩余残阳孤独于里，孤阳不生阴津，加之汗出多亡津液于外，大便因此结鞕。

脉浮而芤，浮为阳，芤为阴，浮芤相搏，胃气生热，其阳则绝。（248）

这一条通过脉象分析阳绝的病理机制。

"脉浮而芤"，这是个复合脉，芤脉本身就浮，只不过按之中空如葱管。从临床角度看，芤脉主要为阳气盛阴血虚的病理情况，仲景解释为："浮为阳，芤为阴。"就是说浮脉代表阳热盛，芤脉代表阴津、阴血不足，浮芤相搏击，就阳热加于阴津不足之中，相互不协调，相互排斥逼迫，胃气生邪热，就是孤独的阳热，所以叫"其阳则绝"，或叫胃阳孤绝。前一条说"为阳绝于里"，这个"里"就是本条所指胃阳孤绝。可见，本条是补充说明前条"阳绝"的机理。

跌阳脉浮而涩，浮则胃气强，涩则小便数，浮涩相抟，大便则鞕，其脾为约，麻子仁丸主之。（249）

这条仍从脉象入手，论胃强脾弱的太阳阳明脾约证治。

古代诊脉要诊三部，即人迎、气口、趺阳和太冲，后来就不用了。趺阳脉在足跗，阳明经冲阳穴上，主候胃气。"趺阳脉浮而涩"，浮主胃气强，涩主津液少。成无己谓："胃强脾弱，约束津液，不得四布，但输膀胱，故小便数，大便难。"脾约是脾受胃的约束，不能为胃行其津液，津液偏渗膀胱，导致小便数、大便鞕，用麻子仁丸泄胃热之强，滋脾阴之弱，润肠通便以治。

麻子仁丸方

麻子仁二升　芍药半斤　枳实半斤（炙）　大黄一斤（去皮）
厚朴一尺（炙，去皮）　杏仁一升（去皮尖，熬，别作脂）

上六味，蜜和丸，如梧桐子大，饮服十丸，日三服，渐加，以知为度。

本方是小承气汤加麻子仁、杏仁、芍药组成。小承气汤行气破滞，清泄胃热；火麻仁润肠滋燥，同时配杏仁润肺降气，两药都油润，同用可助润肠通便；再配芍药滋阴润燥，酸敛缓下；再用蜜丸，取其缓缓润下。

太阳病三日，发汗不解，蒸蒸发热者，属胃也，调胃承气汤主之。（250）

这条论述太阳病汗后转属阳明的证治。

"太阳病三日，发汗不解"，为什么是太阳病三日？191 条说："伤寒三日，阳明脉大。"5 条说："伤寒二三日，阳明少阳证不见者，为不传也。"所以三日是太阳传阳明的时日，如果在这个时段，发汗病不解，病邪有可能传阳明。"发汗不解"，不是指经过发汗太阳病不解，而是指伤寒病不解，接着出现蒸蒸发热，所以说"属胃也"。这是热聚于里，蒸腾于外的蒸蒸发热，热虽聚于胃，但尚未见潮热、谵语、腹胀满疼痛、屎鞕等症，故只用调胃承气汤泄热和胃。

伤寒吐后，腹胀满者，与调胃承气汤。（251）

这条论伤寒吐后，腹胀满的证治。

本条应与66条参看。66条是："发汗后，腹胀满。"本条是"吐后，腹胀满"。汗伤卫气，累及脾气，致脾虚气滞而腹满，用厚姜半甘参汤行气健脾。本证吐伤胃阴。吐法本为胸膈有痰而设，如若误用，图伤胃阴，致胃气不降而腹胀满，用调胃承气和胃则愈。

太阳病，若吐，若下，若发汗后，微烦，小便数，大便因鞕者，与小承气汤和之愈。（252）

这条论太阳病误用汗吐下伤津致大便鞕的证治。

太阳病吐下汗治疗失序，是为误治，必伤津液，津伤邪陷而心烦。此烦不是虚烦，但又不是大烦，说明烦实而不大，并且虚实夹有。虚为津液虚，实为表邪入里之实，小便数更是津液偏渗导下，致大便鞕，因未成大实又未燥结，故不用调胃承气与大承气汤，而用小承气汤缓和泻下就可以了。这里的"和之愈"，不是和解的和，而是缓和泻下的和，用"和"字，目的是区别大承气汤峻下。而且告诫误伤津液致大便鞕时，不能用急下峻下法，当缓和泻下。

得病二三日，脉弱，无太阳柴胡证，烦躁，心下鞕，至四五日，虽能食，以小承气汤，少少与，微和之，令小安，至六日，与承气汤一升。若不大便六七日，小便少者，虽不能食，但初头鞕，后必溏，未定成鞕，攻之必溏，须小便利，屎定鞕，乃可攻之，宜大承气汤。（253）

这条论大小承气汤的施用法则。

本条张仲景通过小心谨慎地观察病证，给读者示范辨证分析大小承气汤证的施用界线，严格施治，使读者领会辨证施治的过程及其严谨性。

"得病二三日，脉弱，无太阳柴胡证。""得病"是指外感伤寒，"二三日"是指外感邪传的时日，如5条说："伤寒二三日，阳明少阳证不见者，为不传也。""脉弱"是脉紧的对词，并不是后世的弱脉，脉弱说明邪不在太阳。"无太阳柴胡证"是指既无太阳表证，也无少阳柴胡汤证。那么病邪在什么部位？下面说了，"烦躁，心下鞕"，这是阳明证表现。但邪气虽入阳明，只见燥热象，未形成燥结腑实证，这就需要小心观察。"至四五日，虽能食，以小承气汤，少少与，微和之，令小安，至六日，与承气汤一升。"二三天内烦躁、心下鞕，是邪入阳明的燥热证，脉相对弱，说明邪虽入阳明，但未成燥实坚的腑实证。到了四五天，如果阳明腑实已成，那么应当不能食，现在"虽能食"，更证明腑气未结实，所以张仲景用小承气汤，少少剂量，稍微和一下胃气，缓解一下症状。这里有个伏笔，就是"烦躁，心下鞕"的基础上，言外有不大便的问题。如果有大便，甚至便稀，也不会用小承气汤。"少少与，微和之"，究竟服多少？刘渡舟说："三合四合。"我们可以看一下小承气汤的煎服法，小承气汤是用枳实三枚、厚朴二两、大黄四两，以水四升，煮取一升二合，去滓，分温二服，说明一次服六合。文中说："至六日，与承气汤一升。"小承气汤一共煎了一升二合，四五日服二合，还剩一升，到第六日给他服剩余的一升，说明"少少与"只服二合，才是合情合理的。再说，前边说"四五日"，后边不说六七日，而是说"至六日"，前边是约数，后边是确数，不是让人四五天时煎一剂服二合，其余浪费掉，到六日再煎一剂服一升，其余二合也丢掉。小承气汤二合是以药消息病的方法，如果用这么小的剂量可使病小安，说明辨证用药正确，那就可以大胆使用，到第六天把剩余的一升全部服了。

"若不大便六七日，小便少者，虽不能食，但初头鞕，后必溏，未定成鞕，攻之必溏，须小便利，屎定鞕，乃可攻之，宜大承气汤。"如果六七天不大便，就应当观察小便。如果小便少，说明胃中水谷不别，大便必然初鞕后溏，一般来说是因为脾胃虚寒造成，而此处是胃中有热实，不能分别水谷引起。"虽不能食"，一般说来是脾胃虚寒不能受谷，此处是胃中热实阻滞不能食，虽然胃中热实，但水谷不别，屎"未定成鞕"，也就是阳明还不具备燥实坚满的腑实证表现，这时如果攻下，会造成大便溏泻，而且小便少、大便初头鞕后溏。此时不可攻，不可攻而攻之是为误治，必然导致大便溏稀，需要等待小便通利，屎定鞕，方可攻之，可用大承气汤。

这里埋伏着一个以证测便的机巧。如何测知大便已鞕？既审能食与不能食，又视其小便之利与不利。

伤寒六七日，目中不了了，睛不和，无表里证，大便难，身微热者，此为实也，急下之，宜大承气汤。（254）

从这条到后二条是论阳明三急下证的。所谓急下，就是这三条文中都有"急下"二字。这三个证候必须用大承气汤急下，不得徘徊等待，踌躇不决，错失时机，酿成不良后果，这叫急下存阴法。

这条重点是中焦燥实，下劫肝肾之阴，如果不急下，下焦肝肾之阴危亡立待。这与大承气汤所适宜的一般证情不同，要当机立断，及时立下，否则下焦肝肾之阴耗竭，贻误救治时机，后果不堪设想。《伤寒论》中有两大救命大法，一个是急下存阴法，另一个就是急温存阳法。

"伤寒六七日"，是说伤寒经过了六七天，时日已长，足以形成中焦阳明燥热，下劫肝肾之阴。"目中不了了"是眼睛视物不明了，"睛不和"是睛光昏暗散乱、"睛不活动"，就是瞳仁一动不动，看不见东西。"无表里证"是指无发热恶寒的表证和潮热、谵语、腹痛的里证。"大便难，身微热者，此为实也"，只是大便难，求之不得，身微热，热而不蒸不潮，这也可算是表里证，都轻微。如果没有"目中不了了，睛不和"，那就用不着大承气汤急下，用小承气汤或调胃承气汤就可以解决问题了。张仲景说"无表里证"是相对的，说明阳明燥热里证与阳明经表发热是次要的，即使有点大便难、身微热的表里证，也不足言，用大承气汤急下存阴来解决这个问题。所以张仲景在"大便难，身微热者"后面说："此为实也。"这个是自注句，说明"大便难，身微热"，虽然表现轻微，但阳明内实确然。紧接着"急下之，宜大承气汤"，用大承气汤急下救肝肾之阴，这是以泻为补的急救方法。

阳明病，发热汗多者，急下之，宜大承气汤。（255）

这条是论阳明内实，发热汗多亡津液者，也应当急下存阴。这是第二个急下证。

"阳明病"，就是阳明之为病，胃家实是也。中焦胃肠燥热实，这里有个伏笔，就是不大便或大便难，否则不会形成急下证。中焦燥实，外证发热，并且汗多，有亡阴之危，只有釜底抽薪，用大承气汤急下存阴，才可灭燎原之火。不可扬汤止沸，如用白虎汤不能解决问题，因为白虎汤可以清阳明气分热证，治发热汗多，但不能解决阳明内实燥结。

发汗不解，腹满痛者，急下之，宜大承气汤。（256）

这条是第三个急下证。邪传阳明，内结速而且重，不急下，危亡立至。

"发汗不解"，是指发汗病不解，说明表证不但不解除，反而"腹满痛"，此为病邪猖獗，邪传阳明急速，而且危重，要用大承气汤急速泻下，以杀燥热之势，免遭耗津亡液的劫阴之险。同时也泻腹满，通而不痛，以达两全之美，可谓以泻为补之法。

腹满不减，减不足言，当下之，宜大承气汤。（257）

这一条举证阳明虚实的证治。

腹满有虚实之别，腹满不减属实，时满时不满属虚。本条是"腹满不减，减不足言"，腹满不减，即使有减也不足言，为阳明腑实，当用大承气汤攻下。大承气汤证，前面诸条讲了很多，如"手足濈然汗出者""绕脐痛者""潮热者""谵语者""有燥屎者"，这一条又举出"腹满不减"的大承气汤证。

阳明少阳合病，必下利。其脉不负者，为顺也；负者，失

也，互相克贼，名为负也。脉滑而数者，有宿食也，当下之，宜大承气汤。（258）

这条论阳明少阳合病，阳明燥热偏重而下利的脉证治疗。

两经之病不分先后次第同时发病，叫合病。本条是阳明与少阳同时发病，叫阳明少阳合病。必须出现下利，才能证明虽然阳明少阳合病，但以阳明热盛偏重，这是热邪影响肠胃而下利，所以用个"必"字。这个"必"字不是必然或必定，而是必须的意思，必须出现下利才是本条的主症。如不然，少阳邪气偏重，就不一定出现下利，或者出现的下利也不是大承气汤证，很可能是大柴胡汤证。我们可以回顾前面的几个合病，就一目了然了。32条是太阳与少阳合病，"自下利"，是病偏重于太阳之表，用葛根汤治疗；177条是太阳与少阳合病，"自下利"，病偏重于少阳，半表半里，故用黄芩汤治疗；本条是阳明与少阳合病的下利，偏重于阳明之里，故用大承气汤治疗。

本条还脉证合参，判断病证的顺与负，决定攻下的标准。"其脉不负者，为顺也"，这个负与不负，是指脉证相符与不符，判断顺逆并决定治则的。所谓"不负"是用五行学说的生克乘侮分析脉证相合与不合，脉与证不合为负，脉与证相合为不负，不负为顺，负则为失。例如，本证出现下利，是阳明中土被燥热逼迫的下利，如果出现弦脉，弦为肝胆之脉，脾胃病出现肝胆脉，有相互克制之义，称相互克贼，这叫做负，也就是脉证不合，不可攻下，邪无出路，预后不良；如果出现脾胃热实的滑而数脉，脉证相符，就可以攻下，预后良好，因为阳明有宿食的实证才出现滑而数脉，脉证相合，应当用大承气汤攻下。

病人无表里证，发热七八日，虽脉浮数者，可下之。假令已下，脉数不解，合热则消谷善饥，至六七日不大便者，有瘀血，宜抵当汤。若脉数不解，而下不止，必协热便脓血也。（259）

这条论阳明瘀血的证治。

条文中有相互矛盾的地方，还有不通医理的地方，并且有以方药消息病机，来推理脉证不符的病机，示人从不典型脉证中找出病理真相，从高难度辨证施治推理预后。

"病人无表里证"，不是说绝对无表里证，这与254条的"无表里证"是一样的，就是指表里证不典型，没有典型的发热、恶寒表证和潮热、谵语、腹满痛、不大便的里证，而经过七八天发热，脉虽然浮数，仍可以用下法。为什么要用下法？因为发热七八天是不典型的阳明内热里证，脉浮数又是不典型的表脉，这样的脉证属于阳明内燥，通过下法就可以解决。如果下后脉浮已去而数不减，是气分之热已去，血分之热不解，血分之热合胃内燥热，会出现消谷善饥。发热七八天，到六七天还不大便，说明有瘀血，用抵当汤下瘀血。如果用泻下法和逐瘀血的抵当汤后，脉数不解，发热不解，且出现下利不止，张仲景判断必然血分之热灼伤阴络，协同胃肠燥热而大便脓血。张仲景未提治法。这是一证两途，便脓血其实是变证，应当随证治疗，比如凉血清肠胃燥热，用白头翁汤之类，或泻下逐瘀法，泻出黑亮易出的瘀血便。

文中矛盾的地方有两处：一是病人无表里证，可是发热七八日；二是脉浮数，还可下之。这两处好似于医理不通。但是仲景用泻下法与逐瘀血的抵当汤方药，表现阳明燥实热与瘀血发热的病机。仲景是从这些相互矛盾，不合医理，证机不符，脉证不合之处反映病理真相，从高难度的辨证施治中推理预后。

伤寒发汗已，身目为黄，所以然者，以寒湿在里不解故也。以为不可下也，于寒湿中求之。（260）

这条论述寒湿发黄的证治。

伤寒发汗完毕，热随汗解，表证已除，应当脉静身凉而告愈。但是此条患者却出现身目为黄，这是什么原因？张仲景自我解释："所以然者，以寒湿在里不解故也。"之所以是这样，是因为寒湿在里不解的缘故。这条应与238条互参，238条是阳明湿热发黄，是后世讲的阳黄证，其病在阳明；其症是黄如橘皮色，黄而鲜泽，小便赤黄而不利，口渴苔黄，脉见滑数，是实证。本条是太阴寒湿发黄，是后世说的阴黄，因太阴脾阳不足，不能运输湿邪，所以寒湿内生，属虚证；其症应是身目黄疸如烟熏，色黯不泽，口淡不渴，形寒肢冷，脉见沉迟。彼为阳明湿热，此为太阴寒湿；彼为阳证实证，此为阴证虚证；彼用茵陈蒿汤清热利湿，此指在寒湿中求法；彼为腑病，此为脏病。对本证，张仲景未举方药，但给了一个原则和前提，认为不可用下法，说白了就是不可用茵陈蒿汤之类清热利湿，要在寒湿中求治法。这就给学者规范了治则，处方用药可以多端。后世医家在寒湿中求的方药很多，有用茵陈四逆汤，有用茵陈理中汤，有用茵陈五苓散，也有用真武汤等。虽施方用药稍有差异，但大都主张温阳利湿。这也许就是张仲景故意抛砖引玉，这种写作方法在《伤寒论》中屡见不鲜。

伤寒七八日，身黄如橘子色，小便不利，腹微满者，茵陈蒿汤主之。（261）

这两条都是论述阳明发黄的，彼重叙病，此重述证，这条是彼条的补充。只有互参对看，才能对阳明寒湿与湿热发黄了解得透彻，使辨证施治准确无误。本条既补充了238条病因多而症状少的不足，又与寒湿发黄鉴别。加强了辨证施治的能力，也完善了湿热发黄的病因与见证。

"伤寒七八日"，是病的来路，而且时日已长，但未提治法。既然病的来路是伤寒，而且经过七八天的时间，不可能未用汗法，即使用了发汗解表法，但热未越，湿未泄，所以湿热郁结在内，就出现了身黄如橘子色的湿热发黄。"小便不利"是湿无出路；"腹微满者"是湿热瘀积在内，阻滞气机所致，这个"微满"是稍微胀满，不是阳明燥热实结之满，故用茵陈蒿汤清热泄湿。

伤寒身黄，发热，栀子柏皮汤主之。（262）

这条是继前两条论既无发热恶寒的表证，又无腹满可下的里证，而是湿热发黄的散漫证。正如尤在泾说："此热瘀而未实之证，热瘀故身黄，热未实故发热而腹不满。栀子彻热于上，柏皮清热于下，而中未实，故须甘草以和之耳。"本条由于叙证简单，临床应用较难，历史注家注释也有差异，故临床应用也较少，其实是论述慢性湿热黄疸的治法。

栀子柏皮汤方

栀子一十五个　甘草一两　黄柏二两

上三味，以水四升，煮取一升半，去滓，分温再服。

栀子清宣，清透上热，同时清三焦郁热，所谓上是指胃。黄柏泻下焦湿热，所谓下是指肾。二药合用相得益彰。甘草和中健脾，缓栀子、黄柏苦寒伤胃。

伤寒瘀热在里，身必黄，麻黄连轺赤小豆汤主之。（263）

这条是论伤寒表不解，里有湿热瘀滞发黄的证治。

伤寒是新病，发热恶寒、头痛的表证未解，又有湿热瘀滞于里，里是指阳明胃，也就是胃腑湿热郁积，热不得越，湿不得清，周身必然发黄。这种既有表又有里的湿热黄疸，与238条的瘀热在里之黄疸不同。彼为湿热内郁的纯里证，此为既有湿热内瘀还有伤寒表证。在治疗上，彼用茵陈蒿汤清热利湿，此用麻黄连轺赤小豆汤既清利湿热，又解表邪。在今看来，黄疸早期出现表证时，用之效验。因为黄疸初起，多见发热恶寒、无汗头痛、身体燥痒的表证，而湿热内蕴，则小便不利、周身发黄同时并见，故用麻黄连轺赤小豆汤清里解表并举。

麻黄连轺赤小豆汤方

麻黄二两（去节）　连轺二两　杏仁四十个（去皮尖）　赤小豆一升　大枣十二枚（擘）　生梓白皮一升（切）　生姜二两（切）　甘草二两（炙）

上八味，以潦水一斗，先煮麻黄；再沸，去上沫，内诸药，煮取三升，去滓，分温三服，半日服尽。

李时珍说："潦水乃雨水所积。"

这张方子治疗外有表邪，内有湿热瘀积，症见发热恶寒，头痛无汗，皮肤燥痒，小便不利，身有黄疸，或者口渴心烦，效果灵验。

连轺这味药，市场不备，就用连翘。据说连轺就是连翘，但方中连轺注有"连翘根是"句，可见在张仲景时期连轺为连翘根。潦水就是瘀积的雨水，我看欠妥，即使是瘀积的雨水，也应当用勺扬潦后使用乃合原意，否则怎么叫潦水呢。现在用一般饮用水就行。

梓白皮北方市场不备，可用桑白皮代替。

　　麻黄配连轺、杏仁可解表宣散，连轺又有清热解毒作用，麻黄配杏仁既解表邪又能宣肺利湿；赤小豆除湿利水；梓白皮清热利湿；甘草、姜、枣健脾扶正，脾健湿除；潦水不助湿气，有益于除热祛湿。

少阳之为病，口苦，咽干，目眩也。（264）

这条是少阳病的提纲。

太阳病是表病，主开；阳明病是里病，主阖；少阳病是半表半里，在太阳与阳明之间，主枢。枢是枢纽的意思。口、咽、目三者非表非里，而是表里出入之处，三者能开能阖，正合枢机之象；苦、干、眩是病人自觉症状，必从问诊所得。少阳主胆，胆热上蒸故口苦，热灼津液则咽干，风火上亢则目眩。太阳病与阳明病都有经腑之证，唯少阳虽也分经腑，治疗上只有和解一法，即小柴胡汤和解，而且禁用汗、吐、下三法。邪在太阳主风寒，邪在阳明主燥热，少阳胆气主升发、开达、疏泄，邪传少阳影响其升发疏泄功能，形成少阳胆气郁闭化热，郁热上亢则口苦、咽干、目眩，同时郁闷不舒影响人的精神、情绪，出现"太阳病篇"涉及少阳病的默默不欲饮食、胸胁苦满、心烦喜呕等症。

少阳中风，两耳无所闻，目赤，胸中满而烦，不可吐下，吐下则悸而惊。（265）

这条是论少阳病经证，禁忌吐下和误用吐下的变证。

少阳病来路有二：一是从太阳经传入；另一条是血弱气尽，就是气血不足，卫阳不足，腠理不密，邪气因入，与正气相搏，结于胁下，正邪纷争。本条"少阳中风"是指邪的来路，中风与伤寒是互辞，不独指中风，也包括伤寒。耳、目、胸都是少阳胆经所过之处，"两耳无所闻"是描述耳聋，目赤、胸中满而烦都是胆火郁滞经络的表现，既然是胆经郁热，就应当用小柴胡汤和解，仲景提出不可吐下，唯恐医者见到胸中满就用吐法，看到胸中烦就用下法，所以提出"不可吐下"的禁言。而且指出，吐下则悸而惊的变证。成无己注本条说："吐则伤气，气虚者悸；下则亡血，血虚者惊。"

伤寒脉弦细，头痛发热者，属少阳。少阳不可发汗，发汗

则谵语，此属胃。胃和则愈，胃不和烦而悸。（266）

这条论少阳病禁汗法以及误汗后的变证。

上条讲少阳中风，这条言伤寒脉弦细，中风与伤寒是互辞。前一条讲耳、目、胸少阳经所过之经为病，这一条言少阳脉弦细。头痛、发热是表证，如果脉浮紧，应当用麻黄汤发汗，现出现少阳弦细脉，因少阳禁汗，如误汗会出现变证，所以仲景在"头痛发热者"后，点明"属少阳"。属少阳不是在少阳，因为症是太阳伤寒的头痛发热，但出现了少阳脉弦细，说明邪气往少阳转属。邪在太阳要发汗，属少阳禁汗。一旦误发汗，会亡津液，造成阳明胃燥而谵语，所以说"此属胃"。如果津液能够自我恢复，使胃气调和，也可能自愈。如果津液不能恢复，胃气不调和，不但谵语，还会出现烦而悸、心慌心跳。"烦而悸"的"悸"，有注家说是"躁"之误，就是烦而躁，烦躁不安。其实，津伤胃燥会出现烦躁不安、心跳心慌的精神症状。

本太阳病不解，转入少阳者，胁下鞭满，干呕不能食，往来寒热，尚未吐下，脉沉紧者，与小柴胡汤。若已吐下发汗温针，谵语，柴胡证罢，此为坏病，知犯何逆，以法治之。（267）

这条论述太阳病传少阳的证治及误治致变的救逆法。

《伤寒论》解读

原本太阳病不解除，传入少阳，见到"胁下鞕满，干呕不能食，往来寒热"的少阳证。"尚未吐下，脉沉紧"，沉为由表入里，紧为弦之意，沉紧为少阳脉，所以用小柴胡汤和解少阳。

如果已经误吐、误下、误汗或用温针强迫出汗，出现阳明胃燥的谵语，少阳柴胡汤证罢止，这是误治致变的坏证，应辨清误治之逆，依法施治。这与"太阳病篇"16条太阳误治成坏病是一致的。彼为太阳误治坏病，此为少阳误治坏病，原则都是"随证治之"。这两条误治的原因都一样，都是误汗、吐、下和温针，但误治致坏病的结果不一样，所以仲景要求医者观其脉症，知犯何逆，随证治之或以法治之。这两条前呼后应，相互映衬，谈误治致变坏病的处理办法，可谓法外之法。

三阳合病，脉浮大，上关上，但欲眠睡，目合则汗。（268）

这一条脉证皆不完整，可能有阙文，历史注家多牵强附会。总的看来是论三阳合病，脉见太阳和阳明之脉，而症涉阳明和少阳，以少阳证为主。

"三阳合病，脉浮大，上关上"中的"三阳合病"是冠帽词，后文应见三阳脉证。但现脉是浮大，浮为太阳表脉，大为阳明里实脉。"上关上"是说脉从寸口到关上都是浮大的，寸口和关上都是阳位。"浮大脉，上关上"，说明太阳与阳明之热充斥表里。有注家说：关上是半表半里，是寸口与尺中的枢纽，是少阳部位。这种解释牵强附会，不可采取。后面叙症仅是"但欲眠睡，合目则汗"，叙症不完整，可能有脱简，但就"但欲眠睡，合目则汗"来看，不同于少阴证的脉微细、但欲寐的阳虚阴证。"但欲眠睡"结合"脉浮大，上关上"，应是阳明热盛神昏的表现。最后提出"合目则汗"是关键症，口、咽、目是少阳之枢，合则阳加于阴，故汗出，是为盗汗，旨在和解少阳治疗此证。是否可用小柴胡汤加减是在斟酌之内。

本条脉偏太阳、阳明，症偏阳明、少阳，而关键主症在少阳，注家多认为这条是三阳合病，"合目则汗"，偏重于少阳，可用小柴胡汤和解少阳。前文224条三阳合病重在阳明，用白虎汤清解阳明；以及36条太阳与阳明合病，喘而胸满，偏重太阳，用麻黄汤解表平喘。可见三阳合病，有偏重太阳的解表法，有偏重阳明的清里法，有偏重少阳的和解法。注意合病只有三阳经，三阴经是无合病的。

伤寒六七日，无大热，其人躁烦者，此为阳去入阴故也。（269）

这条是辨表邪传里证。关键是阳去入阴的解释。

历史上的注家有三种看法。第一种说法是成无己，他说这里的"阳去入阴"是指表里，但未说明表里的具体部位。第二种说法是丹波元简，他说表邪入里阴而躁烦，是阳明胃家实证。第三种是以

　　　　　　　　　　　　　|《伤寒论》解读|

《医宗金鉴》为代表，认为"阳去入阴"是入三阴。其实，躁烦一症是阳明和少阴都可能出现的症状。"阳去"是邪气要离去太阳之表，"入阴"是要入里。里是阳明之里，还是三阴之里，这要从脉症上判断，不能局限于以上说法。但从文义来看，躁烦和烦躁还不一样的，躁烦是阴盛阳衰证，烦躁是阳盛阴衰证，躁烦是阴证，烦躁是阳证。文中指出"躁烦"，可能多指三阴，甚至是少阴证，关键是出现躁烦是邪气传变的征兆。"太阳病篇"4条就明确指出："伤寒一日，太阳受之，脉若静者，为不传；颇欲吐，若躁烦，脉数急者为传也。"可见，表邪传里会出现躁烦证。为什么把这一条放在"少阳病篇"？因为少阳是半表半里，从三阳经来说，太阳主表，阳明主里，少阳主半表半里；从三阴三阳六经来说，三阳为表，三阴为里，少阳为三阳与三阴之间的半表半里。邪在三阳要入三阴，少阳是通路，所以说少阳为阴阳之枢，故"阳去入阴"句有相对表里与绝对表里的双重意义，但从文义与篇幅来看，多指太阳之表邪去，入三阴之里为是。

伤寒三日，三阳为尽，三阴当受邪，其人反能食而不呕，此为三阴不受邪也。（270）

这条论邪在少阳自解，不传三阴的征兆。

"伤寒三日，三阳为尽"，是受《素问·热论》传经日数与次第影响。邪从一日太阳，二日阳明，到三日少阳行其经尽，第四日就要行太阴经了。前一条开头是"伤寒六七日",本条是"伤寒三日",可见日数不可拘泥,日数只是次第顺序,不是实指日数,后人在理解上有偏差。"三阴当受邪",是说邪在三阳经不解,经过一定时日,三阴经就会受邪发病。是否发病,就要看体质强弱和受邪深浅。正如柯琴所说:"胃阳盛则寒邪自解,胃阳虚则寒邪深入阴经而为患。""其人反能食而不呕",说明其人胃阳不衰,反而能食;不呕说明胃气和,邪在少阳自解,不传太阴,故能食而不呕,脾胃和调,抗邪有力,三阴不受邪。

伤寒三日,少阳脉小者,欲已也。(271)

这条是从脉象上判断少阳病的欲愈。

"伤寒三日",邪传少阳,与前一条同义,脉当弦而脉见小,《素问·脉要精微论》曰:"大则病进。"今见脉小,知病邪已衰,故为欲愈。

少阳病,欲解时,从寅至辰上。(272)

这条同样讲少阳病欲解的时辰,是寅时至辰时,这段时辰是少阳气旺的时辰。六经病,机体抗病力强,自解与欲解都是在其气旺的时辰,可作参考,但不可拘泥。

辨太阴病脉证并治

太阴之为病，腹满而吐，食不下，自利益甚，时腹自痛。若下之，必胸下结鞕。（273）

这一条是论太阴病的提纲。

太阴病的来路有二：一是从阳经传来的，二是本经自病而起。太阴病是虚寒病，由于脾虚湿盛，脾虚不运，寒凝气滞，湿阻气机，所以腹胀满而呕吐、饮食不下、自发下利越来越重。有时腹部自发疼痛，这是一种虚寒的疼痛。如果因为腹满腹痛，误认为是实证，采取下法，会犯虚虚之戒，必然导致客邪凝结于胸膈下，所以胸下结鞕。

太阴中风，四肢烦痛，脉阳微阴涩而长者，为欲愈。（274）

这一条论中风欲愈的脉证。

"太阴中风"，是阳邪中阴经，"四肢烦痛"中的"烦痛"是痛得厉害，可以说是太阴经表之证。"脉阳微阴涩而长者"中的"阳微"是指浮取而微，"阴涩"是指沉取而涩。微是微弱，涩是不流畅、涩滞，是与短并见的。"阳微"说明中风不重；"阴涩"为少气少血的病脉，说明里气不足，不与风邪抗争而逐渐转长，是阴病见阳脉，正气治，故为"欲愈"，就是将要自愈的征兆，是以脉判断预后。

太阴病，欲解时，从亥至丑上。（275）

这条论太阴病欲解的时辰。

六经病都有欲解时辰，都解在本经气旺的时辰中，太阴也不例外。章虚谷说："昼为阳，夜为阴，阴经之气旺于夜间阴分。但必得阳生之气而邪方解。子时一阳初生，故太阴病解于亥子丑三时，少阴厥阴挨次而解也。"关于六经病欲解的时辰还不能指导临床，只作参考，值得研究。

太阴病，脉浮者，可发汗，宜桂枝汤。（276）

这条是继 274 条论太阴经表证与治疗。

"太阴病，脉浮者"，承前 274 条，省略了"四肢烦痛"，这是太阴经的表证，脉浮是表脉，脉症相合，所以可发汗，适宜桂枝汤。为什么不用麻黄汤呢？因为太阴病是里虚寒不足之病，用麻黄汤恐伤太阴里气，桂枝汤不但解表，而且可调和气血阴阳，有调和营卫建中气的作用，而且 274 条言"太阴中风"，桂枝汤调和营卫祛风邪。所以本条太阴病也指太阴中风，至于太阴伤寒，可能要寒邪直中太阴伤及脾脏，才会出现里虚寒的脉症。

自利不渴者，属太阴，以其脏有寒故也。当温之，宜服四逆辈。（277）

这条论太阴下利的证治。

"自利不渴，属太阴"，自发下利、不口渴是由于脾虚寒盛，属于太阴病。"以其脏有寒故也"，因为脾脏有寒的缘故。"当温之，宜服四逆辈"，应当用温阳的方法，如四逆汤之类的方药治疗。

伤寒脉浮而缓，手足自温者，系在太阴。太阴当发身黄，若小便自利者，不能发黄；至七八日，虽暴烦下利日十余行，必自止。以脾家实，腐秽当去故也。（278）

这条论太阴湿郁发黄证与脾家实阳复的自愈证。

太阴伤寒，脉应当浮紧，而出现了浮缓脉，说明寒邪已去，将要化热，这里的"脉缓"不是后世说的缓脉，而是相对紧脉而言的，就是比紧脉显得不急迫，相对缓和。"手足自温"是太阴有热的表现；"系在太阴"点明属于太阴病；"太阴当发身黄，若小便自利者，不能发黄"，因太阴主湿有热，湿热郁滞当发身黄，如果小便自然通利，湿热下泄有出路，就不会发黄；"至七八日，虽暴烦下利日十余行，必自止"，到了七八天，即使心烦下利，一日十多次，也必然自止；"以脾家实，腐秽当去故也"，因为脾气充实，腐秽不消化的脏物会从大便排泄而出。本条应与"太阳病篇"192条互参，从"伤寒脉浮而缓"到"不能发黄"，两条是相同的。"至七八日"后，本条是"暴烦下利日十余行"，彼是"大便鞕者，为属阳明病也"。本条下利属脾，彼条大便鞕属胃。本条脾气充实，下利日十余行，排泄腐秽脏物，故自止；彼条湿去，燥邪化热在胃肠，故大便鞕。

本太阳病，医反下之，因而腹满时痛者，属太阴也，桂枝加芍药汤主之；大实痛者，桂枝加大黄汤主之。（279）

这条论太阳病误下的两种变证及治疗。

原本太阳病，当汗不当下，医者反用下法，这是误下，伤及太阴脾脏，形成太阴脾阳不足的虚寒腹痛，这种腹痛的特点是时痛时止；腹胀满时重时轻的，这是太阳未罢，邪陷太阴的一种变证，属于太阴病，用桂枝加芍药汤解表和里止腹痛。

倘若出现"大实痛者"，就是用手按之痛不止，甚至拒按，而且腹胀满不减，这是邪陷阳明腑实证，宜再下，用桂枝汤和表，加芍药、大黄攻里缓急止痛。

太阳病误下，有邪陷太阴与阳明两种不同变证。由于表证未罢，治疗上都用桂枝汤加减，但虚实寒热、在脏在腑大有不同。

值得一提的是，有注家对本条误下后存在不存在表证有不同看法。如刘渡舟教授就认为本条无表证，在临床上也不全是因太阳误下，从临床看是不现实的。他认为此证既不是虚寒证，也不是阳明实热证，而是脾胃气血阴阳不和，带有肝脾不和。他举小建中汤、厚姜半甘参汤，以及承气汤的适应证，与本方证区别，这就为该方证另辟蹊径，值得参考。但该方证在条文中毕竟有"误下"这一前提，对于误下后有无表证，文中未提及。我认为可有可无，因为误下后可以表邪全部入里，也可以表证未罢邪气陷里。桂枝汤一方有双重作用，它既解表，又和里；既能和营卫解表邪，又能调气血和里气。所以有表证无表证用之都能解决问题。至于芍药缓急止痛的作用原理，传统认为味酸性凉，入血分，缓挛急止痛，属于阴药。本证为太阳表病误下，邪陷太阴，为什么不用四逆、理中汤，而用桂枝加芍药汤？因为误下后的太阴病，不是出现了下利、手足凉、上吐下泻、食不下的阴寒证，而是出现了腹满时痛的虚寒证。证有轻重，治有不同。桂枝加芍药汤只是调和营卫气血、缓急止痛，不如理中、四逆汤温阳燥湿之峻。这是因为寒热虚实程度不同，处方用药各异而已。

桂枝加芍药汤方

桂枝三两（去皮）　芍药六两　甘草二两（炙）　大枣十二枚（擘）　生姜三两（切）

上五味，以水七升，煮取三升，去滓，温分三服。本云桂枝汤今加芍药。

本方用桂枝汤解表，调和气血；加芍药一倍，建中气，缓急止痛。

桂枝加大黄汤方

桂枝三两（去皮）　大黄二两　芍药六两　生姜三两（切）甘草二两（炙）　大枣十二枚（擘）

上六味，以水七升，煮取三升，去滓，温服一升，日三服。

因表证未罢，误下邪陷阳明，腹大满实痛，阳明燥结，仍用桂枝汤解表。加芍药、大黄通腑缓急止痛，达到表里双解。

太阴为病，脉弱，其人续自便利，设当行大黄芍药者，宜减之，以其人胃气弱，易动故也。（280）

这条承前条，提示胃气弱慎用大黄、芍药法。

本条是承前条而设，但本条是太阴自病，继有腹满大、实痛等症，其来路自与前条不同。前条是太阳表邪误下，内陷太阴或兼有阳明。本条虽有阳明腹满大实痛，但脉弱，胃气弱，大便畅利不秘结，假设需用大黄、芍药，宜减之。因为这种病人胃气不足，容易攻过，导致下利不止。

这条的重点在"宜减之"，后世医家对减什么药，是减药味还是减药量，众说纷纭。成无己认为减大黄、芍药的分量；有许多人认为减大黄的分量；还有人认为将大黄减掉，如刘渡舟就持这种观点。他认为"宜减之"是针对大黄而言的。他说：第一个方子加芍药，第二个方子加大黄，第三个方子言"宜减之"，是减大黄，用桂枝加芍药汤就行了。我看减大黄的分量较符合文义，也适合临床，因本条是继前条太阳腹满大实痛的，脉弱、大便逐渐通利，假设要用桂枝加大黄汤也应当减少大黄的用量。原方加大黄二两，我们可以加一两或半两，微通之，通则不痛，以除腹满、止腹痛。

从 279 条与 280 条可以看出，太阴病本虚寒，但由于有腹症，易引起医者误会，以虚当实治。误下致脾土气血虚损，阴阳失调，出现腹满时痛的脾胃气血阴阳失调证，这时用桂枝加芍药汤调阴阳，和气血；加大芍药用量，配甘草，酸甘化阴，滋补阴血，缓急止痛。如果兼有阳明腑证，腹满大实痛者，再加大黄通腑泄实。太阴病无论是误下也好，自病也好，有腹满时痛，或大实疼痛，如果脾胃气虚，脉弱不足，大便自然通畅便利，即使用芍药、大黄也应当减之。这个"之"字是个指示代词，一般来说应指代芍药和大黄的用量，但根据后世医者结合临床实际，这个"之"字指代大黄更合证情。

在这里有个抛砖引玉的问题，就是桂枝加芍药汤再加一味饴糖就是小建中汤，那么加饴糖与不加又有何区别？我们看"太阳病篇"102条："伤寒阳脉涩，阴脉弦，法当腹中急痛，先与小建中汤；不差者，小柴胡汤主之。"可见小建中汤主治浮取脉涩而沉取脉弦的肝胆气郁，也就是脾土气血不足夹有肝胆气郁。重点是脾土气血不足，特别是阴血不足，不能滋养经脉，而腹中急痛，这个急有紧急之意，就是腹中紧急而疼痛，腹部按诊有略硬不柔和感，这是血虚不养经，夹有肝胆气郁才致腹中急痛，故用小建中汤。"不差者，用小柴胡汤"疏利肝胆，才能彻底解决问题。可见加饴糖是因病情加重，说明桂枝加芍药汤与小建中汤有病情轻重之别，实际是相关方。那么这两个方与理中汤又有什么区别？理中汤同样出自《伤寒论·辨霍乱病脉证并治》385条："霍乱，头痛，发热，身疼痛，热多欲饮水者，五苓散主之。寒多不用水者，理中丸主之。"首先以霍乱吐泻为主症，至于头痛、发热、身疼痛，是指五苓散证而言，理中汤证是寒多不用水的里虚寒证。这就说明理中汤证有里寒与湿的问题，寒湿在内，上干胃则吐，下干肠则泄，寒又伤脾阳，湿又害脾气，太阴脾土被寒湿所困，脾气脾阳不足，故用干姜温脾阳、燥湿邪，白术健脾除湿，人参、甘草益脾气。后世医家深感此方益气有余，温阳不足，故在其中加附子，加强温阳燥湿，叫附子理中丸或汤。"理"是调理，有扶正祛邪之义；建中的"建"是建立的意思，纯属扶正，无祛邪之义。

少阴之为病，脉微细，但欲寐也。（281）

这条是少阴病的提纲。

少阴病的提纲与其他经不一样，它是脉证俱全的，但它提的是主脉主症。因为足少阴肾、手少阴心是气血、阴阳、水火之脏，其病往往涉及人体气血、阴阳及水火问题。"脉微"是阳气不足；"脉细"是阴血不足；"但欲寐"是病人精神衰微，想睡又睡不好，这是肾中阳气衰微的表现。成无己注本条说："卫气行于阳则寤，行于阴则寐。邪传少阴，则气行于阴而不行于阳，故但欲寐。"因为卫气是少阴肾气的一部分，生于下焦肾。

少阴病，欲吐不吐，心烦，但欲寐，五六日自利而渴者，属少阴也，虚故引水自救。若小便色白者，少阴病形悉具。小便白者，以下焦虚有寒，不能制水，故令色白也。（282）

这条论少阴阳虚水火不济证。

少阴为水火之脏，正常情况下，心火下降温煦肾水，使肾水不寒，肾水上潮以济心火，使心火不亢，形成水火既济，阴阳协调的生理状态。少阴病就破坏了以上生理状态，形成了水火不济的病态。

文中的"少阴病"，出现"欲吐不吐，心烦"，好像是心火独亢的热证，但紧接着提出少阴病阳气不足的"但欲寐"主症，这就说明"欲吐不吐，心烦"是真虚寒假实热证。因为肾阳不足，不能气化津液，肾水独寒，不能上潮以济心火，心火虚亢。"心烦"是阳虚作烦，不是实热发烦证。病到五六日，病邪有内传少阴的时机，出现"自利而渴，属少阴也"，"自利"是自发下利，而且口渴，自利不渴属太阴，自利而渴属少阴。因为太阴下利属寒，不伤阴津，故不渴；少阴下利伤阴津，故津液不足，引水自救而口渴。如果小便色白，少阴病形悉具，就是少阴的脉微细、但欲寐都有，就明确是少阴阳虚证。小便白，因为下焦肾阳虚有寒，气化不利，不能制水。张仲景以小便的赤与白，决定阴阳盛衰，水火寒热，一锤定音。

病人脉阴阳俱紧，反汗出者，亡阳也，此属少阴，法当咽痛而复吐利。（283）

这条论少阴亡阳脉证。

如果少阴心肾阳气不虚，寒邪伤人必然伤及太阳，出现发热恶寒、无汗而喘、脉浮紧的太阳伤寒脉证。如果病人少阴心肾阳虚，寒邪伤人可以飞渡少阴，出现少阴伤寒亡阳的脉证，就是此条的"脉阴阳俱紧，反汗出者"。"脉阴阳俱紧"中的"阴阳"，历代注家多认为是指尺寸，我认为应从浮沉解，因为太阳伤寒脉浮紧，少阴伤寒脉沉微，此条脉紧说明寒邪飞渡少阴较重，所以文中说："反汗出者，亡阳也。"这里用"反"字，就是说一般少阴病是脉微细、但欲寐。这条脉阴阳俱紧，既别于太阳伤寒脉浮紧，又别于少阴病脉微细、但欲寐，而是脉浮取、沉取都紧，说明寒邪伤人较重。寒主收敛，不应当有汗，反而汗出，张仲景自注为"亡阳也"，阳虚不能固密。并且补充"此属少阴"，所以应当还会出现虚阳上浮的咽痛，阳虚不固的泄利，阴寒内盛的呕吐。仲景未出方治，我认为应当用四逆汤之类。

少阴病，咳而下利，谵语者，被火气劫故也，小便必难，

以强责少阴汗也。（284）

这条是论少阴病不可发汗，强责少阴汗，会导致亡阴亡阳的后果，就是少阴病用火劫发汗的变证。

"少阴病，咳而下利"，说明属少阴寒证，寒邪上逆则咳，下注则利；"谵语"是用火攻引起的变证，火气劫少阴之汗，伤害少阴之阴出现谵语；"小便不利"为难治，强迫发少阴汗引起。

少阴病，脉细沉数，病为在里，不可发汗。（285）

这条讨论少阴病禁汗的脉象。

细脉为气血不足，沉为在里，数是散而无力的阴阳气血诸不足之脉象，所以不可发汗。

少阴病，脉微，不可发汗，亡阳故也。阳已虚，尺脉弱涩者，复不可下之。（286）

这条讨论少阴病不可发汗的脉象，反过来从脉象上分析少阴病不可泻下。

"少阴病，脉微"属里阳虚，即使有恶寒也不可随便发汗，发汗更伤少阴阳气，同时损伤少阴阴液。如果阳气已虚，尺脉弱涩，说明少阴阴血不足，又不可泻下，泻下更伤阴血津液。

少阴病，脉紧，至七八日，自下利，脉暴微，手足反温，脉紧反去者，为欲解也。虽烦，下利必自愈。（287）

这条论少阴下利寒去阳回的自愈脉证。

"少阴病，脉紧"，是少阴伤寒脉象。到了七八天，"自下利"，是寒邪随下利而出，这时如果正不胜邪，那就会自利益甚、脉紧大、手足逆冷。如果正胜邪退，会出现"脉暴微，手足反温，脉紧反去者"，是将要自解的脉证。即使有发烦，也是人体阳气与微邪斗争的表现，是正气压倒邪气的现象。张仲景判定："下利必自愈。""脉暴微"，"暴"是突然的意思，就是脉突然由紧变微，微是对紧而言，不是后世说的阳气欲脱的微脉，就是脉由紧变缓和了。

少阴病，下利，若利自止，恶寒而蜷卧，手足温者，可治。（288）

这一条论少阴病下利，阳气未复的可治之证。

恶寒而蜷卧，手足逆冷，是少阴病阳气脱亡的表现。而今"少阴病，下利，若利自止"，"手足温"，四肢为诸阳之本，"手足温"是阳气来复之佳兆。关于恶寒蜷卧，刘渡舟认为是倒装句，应为："少阴病，下利，恶寒而蜷卧，若利自止，手足温者，可治。"但诸多注家认为，少阴病，下利，如果下利自止，手足温暖，即使有恶寒蜷卧的阳虚外寒证，也为阳气有挽回之机，尚可用四逆汤、白通汤救急。这里举一家之言，足以说明这种观点。程应旄说："少阴病，下利，而利自止，则阴寒亦得下祛，而又不致于脱，虽有恶寒蜷卧不善之证，但使手足温者，阳气有挽回之机，虽前此失之于温，今尚可温而救失也。"以上两种解释，孰是孰非，难以分解，刘渡舟的说法更接近文理，而程应旄的注解也贴近临床。倒装句，其目的是为了突出文义，本条把"恶寒而蜷卧"放在"若利自止"之后，就是要让读者看到恶寒蜷卧是阴盛阳虚的外症，而"利自止，手足温"，才是阴退阳复的可治征兆。

下利自止后，手足由冷转温，说明阳气有恢复之机，恶寒蜷卧有无已不是重点。如果有，治疗也应急救回阳；如无，更有利于阳气的康复。我们可以观察阴阳胜负的情况，决定调治缓急。

少阴病，恶寒而蜷，时自烦，欲去衣被者，可治。（289）

这条承前条论少阴病阳气来复，烦热欲去衣被的可治之证。

少阴病，阳气衰微，恶寒蜷屈，如果下利、手足逆冷则与前条同。而前条是下利自止、手足温，阳气来复之机显现，故可治；本条是少阴病，恶寒蜷卧，下利与手足不温是言外之意，承前省略，而出现"时自烦，欲去衣被"，是阳气能与阴争的征兆，仲景告诉我们是可治之证，可以用白通汤之类治疗。

少阴中风，脉阳微阴浮者，为欲愈。（290）

这一条从脉象上判断少阴病欲愈。

"少阴中风，脉阳微"，少阴中风，脉是寸脉微，寸脉应浮不应微，既然微说明阳位见阴脉，风邪不盛而微。阴脉指尺脉，少阴病，尺脉当细不当浮，现尺脉见浮，是阴病见阳脉，说明少阴阳气未亡，是阳气来复之兆，属于顺，可以痊愈。

少阴病，欲解时，从子至寅上。（291）

这条是预测少阴病欲解的时辰。

六经病都有个欲解时辰，大都解在本经气旺的时辰，但尚不能确切指导临床。说白了，就是此论不可靠，可待以从考。

各经病在本经气旺之时有利于病邪解除，应灵活对待。疾病告愈没有固定模式，取决于多方面因素。可能在欲解条件具备的情况下，在本经气旺的时辰解的可能性大一些。

一般，六经病欲解的时辰是在各经气旺之时，而少阴病欲解时，独解在阳生之时，因为少阴病宜得阳气生长之时，这对少阴寒证有帮助。因为阳进则阴退，阳长则阴消，阴得阳则解，所以与其他经欲解时辰不一样。

少阴病，吐利，手足不逆冷，反发热者，不死。脉不至者，灸少阴七壮。（292）

这一条论少阴病，吐利，脉不至的重证及阳气来复的预后和治疗。

"少阴病，吐利"，说明阳虚阴寒内盛，"手足不逆冷，反发热者"是阴证见阳象的佳兆，有阳气来复的机转，所以仲景判断不是死证；如果少阴病，吐利，手足逆冷，恶寒蜷卧，脉不至，是阳气将亡的死证，而本条"手足不逆冷"，言外手足温，"反发热"是胃气不衰、抗邪有力的好现象，所以不是死证。至于"脉不至者"，是因为吐利，气血阴阳暴虚，阴阳一时不能接续，用药物治疗有来不及的可能，故用艾火灸少阴七壮以回少阴之阳，使阴阳平衡，脉可续至。灸什么穴位，仲景未提。诸多注家主张灸足少阴原穴，即太溪穴，也有主张灸太溪与气海二穴。陶节庵主张用好酒和姜汁各半盏与病人服之，其脉来者，可治。为什么灸七壮，而不是灸六壮、八壮？因为人体阳气来源于肾，足少阴肾阳虚衰，出现吐利、脉一时不至，有两种情况：一种是阳气将脱的手足逆冷，脉不至，孤阳外越的格阳发热；另一种是本条所说，少阴病，吐利，手足不逆冷，反发热的阳气来复证。这两种情况截然不同：一个是阳气将绝，有散亡外越的表现；一个是阳气来复的不死之证，用艾火急救。第二种情况用艾火灸少阴七壮，七壮说明少阴阳虚严重，冰冻三尺，非一日之寒，时间短，恐无济于事；再者，古人认为，阳数奇，阴数偶，阳虚回阳就应当用奇数，而一、三、五壮，恐阳虚至极，一时不能挽回。可见临床遭遇此证，不可等闲视之，应当积极治疗。用艾火灸太溪、气海七壮后，如果脉续至，可与通脉四逆汤之类继续救治，可能达到预期治疗目的；如灸七壮以上，甚至一日一夜，脉仍不至，手足由温转冷，发热反为戴阳或格阳，张仲景也没办法了。

少阴病，八九日，一身手足尽热者，以热在膀胱，必便血也。（293）

这条论少阴病由阴转阳，移热于膀胱的证候。

少阴病是阳虚阴寒证，八九日是时日已久，不见虚寒证，而见一身手足尽热，寒邪已化热，这是少阴热化证。少阴传太阳，由里出表的现象，肾移热于膀胱，故"必便血"也。方有执与喻嘉言认为"便血"是小便血。丹波元简说："恐未必从小便出。"言外之意是从大便出血。可惜仲景未分辨说明，我们也只能从临床中观察体会。我在临床中未遇到此证，没有发言权，但从文中"以热在膀胱，必便血也"来看，可能为小便血为妥。但仲景言膀胱多指下焦，如"太阳病篇"膀胱蓄血证，就是指下焦而言，如果是热结下焦，气病及血，大便出血也有可能，我们应活看"便血"。

少阴热化便血证，诸多注家认为用猪苓汤治疗，因为猪苓汤有养阴清热止血的作用。这里引用柯琴的一段话，说明本证的治疗问题，他说："少阴传阳证有二，六七日腹胀不大便者，是传阳明；八九日，一身手足尽热者，是传太阳，轻则猪苓汤，重则黄连阿胶汤可治。"

少阴病本是寒化证，但少阴是水火之脏，也有阳气恢复，由里出表，由阴转阳，由寒化热，叫热化证。热化过度，由气及血，伤阴动血，形成本证。

少阴病，但厥无汗，而强发之，必动其血，未知从何道出，或从口鼻，或从目出者，是名下厥上竭，为难治。（294）

这一条论少阴病下厥上竭的难治证。实际是误治后的坏病。

少阴病，由于下焦生阳衰竭，不能蒸化汗出，因此四肢厥逆无汗。这时应当益阳救厥，不可发汗。如果发汗，称强发少阴之汗，不但更伤少阴阳气，而且必动少阴阴血，这就是少阴病禁汗的缘由。那么强发少阴之汗，动其血，从何道而出呢？有从口鼻，有从眼目出，为什么从这些孔窍出呢？由于少阴之脉循喉咙，夹舌本系目系，故从口鼻眼目出。阳气厥于下，阴血竭于上，这叫下厥上竭，为难治。难治不等于不治，仲景未出治法方药，日人丹波元简建议用景岳六味回阳饮滋阴回阳，可供参考。

少阴病，恶寒，身蜷而利，手足逆冷者，不治。（295）

这条论少阴病纯阴无阳的危重证候。

应与288条、289条对照解读。288条是："少阴病，下利，若利自止，恶寒而蜷卧，手足温者可治。"289条是："少阴病，恶寒而蜷，时自烦，欲去衣被者，可治。"这两条"可治"，是因为少阴阳气虽虚，但都有阳气来复的证据，也就是阳虚未绝，所以可治。本条是一派阴寒之象，阴盛阳绝，纯阴无阳，阳气将亡的不治之证。

张仲景对危重证候，有可治、难治、不治、死的不同判断，这是根据疾病证候严重程度作出的判断，也受时代医疗技术的局限。随着时代的发展，一些医家对以上病证提出积极的治疗方法，值得借鉴。如清朝舒驰远对本条就提出："此条尚未至汗出息高，犹为可治，急投四逆汤加人参或者不死。"

所以说对于难治、不治、死证，医者不要坐以待毙，应想方设法，争取一线希望。

少阴病，吐利躁烦，四逆者，死。（296）

这条是论少阴病阴盛阳绝的死证。

有不少注家认为，本条与309条吴茱萸汤证完全一样，而本条主死，彼用吴茱萸汤治疗后不死。舒驰远怀疑本条有阙文，但是我们仔细阅读两条，是有区别的。首先躁烦与烦躁是不一样的。阴盛则躁，躁是形体躁动；烦是阳热则烦，是精神症状；躁属阴，烦属阳；躁有形动，烦无形而无可奈何。躁烦是阴盛阳绝，纯阴无阳，主死；烦躁是阳盛阴亏，用助阳益阴法，可治。其次，四逆与手足厥冷不一样，四逆是四肢冰冷至肘膝，持续不断，其阴盛阳绝的程度为重；手足厥冷是仅手足发冷，冷仅至手腕、足踝以下，而且是厥不是逆。厥与逆是有区别的：厥是气厥，有一阵冷一阵不冷；逆是阴寒逆，阳气绝，不但冷的程度重，范围大，而且一如既往，无有回转，常过肘膝。故本证四逆主死，彼证手足厥冷可治。再者本条先出现躁烦，后出现四逆，为阳气将绝，独阴无阳，为不治之证；彼为先手足厥冷，后出现烦躁，说明阳气可与阴争，所以可治，出吴茱萸汤温阳益阴。至于有的注家认为，本条以下利为重，309条以呕吐为主，这些都是临床观察，结合个人体会总结的经验，也值得参考，但从条文中难以做出这样的判断。

少阴病，下利止而头眩，时时自冒者，死。（297）

这条论少阴病下竭上脱的危证、死证。

本条应与288条对照，288条是少阴病，下利止，手足温的可治证。本条则是少阴病，阴竭利止，阳脱眩冒，下竭上脱的死证。少阴病，利止，应是阳复阴益的好现象，但本条利止是泄无可泄，阴液已竭的凶兆，且出现"头眩"。头为诸阳之会，清阳不能充脑则眩冒，是阳脱于上的表现，阴阳俱绝，故主死。

少阴病，四逆，恶寒而身蜷，脉不至，不烦而躁者，死。（298）

这条论少阴病绝阴无阳的死证。

少阴病，四肢逆冷，恶寒而身蜷，是阴寒盛，纯阴无阳。"脉不至"，心主血脉，心阳断绝，所以脉不至，心肾阳亡，无阳以争，故"不烦而躁"。柯琴说："阳盛则烦，烦属气，发于内；阴盛则躁，躁属形，见于外，形从气动也。"本条不烦而躁，是阳气已亡，阴形独存，独阴无阳能不死吗？

少阴病，六七日，息高者，死。（299）

这一条论肺肾气绝的死证。

本条论少阴病，唯独"息高"一症断为死候。这是因为"息高"者呼多吸少，呼吸表浅急促，音高而短促，故人称为游息。这是肾虚生阳绝于下，不能摄纳固护，肺气脱于上。呼多吸少，是无根之气游息，肺肾之气将绝，故主死候。六七日是病程约数，不可拘泥，只是示少阴病时日达六七天，可算时日已久，固护摄纳之法延误，乃至真阳涣散，以趋危亡丧命。

少阴病，脉微细沉，但欲卧，汗出不烦，自欲吐；至五六日，自利，复烦躁，不得卧寐者，死。（300）

这一条论少阴病阴盛阳脱的危候死证。

"少阴病，脉微细沉，但欲寐"是少阴主症主脉。脉既微细又加沉，则阴寒更盛；卧与寐是互词；又见"汗出不烦，自欲吐"，是真阳虚败，卫阳不固，腠理不敛，故"汗出"。"不烦"是虚阳犹未上奔，自欲吐是阴寒内盛，欲吐不吐，这时应当用四逆汤急温少阴，扶阳救逆。"至五六日，自利，复烦躁不得卧寐者，死。"误治失治，延误病机，以至五六天后，阳气衰危，阴寒更盛，再添下利，烦躁不得卧寐，一派阴盛阳绝的表现。独阴不生，孤阳不长，一线残阳已亡，阳亡阴亦竭，故主死。

本条的"烦躁"应当是"躁烦"，可能是传抄之误，因烦躁是阳证，躁烦才是阴证。本证失治致变，阴盛阳亡，应是躁烦。前"但欲卧"，后"不得卧寐"，阳气已脱，阴盛转加，以致不治而死。

少阴病，始得之，反发热，脉沉者，麻黄细辛附子汤主之。（301）

这条论少阴病伤寒的证治。

由于本条有太阳表证，也称太阳少阴两感于寒的证治。

本条应与"太阳病篇"94条互参对看。本条是少阴病不应当发热而反发热。94条是太阳表证，发热头痛，脉应浮不应沉，而脉反沉。均有"反"字。这两条互文见义：94条是太阳感寒为主，兼少阴虚寒；本条以少阴虚寒为主，兼太阳感寒。在治疗上，两感于寒，要兼顾治疗，也就是温经发汗法，如温经发汗的麻黄细辛附子汤治疗不效，当遵照94条救其里，宜四逆汤治疗。

"少阴病，始得之"，是少阴病初发病，不应当发热而反发热，"脉沉者"，即发热脉又沉，说明脉证不合，表里同病。由于病初发，里阳虽虚而未困，故用麻黄配细辛宣发太阳表寒，用附子配细辛温少阴里寒。细辛一味兼顾太少二经，是阳中之阴药，能温少阴发太阳，两全其美。

麻黄细辛附子汤方

麻黄二两（去节）　细辛二两　附子一枚（破八片，炮，去皮）

上三味，以水一斗，先煮麻黄，减二升，去上沫，内诸药，煮取三升，去滓，温服一升，日三服。

本方药味不多，仅三味，但主治明了，配伍严谨，助阳发散同出一辙，可谓圣法祖方。麻黄辛温散寒发表，附子辛热温里助阳，细辛在麻黄、附子之间，既助麻黄发散，又帮附子温里。

少阴病，得之二三日，麻黄附子甘草汤微发汗。以二三日无里证，故微发汗也。（302）

这条承上条论少阴病，阳虚延日，兼太阳表寒，发热轻微的证治。

"少阴病，得之二三日"，不比上条"初得之"，时日较长，阳气被困，显然愈虚。用麻黄附子甘草汤微发汗，比上条麻黄细辛附子汤发汗力轻微。"微发汗"，说明本证发热也轻微。而且张仲景自释："以二三日无里证，故微发汗也。"说明并不依发热轻微而微发汗，而是因为二三日无少阴虚寒、吐利厥逆的里证，所以才微发汗。这样看来，本证的少阴阳虚虽时日较长，但尚未到达吐利厥逆的虚寒重证。而微发汗，说明太阳感寒也轻，发热也微，故用麻黄配甘草，微发太阳风寒；附子配甘草，辛甘化阳，助少阴之阳。

麻黄甘草附子汤方

麻黄二两（去节）　甘草二两（炙）　附子一枚（炮去皮，破八片）

上三味，以水七升，先煮麻黄一二沸，去上沫，内诸药，煮取三升，去滓，温服一升，日三服。

方中麻黄发汗，解太阳之表；附子温经，补少阴真阳；甘草配麻黄微发其汗，配附子缓补其阳。甘草、细辛仅一味之差，缓急之功截然不同。

少阴病，得之二三日以上，心中烦，不得卧，黄连阿胶汤主之。（303）

这一条论少阴病热化证治。

少阴为水火之脏，阴阳之宅，手少阴心主火，足少阴肾主水。正常生理情况下，心火下降以温肾水，使肾水不寒；肾水上潮以济心火，使心火不亢。即水火既济，也称心肾相交。如果少阴经感寒，再加上病人阴阳的偏盛偏衰，导致水火偏亏偏亢，形成寒化证与热化证的不同。

本条是少阴病，少阴经感寒而发病。"得之二三日以上"，就是得病时日已长，有足够的变化时间，而没有出现吐利、厥逆、躁烦的阳虚阴寒证，而是出现"心中烦，不得卧"之肾水不足。肾阴亏，不能上潮济于心；心火独亢，不能下交于肾的心肾不交症状。故用黄连阿胶汤滋肾阴降心火，即所谓壮水之主，以制阳光。据临床观察，该类病人多见舌质红绛、光镜无苔而干燥，口渴不欲饮，日轻夜甚，脉细数。

黄连阿胶汤方

黄连四两　黄芩二两　芍药二两　鸡子黄二枚　阿胶三两（一云三挺）

上五味，以水六升，先煮三物取二升，去滓，内胶烊尽；小冷内鸡子黄，搅令相得。温服七合，日三服。

本方用黄连、黄芩清心火，使心火下降而不亢；用芍药、阿胶滋肾水，使肾水不亏，能上潮济心火；取鸡子黄血肉之情，交通心肾，并且助芍药、阿胶滋养肾阴，使水不亏，火不亢，则心中烦、不得卧自愈。

少阴病，得之一二日，口中和，其背恶寒者，当灸之，附子汤主之。（304）

这条论少阴病寒化的证治。

"少阴病，得之一二日"，时日不长；"口中和"说明无热证；

"其背恶寒者"，背为阳，督脉所过，总督人体阳气，阳虚故恶寒，这是少阴病初起寒化证的表现，张仲景灸药并施，仅言"当灸之"，未说灸何经何穴。后人有补充，但有舛错，常器之提出当灸膈俞、关元穴。汪琥引《本草图经》谓："膈关二穴，在第七椎下，两旁相去各三寸陷中，正坐取之，足太阳脉气所发，专治背恶寒，脊强，俯仰难。"认为膈俞是膈关之误。少阴中寒必由太阳而入，灸其穴能温表以散外邪。关元穴在脐下三寸，为足三阴、任脉所发，灸能温其里以助元气。然后用附子汤温阳补虚，这是一证两法两方。为什么一证用两法两方呢？因为少阴中寒伤阳最速，先灸后药，见微知著，为的是急速回阳，继之于温补。救急求速莫过于针灸，善后补益继之于药。

附子汤与真武汤仅一药之差，治疗目的似同而实异。本方是大温大补之方，用人参是既补阳又益气；真武汤易人参为生姜温中有散，温阳利水。且本方较真武汤，倍附子、白术，去姜用参，全是温补以壮元阳，温补力量更大。本条的"背恶寒"要与174条的"背微恶寒"对比：此背恶寒重，而彼背恶寒微；此口中和，彼口烦渴；此寒彼热为辨证要点。

附子汤方

附子二枚（炮破八片） 茯苓三两 人参二两 白术四两 白芍三两

上五味，以水八升，煮取三升，去滓，温服一升，日三服。

少阴病，身体痛，手足寒，骨节痛，脉沉者，附子汤主之。（305）

这条承前条补叙少阴寒化又一证治。

少阴病寒化，除口中和、背恶寒外，还有少阴阳虚，寒湿凝滞而身体骨节痛、手足寒、脉沉，用附子汤温经逐寒，益气补虚。

身体痛、骨节痛，在《伤寒论》中可见于太阳病麻黄汤证与本条少阴病附子汤证。如果身体痛、骨节痛、发热恶寒、脉浮紧为麻黄汤证。如果手足寒、脉沉、无发热恶寒之表证，反映少阴阳虚，阴寒内盛，寒邪凝滞阳气不能温运营卫，充达肢体骨节而疼痛，是附子汤证。辨太阳与少阴身体骨节痛，差别由此条可见，表里、虚实、寒热也从此条分辨。

少阴病，下利，便脓血者，桃花汤主之。（306）

这条论少阴阳虚下利滑脱的证治。

少阴病，脉微细，但欲寐，阳虚阴寒内盛而下利是四逆汤证。但本条下利、便脓血与前证不一样。首先下利脓血在气分，下利血在血分，下利脓血是气病及血，气血俱伤，较之下利清谷为更重。这里疑有滑脱不固的阙文，故注家多以方测证，补出下焦滑脱之义。

便脓血一般属于热证，有里急后重、肛门灼热、血见鲜红、腹痛拒按的表现，常是白头翁汤证或黄芩汤证。但本条便脓血是少阴病下利，下焦阳虚不固，无里急后重、肛门灼热之热证，故用温阳补虚、涩肠固脱的桃花汤治疗。

为什么叫桃花汤？历史上注家未提及，无注文。我想是脓血便像桃花的色泽，而赤石脂色红，粳米色白，干姜色黄，红白黄杂色也如桃花色。

桃花汤方

赤石脂一斤（一半全用，一半筛末）　干姜一两　粳米一升

上三味，以水七升，煮米令熟，去滓，温服七合，内赤石脂末方寸匕，日三服。若一服愈，余勿服。

本方赤石脂温涩质重入下焦，固涩滑脱，色赤入血分，有涩肠止血的功用，半用熟半用生，半汤半末。熟成汤，可荡肠中滞脓血；生用粉末，取其收涩固肠脱。干姜温中散寒。本证虽下焦滑脱，但中焦脾胃虚寒是本，粳米益脾胃补虚、性凉，佐二药制约温燥，益气养阴，对久泄久利滑脱者都可使用。

少阴病，二三日至四五日，腹痛，小便不利，下利不止，便脓血者，桃花汤主之。（307）

这条承前条补叙虚寒下利，便脓血的证治。

"少阴病，二三日至四五日"，是少阴病已有时日。"腹痛"是寒凝。"小便不利，下利不止"，成无己注为："水谷不别也。"可见

　　　　　　　　《伤寒论》解读

本条"小便不利"是指小便少，水并大肠而滑脱，故见"下利不止，便脓血"。

比较前条，本条补出腹痛、小便不利等兼证。这些兼证也是阴寒在里，气滞肠间，下焦无火，气化不行。治疗与上条一样，用桃花汤治疗。本条与前条病证一致，只不过比前条补充了几个兼证，使辨证更加明确。

少阴病，下利，便脓血者，可刺。（308）

这条与306条一字不差，但306条治法是"桃花汤主之"，本条则是"可刺"。注家一致认为306条是下焦虚寒滑脱证，用桃花汤温中散寒，涩肠固脱。本条是实热，用刺法，因为针刺多泄，艾灸多温补，从治法上推测本证为实热。我认为这仅是猜测，"刺"字是否原为"灸"字而误为"刺"字，那么刺何经何穴？条文中未说。是没说，还是有脱漏，不得而知，当存疑待考。但有的注家认为："如属实热，可针药并施。"更有人提出先服白头翁汤。我看既为下焦实热，服白头翁汤，那还何必再用针刺呢？但又有人认为，这一条是实热证，目的是与前两条对比。既要对比，就要抛开现象看本质，比出差异。但只是治疗上的侥幸反差，是站不住脚的，张仲景不会在述证上分辨不出虚实寒热的。由此，我看是传抄有误，是"可灸"不是"可刺"，一字之差相差万里。如果是"可灸"，那就说明这一条是补前两条治法上的法外法。就是本证除用桃花汤治疗外，还可用艾灸法治疗。说明本条并不是为实热下利便脓血而设，而是为虚寒下利便脓血又开艾灸治疗一法，可谓药灸并行，也证明本条与306条都是少阴寒化证，而不是热化证。两条述证一字不差，证候一样，辨证一致，施治药灸并行。以上看法只是我个人的观点，仅供参考。

就如有些注家以为是实热"可刺"，刺何穴？常器之提出"可刺幽门、交信二穴"。考幽门穴，一名上门，在鸠尾下一寸，巨厥两旁各五分陷中，为冲脉足少阴之会。交信穴在足内踝上二寸，少阴前太阴后，筋骨间，阴跷之郄。二穴都治泻痢证，可作参考。

少阴病，吐利，手足逆冷，烦躁欲死者，吴茱萸汤主之。（309）

这条论寒邪犯胃，浊阴上逆的证治。

本条与296条颇类似，但有实质性不同。296条是"躁烦"，本条是"烦躁"；彼有四逆，就是四肢逆冷过肘膝，本条仅是手足逆冷不达四肢，有轻重之别；彼为死证，此为欲死而不死，用吴茱萸汤驱寒温胃，降逆止呕。关于吐利，彼为阳虚寒凝，下利为重，呕吐较轻；此为寒邪犯胃，胃气上逆，呕吐为重，下利为轻。彼为阳气欲脱，躁烦，四肢厥逆过肘膝，属危殆；此为烦躁欲死而不死，用吴茱萸汤温胃降逆。这两条重点区别在逆冷，彼为四肢，此是手足，手足为四末，较四肢为轻；其次是躁烦与烦躁不同，彼躁烦是独阴无阳，此烦躁是阴阳不能接续；再者就是死与欲死的区别，死是危殆不治之证，欲死是将要死又死不了。可见烦躁的程度较严重，表明虽然阳虚阴盛，但阳气未脱，能与阴争，邪正交争激烈，故烦躁欲死，所以用吴茱萸汤。

只要细心阅读条文，不难区别轻重，判断死生。吴茱萸汤方见"阳明病篇"245条下。

少阴病，下利，咽痛，胸满，心烦，猪肤汤主之。（310）

这一条是论少阴阴虚咽痛的证治。

从本条至313条都是论少阴咽痛的。足少阴肾的经脉循喉咙，所以病在少阴，在阳虚的情况下，肾精不足，肾火不藏，循经犯喉咽，故咽痛、胸满、心烦，用猪肤汤治疗。

猪肤汤有养阴润燥，降虚火的作用。至于本条的下利，多数注家认为是少阴虚寒下利，而下利日久伤及肾阴，肾精不足，肾火不藏，循经上炎，才出现咽痛、胸满、心烦的阴虚火亢证。

猪肤汤方

猪肤一斤

上一味，以水一斗，煮取五升，去滓加白蜜一升，白粉即米粉五合熬香，和令相得，温分六服。

熬香是炒香，汉代的熬即现代炒法。方中猪肤就是猪皮，其性微寒，其味咸，有入肾滋阴降浮火的作用；白蜜是好蜜，有补虚、润燥、清热除烦的作用；白粉是大米泔粉，淡渗利水，和脾止利，炒香取其浓香气入脾，以助中土，交合水火，使虚火归其根，下利、咽痛、胸满、心烦自平。

少阴病，二三日，咽痛者，可与甘草汤，不差，与桔梗汤。（311）

这条承前条论少阴虚火上扰，致咽痛的轻证与治疗。

少阴病，发病二三日后，时日不长，既无吐利，又无厥逆，仅是咽痛一证。有注家认为是少阴经客热，病情较轻，病证单一，所以用甘草一味，解毒缓痛降火。如果服甘草汤不差，可以在甘草汤里加桔梗，辛散开结，这是奇之不去偶之。

也有注家认为，少阴病，二三日，时日未长，不比五六日之后，吐利厥逆蜂起，而仅咽痛一证，是少阴阴虚有热。少阴为水火之脏，阴阳之宅，少阴阴虚，肾火不藏，循经上犯而咽痛。因为阴虚火亢，我们把这种火称为阴火或相火，只能用甘寒滋养，不能用苦寒清降，正如王冰所说："壮水之主，以制阳光。"所以用甘草，甘寒养阴，缓痛解毒，使阴火归宅。如服甘草汤不差，意味病重药轻，在甘草汤中再加桔梗，辛散开结，开喉痹，解毒利咽。二药合用，作用加强，故名桔梗汤，而不叫甘草加桔梗汤，从方名上突出了桔梗的作用；再者，《伤寒论》中用甘草都是炙甘草，只有甘草汤与桔梗汤中的甘草用生甘草，生甘草甘寒养阴解毒，能降少阴伏火。

甘草汤方

甘草二两

上一味，以水三升，煮取一升半，去滓，温服七合，日二服。

桔梗汤方

桔梗一两　甘草二两

上二味，以水三升，煮取一升，去滓，温分再服。

少阴病，咽中伤，生疮，不能语言，声不出者，苦酒汤主之。（312）

这条论少阴病，咽中伤，生疮的证治。

少阴病，阴虚热化，阴火炽盛，痰热闭锁咽喉，以致生疮，既生疮必定痛，声不出，较上条为严重，故用苦酒汤散结开痹，消肿豁痰，解毒利咽。唐宗海说："此生疮，即今之喉痛、喉蛾等。"相当于西医诊断的急性喉炎、化脓性扁桃体炎等。

苦酒汤方

半夏十四枚（洗，破如枣核）　鸡子一枚（去黄，内上苦酒，着鸡子壳中）

上二味，内半夏着苦酒中，以鸡子壳置刀环中，安火上，令三沸，去滓，少少含咽之。不差，更作三剂。

少阴病，咽中痛，半夏散及汤主之。（313）

这条论述少阴经感寒咽痛的治法。

这一条是与前三条作对比。咽痛一症属少阴经病，但有寒热之分。阴火上炎或客热上犯可咽痛，如前几条。但寒毒客于少阴经也致咽痛，如本条。刘渡舟说："这一条的咽痛比以上几条都要厉害。"其实也不尽然。《伤寒论》常对比症同因异治别者，以加强辨证施治。从310条至本条，四条主症都是咽痛，病因不同，寒热有别，在治则上显然有区别。前三条的治法是清热，本条的治法是散寒。

半夏散及汤方

半夏（洗） 桂枝（去皮） 甘草（炙） 以上各等分

以上三味，各别捣筛已，合治之，白饮和服方寸匕，日三服。若不能散服者，以水一升，煎七沸，内散两方寸匕，更煮三沸，下火令小冷，少少咽之。半夏有毒，不当散服。

本方用半夏开结豁痰，桂枝疏风散寒并有止痛作用，甘草解毒止痛。白饮就是白米汤。本方用白饮和服散剂，与桂枝汤啜热稀粥同具助正散邪作用。"少少咽之"，与苦酒汤之使药持续作用于咽部之义相同。这里的半夏汤并非汤剂，而是散剂煮汤。

少阴病，下利，白通汤主之。（314）

这条和下条都是论述少阴病，阳虚至极，阴寒过盛的证治。

本条从字面上看，"少阴病，下利"，应当用四逆汤，本条用白通汤而不用四逆汤。据刘渡舟推测："已用过四逆汤而没好。那就是四逆汤药力小了。而且这一条下利的病机是阳虚而寒盛，阳气既虚且抑，阳气抑郁正因阴寒盛所致。因此，它的脉不但微，而且很沉伏。"我看四逆汤与白通汤的差别就是炙甘草与葱白。炙甘草甘缓，有补阳益阴作用，而葱白辛温，有辛散寒邪、温通阳气的作用。所以刘渡舟认为："本证阳气抑郁，寒邪盛，用葱白通阳破阴。"这就不难看出本证与四逆汤的差异，本证较四逆汤证阴寒更重，不但四肢厥逆，脉也可能沉伏不现。但本条叙证过简，是否有脱漏，在所难免。方中附子、干姜与四逆汤用量相同，只是葱白四茎易炙甘草，增大散寒通阳之力。有注家认为："方名白通汤，应当有人尿。"古人把大小便称为通，小便色白称白通，而且人尿有益阴的作用。但也有不少注家认为"因用葱白为白通"。方中是否有人尿，我们还要参考下一条。

白通汤方

葱白四茎　干姜一两　附子一枚（生用，去皮，破八片）

上三味，以水三升，煮取一升，去滓，分温再服。

少阴病，下利，脉微者，与白通汤。利不止，厥逆无脉，干呕烦者，白通加猪胆汁汤主之。服汤脉暴出者死，微续者生，白通加猪胆汁汤。（315）

这条承前条讨论少阴病，下利，阳气极虚，阴寒极盛，与白通汤；以及因阴寒太盛，格拒阳热药的证治与预后。

"少阴病，下利，脉微者，与白通汤"，再叙上条证治，并补出了"脉微"。服了白通汤不见得都能好，如果服后利下不止，厥逆，脉微变成无脉，干呕，心烦，说明病没好且加重了，这是阳气虚极，阴寒太甚，不受热药，阴寒格拒的变证。正如王冰所说："凡大寒大热者，必与违其性者争雄，异其气者相格也。"这时就必须变正治为从治，在大辛大热的白通汤里加苦寒的猪胆汁和咸寒的人尿，顺其性引阳入阴。

再者，少阴阳虚，下利，不但损阳，且伤阴，白通汤单纯扶阳，不顾及阴液，阳无阴则亡，阴无阳则脱，亡脱之事立见，这就不单是阴阳寒热格拒问题，更是阴阳俱虚，阴不平，阳不密。"利不止"是病不愈，"厥逆无脉"是阳气更虚、阴寒盛极，"干呕，烦者"是阴液不足。出现这种情况，并不是药不中病，而是阴寒太甚，与热药格拒，故在大辛大热药中加入苦寒、咸寒药反其佐，顺其治，使不相格而适相成。"服汤脉暴出者"，是无根之阳发露不遗，故死。"脉微续者"，被抑之阳来复有渐，故生。

另外白通加猪胆汁汤，方名不提人尿，言外是白通汤中就有人尿，方后又说："若无胆，亦可用。"看来治疗寒热格拒，人尿在本证本方中占有重要地位。今天看来，人尿不卫生，但从治病角度看，人尿在某些重证的治疗中作用显著。我曾用童便，即人尿，合侧柏叶、炒干姜、炒艾叶治愈一例青年女性因支气管扩张，咳血不已，外科准备进行肺切除术的病人，使其免除了手术。

讨论白通汤中有无人尿，要两条合看。上条加入人尿为宜，本条即使加入人尿，也无济于事，故又加猪胆汁，但方后说："无胆亦可用。"说明有人尿的白通汤可治本证。如药证合宜则可愈，如服药格拒，再加猪胆汁。据刘渡舟介绍，程门雪先生曾治疗因为吃螃蟹而腹泻不止、手足厥冷者，用了猪苦胆者生，未用猪胆汁者死。

白通加猪胆汁汤方

葱白四茎　干姜一两　附子一枚（生，去皮，破八片）　人尿五合　猪胆汁一合

上五味，以水三升，煮取一升，去滓，内胆汁、人尿，和令相得，分温再服，若无胆亦可服。

本方用白通汤通阳救逆，加入咸寒之人尿和苦寒之猪胆汁，从其性反其佐，引阳入阴，可解寒热格拒，固护上亡之阳与下脱之阴。

少阴病，二三日不已，至四五日，腹痛，小便不利，四肢沉重疼痛，自下利者，此为有水气，其人或咳，或小便利，或下利，或呕者，真武汤主之。

这一条论少阴病阳虚水停的证治。

"少阴病"，当有脉微细，但欲寐证。"二三日不已，至四五

日"，时日渐久，邪气已入里。"腹痛，小便不利，四肢沉重疼痛，自下利者"，是少阴肾阳衰微，气不化水，水液泛滥，浸淫于内则腹痛，小便不利、自下利；水湿泛滥浸于外，所以"四肢沉重疼痛"。"此为有水气"，是张仲景的自注句，也是总结本证下结论，用真武汤温阳利水治疗。

真武汤见于太阳篇84条，条文中："若咳者，加五味子半斤，细辛一两，干姜一两。若小便利，去茯苓。若下利者，去芍药，加干姜二两。若呕者，去附子，加生姜，足前为半斤。"

少阴病，下利清谷，里寒外热，手足厥逆，脉微欲绝，身反不恶寒，其人面色赤，或腹痛，或干呕，或咽痛，或利止脉不出者，通脉四逆汤主之。（317）

这一条论少阴病阴盛格阳的证治。

"少阴病，下利清谷""手足厥逆，脉微欲绝"，是里阳虚衰，真阳不足的表现，身体应恶寒，现反不恶寒。"其人面色赤"，是内真寒外假热，里阳虚衰格阳于外，称"里寒外热"，所以用通脉四逆汤治疗。本方与四逆汤药味一样，只是附子、干姜量增大，说明本证比四逆汤证为重。通脉四逆汤方中无葱白，不少注家认为，根据方名和证情应有葱白，否则怎么能称通脉？阴阳寒热格拒应当有葱白宣通破阴才为合理。更在方后几个或证中，第一个或腹痛，就去葱白加芍药。如果方中无葱白，怎么会在第一个或证中就会减去葱白呢？这就反证方中原来就有葱白，可能有脱漏。再者，文中就有"面赤者"，又加葱九茎，葱之用量够重了。

通脉四逆汤方

甘草二两（炙）　附子大者一枚（生用，去皮，破八片）　干姜二两（强人可四两）

上三味，以水三升，煮取一升二合，去滓，分温再服，其脉即出者愈。面色赤者，加葱九茎。腹中痛者，去葱加芍药二两。呕者，加生姜二两。咽痛者，去芍药加桔梗一两。利止脉不出者，去桔梗加人参二两。病皆与方相应者，乃服之。

本方药味与四逆汤完全一样，但加大了附子、干姜的用量，比四逆汤的回阳力强，可回转脉微欲绝。"面色赤"是虚阳外越，格拒于外，需要葱白破阴辛通，合大剂量姜附回阳通脉，再加上炙甘草的甘缓和辛甘化阳以制约大辛大热化燥伤阴，"脉微欲绝"本就不是单纯的亡阳，阴血也将脱绝。刘渡舟与李汉卿讨论本条文时，二老都认为，通脉四逆汤不仅有葱白，而且还应有人参，不加人参就不叫通脉四逆汤。条文中说得很清楚，"利止脉不出者，去桔梗加人参二两"。"利止脉不出者"，脉微而利，亡血也，加人参以补之，就是说通脉四逆汤有人参。他们还认为葱可通阳，人参通脉，无脉必用人参，面赤假热格阳必用葱白。

"腹中痛者，去葱加芍药"是和血缓急止痛。"呕者，加生姜"和胃降逆。"咽痛者，去芍药加桔梗"，开痹散结，化痰止咽痛。"利止脉不出者，去桔梗加人参"补正气益气血。本段的"利止"

不是因阴液恢复，阴阳气血和调而告愈，而是阴液脱竭，无液以利下，故去桔梗之辛散，加人参之甘温益气养阴收功，这些都是随证施治的加减法。

少阴病，四逆，其人或咳，或悸，或小便不利，或腹中痛，或泄利下重者，四逆散主之。（318）

这条论气郁致厥的四逆散证治。

这条叙证过简，只是一个"四逆"，这就表明本证是以四肢厥逆为主症。四肢厥逆不但少阴病有之，厥阴病也可见。少阴病的"四逆"有两种情况：一是阴盛阳虚的寒厥；二是阳气阻遏的热厥，所谓热深厥也深。厥阴的厥证是因肝气郁滞，导致四肢厥逆发作，所以有人主张把本条放在"厥阴病篇"，因为肝肾同源，放在哪篇都行。四肢为诸阳之本，气郁不达四肢，与肝气郁阻和肾阳闭阻有关，因此四肢厥逆与厥阴和少阴有关。以方测证，后人一致认为本条是阳气郁阻，不达四肢而出现四逆。

以"少阴病"为首，一定有脉微细，此微细脉并不代表阳气衰微，而是气血郁闭，既然是少阴病，有没有提纲里的"但欲寐"？"但欲寐"是阳气衰微，精神不振的表现，本证可能会出现精神抑郁不振，类似但欲寐的症状。至于五个或证，也是气机不畅造成的。其实杂病中肝气郁阻，阳气不达四肢，出现四逆更多见，因《伤寒论》一书原本是《伤寒杂病论》，这里的少阴病四逆有可能与杂病的四逆作对比的。

四逆散中柴胡、枳实、芍药、甘草四味药都不是治少阴病的药，要说是入肝经疏理肝气倒还是很合适，所以这一条从治疗原则看，可以归为厥阴疏理肝气。从辨证角度，由于脉微细，四逆属少阴。本条的阳气郁阻不达四肢与少阴病阴盛阳虚的寒厥，以及少阴阳热盛的热厥不大一样。本条四逆比少阴寒厥和热厥要轻，虽四逆，必不甚冷，预后也不像少阴寒厥与热厥严重。

四逆散方

甘草（炙） 枳实（破，水渍，炙干） 柴胡 芍药

上四味，各十分，捣筛，白饮和服方寸匕，日三服。咳者，加五味子、干姜各五分，并主下利；悸者，加桂枝五分；小便不利者，加茯苓五分；腹中痛者，加附子一枚，炮令坼；泄利下重者，先以水五升，煮薤白三升，煮取三升，去滓，以散三方寸匕，内汤中，煮取一升半，分温再服。

本方用柴胡疏肝解郁、宣阳外达，枳实破气消滞，芍药和血缓急，甘草和胃安脾。咳而利者，加五味子、干姜酸收逆气，辛散寒邪；悸者，加桂枝通阳行水；小便不利，加茯苓利水；腹中痛者，加附子温中散寒；泄利下重者，加薤白行肠胃之滞气。这是通常达变的治疗方法。

少阴病，下利，六七日，咳而呕渴，心烦不得眠者，猪苓汤主之。（319）

这一条论少阴病水热互结的证治。

少阴病，阳虚不能化水，气化不利，水饮内停，水饮上冲则咳，中攻则呕，下泄为利，而阳虚饮停则为寒饮，那么口不渴、心不烦。本条口渴心烦，说明有热，那么饮邪就不是寒饮而是热饮。少阴病多为寒化证，但现在出现口渴、心烦，而且不得眠，是为热化证。热邪与水饮相合，不但形成水热互结，热饮内停，而且热邪伤阴，阴不足阳就亢。少阴为水火之脏，阴阳之宅，足少阴肾水不足，不能上济手少阴心火，心肾不交，故不得眠。据"阳明病篇"226条："脉浮发热，渴欲饮水，小便不利，猪苓汤主之。"二者病证不同，病因病机相同，推测本条也应有小便不利，故用猪苓汤清热利水，滋阴润燥。

少阴病，得之二三日，口燥咽干者，急下之，宜大承气汤。（320）

本条与后两条为少阴病三急下证之一，其实这三条是讨论少阴与阳明并病的。

少阴与阳明并病是有因果关系的。少阴病本为虚寒或虚热证，又合并阳明腑实热证，是虚实并见的危重证。为什么少阴虚证会并入阳明的实证？是因为阳明居中土，万物所归，无论三阴还是三阳，其邪皆所还于胃中，而成可下之证。阳明燥热下劫肾阴，可造成危候，而且热结旁流，伤及肾阴更速，故急下存阴，为急救之策。

本条"少阴病，得之二三日"，时日不长，但伤阴速急。"口燥咽干者"，口咽为少阴经所过之处，口燥、咽干说明已伤肾阴，但叙证过简，只言"口燥咽干"，不可孟浪用峻攻，意在言外。此证若有腹胀满、不大便的阳明腑实证，方可用大承气汤急下以保存肾的阴液。

少阴病，自利清水，色纯青，心下必痛，口干燥者，急下之，宜大承气汤。（321）

这条论少阴病急下证之二。

少阴兼阳明，除腹胀满、不大便，更有"心下必痛"，就是胃脘疼痛。阳明燥热逼迫津液外出有三种形式：其一是汗出，叫外渗；其二是阳明燥热，大便干燥，小便频数，叫偏渗或旁渗；其三是阳明燥结，自利清水，色纯青，叫下渗，也叫热结旁流。本条就是热结旁流，伤肾阴更速，所以仍然急下存阴，用大承气汤。

少阴病，六七日，腹胀不大便者，急下之，宜大承气汤。（322）

这条为少阴病急下证之三。

"少阴病，六七日"，说明邪气入里；"腹胀不大便"，说明已兼阳明燥热结实。本条虽叙证也简略，但腹胀、不大便已体现阳明主症、口燥、咽干自在言外，同样用大承气汤急下存阴。

以上三条互相发明，论述少阴病兼阳明燥热，伤及肾阴，阳明的燥热耗伤肾之阴液是本证的主因，故用急下阳明的大承气汤荡热存阴。此三条少阴急下证，要与"阳明病篇"的阳明三急下证互看，更能体会急下存阴的意义。

少阴病，脉沉者，急温之，宜四逆汤。（323）

这条论少阴病需要急温的脉象指征。

少阴病，一定具备提纲中的"脉微细，但欲寐"。本条脉既微细又沉，可见阳虚阴寒之象大显于脉，所以要用四逆汤急温之。如果观望等待，吐利、厥逆、烦躁、不得卧寐等危候立至。

前面三条论少阴三急下证，是讲少阴热化，急下存阴，以保津液、存肾阴。本条接着论少阴寒化，急温回阳，扶阳防脱，益火助肾阳。这是对照写法，也是仲景辨阴阳寒热方法。

少阴病，饮食入口则吐，心中温温欲吐，复不能吐。始得之，手足寒，脉弦迟者，此胸中实，不可下也，当吐之。若膈上有寒饮，干呕者，不可吐也，当温之，宜四逆汤。（324）

这条论少阴阳虚兼夹胸膈寒饮的证治。

在开首夹叙了胸膈痰热胶阻的实痰证治，与本条主证作对比。这是一种宾主对待的写作方法，其实是假宾定主法。开头从"少阴病"到"当吐之"，其实不是少阴病。少阴病是四肢厥逆，本条仅有"手足寒"，是痰热阻隔阳气不达的类似证。痰饮水湿本是阴邪，性寒，但本条为什么说是痰热阻滞呢？因为它有"饮食入口则吐"，食入即吐者，有热也，因为热为阳而急速；如果有寒痰，寒性迟缓，不会饮食入口则吐，可能是朝食暮吐。"心中温温欲吐"，温与愠是通假字，"温温"应是愠愠，就是想吐又吐不了，心里难受的感觉。开始发病就有"手足寒，脉弦迟"，弦脉主痰饮，迟脉主痰饮闭阻阳气，张仲景自注为"此胸中实"，并指出"不可下，当吐之"的治疗方法。虽没有出方，但指出了治疗原则。柯琴补出用瓜蒂散引吐的具体方药。

这一段叙证与318条四逆散证是一样的，它们并不是少阴病，但都有类似少阴病的症状。318条是阳气郁阻的四逆证，本条是痰热闭阻的手足寒证，都是为了和少阴病四肢厥逆对比，学习时要特别注意不是少阴病的夹杂证。初学者遇此，常会感到难以理解，难以学通。

"膈上有寒饮"，有注家认为是膈下。"干呕者，不可吐也，当温之，宜四逆汤。"干呕是有声无物的，说明阳虚重，痰饮轻，开头写"少阴病"，一定具备"脉微细，但欲寐"的阳虚脉症。少阴阳虚，不可吐，吐之会亡阳，当温之，用四逆汤温阳散饮。本条与上条有虚实之别，上条属实，本条属虚。这一段是少阴阳虚夹痰饮，故用四逆汤温阳散饮。《金匮要略》中有："病痰饮者，当以温药和之。"所以温阳可以和饮。上条前段是少阴病以外的痰饮阻隔阳气证，插在此条中，是因为都有痰饮，并有类证作对比，不使读者混淆虚实，施治错乱，殆误病人。

少阴病，下利，脉微涩，呕而汗出，必数更衣，反少者，当温其上，灸之。（325）

这条论少阴阳虚气陷津液衰少的证治。

"少阴病，下利"，说明少阴肾阳虚衰下利；"脉微涩"，微为阳气虚，涩主津液少；"呕而汗出"，阳虚阴盛，阴寒气逆而呕，阳虚不外固则汗出，汗清冷为凉汗，呕为有声少物，或澄澈清冷。"必数更衣，反少者"是对前面下利的补充和具体描述。张仲景根据下利脉涩，津液不足，判定必然会出现大便频数而量少，但大便量反而少，是因为阳气虚陷，津液衰少。"当温其上"，张仲景指出了治疗用温法，温的部位很笼统，用"上"字概括，所以引起后人认识不一。有注家认为"上"是指颠顶百会穴；也有认为胃在肾上，上指胃之三脘，即上脘、中脘、下脘；还有认为是关元穴。我认为这几个穴位都可以灸，在"温其上"的治则下，唯有"灸之"。并未提及方药，是否有脱漏？后人主张用附子汤脾肾双补，与灸法配合施用。另外，"灸之"也未提及灸何经何穴，后世注家推测以上诸穴，临床可以参考施用，为少阴虚寒下利开辟了灸法这一治疗方法。

　　本条应与 308 条对比。本条是少阴虚寒下利用灸法，308 条是少阴实热便脓血用刺法，这两条分别为少阴病开辟了另外的针灸治疗途径。但 308 条的刺法与理不通，我在解读该条时也表明了我的看法。实质上少阴病为虚证，怎么会有实热？三阳有合病与并病，三阴并无合病与并病，所以少阴病与实热便脓血是不会同时出现的，要么就是厥阴便脓血的白头翁汤证，要么就是少阴虚寒便脓血的桃花汤证，那"刺"字就要大打折扣了，我推测应是"灸"之误。

辨厥阴病脉证并治

厥阴之为病，消渴，气上撞心，心中疼热，饥而不欲食，食则吐蛔，下之利不止。（326）

这条是厥阴病提纲。

厥阴病是一类寒热错杂的病证。厥阴是阴之尽、阳始生的阶段，这一阶段阴阳交等，寒热胜复，会出现上热下寒的寒热错杂证和厥热胜复证两种类型。

本条讲"消渴，气上撞心，心中疼热"属上热，"饥而不欲食，食则吐蛔"属下寒。这就是上热下寒的寒热错杂证。如果只看到消渴、气上撞心、心中疼热的热证，看不到饥而不欲食、食则吐蛔的下寒证，就会犯片面性错误。有的注家认为，饥而不欲食，食则吐蛔，下之利不止，是肝木旺克脾土，胃虚求食而邪热不能消谷，蛔无食则动，闻食臭而出，脾胃伤，邪热下注。尤在泾就持这种观点，持这种观点的人会用苦寒泻下药，造成下寒更甚而利不止的严重后果。反之，如果只看到饥而不欲食，食则吐蛔的中焦虚寒证而用热药，上热证会更加严重，所以要寒热并用，上下兼顾，方可万全。

厥热胜复是厥阴病的又一类型。肝属厥阴，厥阴肝木有病，常克土位，累及脾胃，故多肝、脾、胃疾患，厥、利、吐、呕、哕等症多见。厥阴受邪，阴阳交争，厥热互见，阴极阳复，病可向愈；邪从阴化多寒，邪从阳化多热，正邪交争，正胜病退，邪胜则病进。提纲中虽未及本类型，但在"厥阴病篇"中多次表现厥热胜复诸证，所以学者不但要懂得寒热错杂，也要掌握厥热胜复。

厥阴中风，脉微浮为欲愈，不浮为未愈。（327）

这条以脉推断厥阴中风的预后。

厥阴是阴之极，阳始生，由于阴极，它的脉象应是沉微或沉迟。厥阴属肝木，其脉应有弦象。本条厥阴中风，脉应当带有缓象，那么本条的脉象应为沉微弦缓脉，如果出现微浮脉象，说明是阴病出阳的好现象，阴病见阳脉者生，所以张仲景以微浮脉推断"欲愈"。这里的"脉微浮"是稍微浮的意思。"不浮为未愈"，言外之意，不浮便为沉，脉不浮仍然沉，病还不能好。

厥阴病，欲解时，从丑到卯上。（328）

本条与其他经一样，为欲解的时辰。

三阳经欲解都在各自气旺的时辰，而三阴经欲解，都在各自气尽，相对三阳经阳气始生之时。因为伤寒以生阳为主。厥阴与少阳相表里，丑时是厥阴之气尽时，中见少阳的寅卯气旺之时，有病解的希望和可能。

"欲解时"不是"必解时"，此处语气有商榷，就是说具备了病愈条件，在这个时辰容易病解告愈，而不绝对，要活看，不能拘泥。如果厥阴病失治，邪盛正衰，无论什么时辰都不会好。在实际临床工作中，六经病邪欲解时辰尚不能指导临床，有人主张待以从考。其实中华传统文化中，糟粕与精华并存，张仲景也受时代局限，但丝毫不能降低《伤寒论》的价值。

厥阴病，渴欲饮水者，少少与之愈。（329）

这条论厥阴病阳气来复的口渴证治。

厥阴病本是寒热错杂，上热会消渴，消是消水的意思，渴是口渴求饮。本条只有"渴欲饮水者"，叙证既少，也简单，但是从病理上与厥阴病消渴有明显区别。厥阴病的消渴是消水求饮，饮水不能解病，本条是口渴想喝点儿水，口渴的程度、求水的要求与消渴迥别，也就是消渴与口渴无论是症状上还是病理上截然不同，故后文说："少少与之愈。"既指出了治疗的方法，也说明了渴欲饮水与厥阴病消渴证有区别。"少少与之"，起到和胃润燥的作用，病就好了，但不能喝得多，以防阳气初复，气化不行，致成停饮。

诸四逆厥者，不可下之，虚家亦然。（330）

这条论虚寒厥逆证不可攻下。

"诸"字是发语词，不当"诸多"讲，可不翻译。"四逆"是四肢从末端开始往上逆冷。"厥"是阴阳偏极不相接顺。四肢厥逆既是症状表现，又是病理反应。在病理上，四肢厥逆是分虚实寒热的。如果是虚寒厥逆，禁用攻下，只有实热才可用下法。335条说："厥者必发热，前热者后必厥，厥深者热亦深，厥微者热亦微，厥当下之。""虚家"是指素患虚证的患者，也同样不可用下法，如气血阴阳诸不足之人。本条是补笔，《伤寒杂病论》中伤寒与杂病相提并论之处不可避免，这里的"虚家亦然"句，实指杂病中素患虚证之人，也不可用下法。

伤寒先厥，后发热而利者，必自止，见厥复利。（331）

这条论述厥热与下利的关系。

这条语序很麻烦，刘渡舟说是倒装句。其实除倒装外，还有承前省略，所以把句子反装回来还是很难理解。现在我们把句子语序整理一下看看，整理后应该为："伤寒先厥而利者，后发热，必自止，见厥复利。"显然可理解为"必自止"是指"后发热"的自止，而不是"利自止"。后文的"见厥复利"句与前句矛盾，也就是前面是发热止而不是下利止，后面怎么会见厥复利，这显然是矛盾的，所以费解。只有把倒装语序正过来，再把承前省略的主语"利"补进去，成"利必自止"，才能达到语句通顺，义理明确。

"伤寒"，说明病的来路；"先厥而利"是先出现手足厥逆的厥阴寒证，同时出现阴寒下利；"后发热"，发热是阳气胜复的表现，阴寒退却，所以下利必然自止。如果再见到四肢厥逆，说明胜复的阳气不敌阴寒之邪，会重复下利，这叫作厥热胜复，阴阳消长，阴阳进退。刘渡舟说："在临床没见到过这样的病。张仲景通过说理，反映寒热消长的大小、长短关系而已。"其实时代不同，见证有异，张仲景时代的医疗条件和医疗水平与现今大有不同，加之古今人民生活条件、经济水平的差异，以及病谱的变化，造成《伤寒论》中的病证现今难以实践。比如古代只有中医中药，现今，伤寒急证患者首选西医诊治，不等出现厥阴寒热胜复病就解除了；古代人民经济落后，看不起病，伤寒常拖延而出现寒热胜复，阴阳进退的局面。其实在临床中厥阴病也是少见的，比如吐蛔一证，现今卫生条件改善，就连蛔虫证都少见，哪还有多少吐蛔病证呢，但在我的恩师刘渡舟时代还不少见。现今厥阴病厥热胜复与下利交加之证固然少见，甚至不见，对张仲景所叙病证就有各种各样的说法。比如，方药中老师认为《伤寒论》的条目："有的是从方说证的，有的是从证说方的，有的是从脉说证的。这一条是说病理，以及证候的阴阳消长关系。"

伤寒始发热六日，厥反九日而利。凡厥利者，当不能食，今反能食者，恐为除中。食以索饼，不发热者，知胃气尚在，必愈，恐暴热来出而复去也。后三日脉之，其热续在者，期之旦日夜半愈。所以然者，本发热六日，厥反九日，复发热三日，并前六日，亦为九日，与厥相应，故期之旦日夜半愈。后三日脉之，而脉数，其热不罢者，此为热气有余，必发痈脓也。（322）

这条论以厥热胜复判断疾病进退的方法，以及消息除中判断吉凶。

病与前条一样从伤寒来的，开始先发热六天，以后手足厥冷反而九天，并且还下利，也就是比发热多三天。"反"是反常的意思，通常发热六天，厥逆也六天，说明阴阳寒热相等。此为发热六天，厥逆九天。凡是既厥且利的，由于阳虚寒盛，应当不能食，现在这种厥利同时存在，反而能食，恐怕是胃气败绝的除中，可以给他吃索饼。汉朝的索饼就是现今的面条一类面食，用来试探胃气是否存在，如果吃后不发热，知胃气尚存，必愈。对于用吃面食不发热，判断胃气是否还存在这一点，注家解释不一，尤在泾把不发热的"不"改为"若"，这与原文大相径庭。二版教材认为"不发热者"是不发暴热，仅发微热，暴热是胃阳将绝之症，微热表示胃气尚存。这里的关键是食后发热与不发热。原文说病开始发热六天，后厥利九天，这时当不能食，现反能食，怀疑除中，试食索饼，食后不发热，说明厥利仍然存在，与后文"其热续在者"文义有悖。可见尤在泾把"不"字改"若"字是有意义的。那么本条的发热是微热还是暴热？后文有"恐暴热来出而复去也"，意思是恐怕暴热突然来一阵，持续不久又不见了，这是假热，回光返照。这句话抛砖引玉，引出了二版教材的不发暴热仅发微热的观点。也与下文"后三日脉之，其热续在者"相接续，且吻合。"脉之"，不是单纯切脉，而是脉证互参，诊察疾病。后三天医生再看病，其热继续存在，有望在第二天半夜阴尽阳生，少阳之气起，病就好了。

为什么是这样的呢？张仲景解释了，原本发热六天，厥反九天，厥比热多了三天，吃了面食又发热三天，与前六天并为九天，这样发热与厥皆为九天，热与厥相等，所以有期望第二天半夜病好。再过三天医生复诊，发现脉数，且发热不退，这是阳气来复太过，热气有余，入于营血，必发痈脓，热郁营血，壅郁败溃，成痈肿疮疖。

伤寒脉迟，六七日，而反与黄芩汤彻其热。脉迟为寒，今

与黄芩汤，复除其热，腹中应冷，当不能食，今反能食，此名除中，必死。（333）

这条论厥阴伤寒误诊误治造成除中的死候。

"伤寒脉迟"，脉迟为有寒，"六七日"说明时日已长，有传变的机会。"而反与黄芩汤彻其热"，为什么伤寒脉迟有寒反而用苦寒的黄芩汤彻其热呢？这就说明医生在诊断上有误，把虚寒证当成实热证来治疗。黄芩汤是治疗太少合病发热下利证的，是一张治热利的寒凉方。根据伤寒脉迟，病至六七天，且医生误为黄芩汤证，说明"伤寒脉迟"后应有厥热下利，才符合医生误用黄芩汤的思路。"彻其热"的"彻"字是撤销、撤除的意思，与文中的"除其热"的"除"字相同。"脉迟为寒"是张仲景以脉分析病性，通过脉认为"今与黄芩汤，复除其热"是误诊误治，"腹中应冷，当不能食"指出误诊误治后果。虚寒证用苦寒药更伤阳气，造成腹中冷不能食的后果。"今反能食，此名除中，必死"，坏病还是可以救治的，但更严重的是误治后本应当不能食而反能食，这叫作除中，是胃气败绝之候，所以必死。除中是一个古病名，是死亡前胃气将绝的表现，病人本不能食反而能食，食后气绝死亡，也就是常说的回光返照，残灯复明，俗话说"吃死食"。

伤寒先厥后发热，下利必自止，而反汗出，咽中痛者，其喉为痹。发热无汗，而利必自止；若不止，必便脓血，便脓血

者，其喉不痹。（334）

这条论厥阴病阳复太过热化的两种变证。

"伤寒先厥后发热"是厥退热回病向欲愈的好现象，下利也必然会自止。如果阳复太过，热化反逼汗出，汗出伤津，阳热上炎，热毒痹阻，咽喉不通而痛，这叫作喉痹。如果出现发热无汗，厥退热复，利下必然自止，病就会告愈。假若阳复太过，利下不止，由前面的寒利转变成现在的热利，厥阴热邪下迫伤及阴血，必便脓血，便脓血者，由于热邪下趋不上炎，所以其喉不痹。

伤寒一二日至四五日，厥者必发热，前热者后必厥，厥深者热亦深，厥微者热亦微，厥应下之，而反发汗者，必口伤烂赤。（335）

这条论厥热的证治与禁忌。

"伤寒一二日至四五日"，是邪正交争之时，既然是伤寒，一定有发热。

"厥者必发热，前热者后必厥"是倒装文，应当是"前热者后必厥，厥者必发热"，意思是伤寒发热后发生四肢厥逆。这种厥逆是在先期必然发热的情况下发生的，这叫热厥。由于此证发热与厥冷同时存在，为寒热错杂，阳郁于内，阳气与阴气不相顺接，因此归在厥阴病中。也有的注家认为，本条是阳郁于内，拒阴于外造成的。阳气越郁,手足就越厥。"厥深者热亦深,厥微者热亦微",深者重也,微者轻也。手足厥逆越深,其热也越重;手足厥逆轻,热亦轻。这句既言证候又包括病机。

"厥应下之",指出了治则,但未明方药,这不是张仲景无方,而是根据病的轻重缓急灵活变通用药。正如刘渡舟老师的体会:"要破阳郁,就得用点儿凉药,包括泻下之法和苦寒清热之法。《内经》说'酸苦涌泄为阴。'所以从广义上来讲,凡是苦寒药都能泻下。而所谓清热之品,不见得非要局限于大黄、芒硝等泻下之药。"因此,仲景立法不出方。

"而反发汗者,必口伤烂赤。"本条所述"厥"是先发热后厥,如果误认为发热是表证,用麻桂辛温发汗,反而阳郁的内热合温热发汗解表药化为热邪上攻而口伤赤烂。再者,应与330条合看,330条是:"诸四逆厥者,不可下之,虚家亦然。"讲的是虚寒厥证,不可用下法,当用四逆汤等回阳救急。而本条先发热后必厥是阳郁热厥,必须用清下法。二证病性、病机不同,治法温凉补泻各异。如果本病误用四逆汤类方药,更加助热,厥逆也就会更严重,甚至出现谵语神昏的危候。

伤寒病,厥五日,热亦五日,设六日当复厥,不厥者,自愈。厥终不过五日,以热五日,故知自愈。(336)

这条论厥热时间相等,阴阳寒热平衡而病愈。

"伤寒病，厥五日，热亦五日"，不局限五天，只是说明厥热时间相等，达到阴阳寒热平衡。"设六日当复厥，不厥者，自愈"，第六天当复厥逆而不厥逆的话，说明自然好了。最终厥逆不超过五天，发热也是五天，厥热时日相等，已达到阴阳寒热平衡了，所以就会自愈。

凡厥者，阴阳气不相顺接，便为厥。厥者，手足逆冷者是也。（337）

这条解释厥的病理与病证。

厥的病理是阴气与阳气不相顺接。阴阳之气在人体运行是有顺序、层次的，阴阳之气顺三阴三阳十二经次序运行，如果由于阴阳偏盛偏衰，导致阴阳运行不能顺接，就会出现四肢逆冷的厥证。有阳偏盛的阳内郁之热厥、气偏盛气内郁的气厥、阴盛阳虚的寒厥等。"厥者，手足逆冷是也"，手足从指端往四肢倒向逆冷叫厥。逆冷的程度、范围决定病的轻重，以及预后。这句既叙述病证，又解释病证。

伤寒，脉微而厥，至七八日肤冷，其人躁无暂安时者，此为脏厥，非蛔厥也。蛔厥者，其人当吐蛔。今病者静，而复时烦者，此为脏寒。蛔上入其膈，故烦；须臾复止，得食而呕又烦者，蛔闻食臭出，其人常自吐蛔。蛔厥者，乌梅丸主之，又

主久利。(338)

这条论蛔厥的证治，并与脏厥对比。

张仲景采用对比的方法区别蛔厥与脏厥，加强了辨证力度，使人明了各自的辨证要点，加深了人们对蛔厥的了解和认识。

"伤寒"是病的来路，"脉微而厥"说明阳微阴盛。"至七八日肤冷"，即到了七八天，阴寒更盛，阳气衰微，不但四肢厥冷，连全身皮肤都发冷。"其人躁无暂安时者"，病人躁动不安，无一时安静，躁为阴，烦为阳，躁是阴盛阳衰导致身躯乱动。"此为脏厥，非蛔厥也"，点明本条属于厥阴脏厥，不是蛔厥。

"蛔厥者，其人当吐蛔。"这个"当"字有两种解释：有当"常"字解的，那就是病人常常吐蛔；有作"应当"解的，就是病人应当吐蛔。我看作"应当"讲较合理，且更切近文义。从字解，"当"并没有"常"的意思，把"当"作"常"解的注家，可能与后文"其人常自吐蛔"句联系。

"今病者静，而复时烦者，此为脏寒。蛔上入其膈，故烦；须臾复止，得食而呕又烦者，蛔闻食臭出，其人当自吐蛔。""今"字，成无己的《注解伤寒论》中是"令"字，可能有传抄之误，《玉函经》与赵本皆为"今"。现在病者一会儿安静，一会儿烦躁，与脏厥的"躁无暂安时"不一样。"此为脏寒"，"脏"是指肠胃，泛指内脏，《内经》："十二脏并腑以言脏。"蛔虫有喜温畏寒的习性，因胃肠寒，蛔虫避寒就温而上入膈，所以烦；"须臾复止"，不一会儿烦就止住了。如果吃东西又呕，再出现心烦不安，这是蛔虫闻到食物的味道，又活跃起来，病人自然呕吐蛔虫。

"蛔厥者，乌梅丸主之，又主久利。"蛔厥要用乌梅丸治疗。乌梅丸还可治疗长久下利，就是慢性下利。慢性下利是杂病，这里又是伤寒、杂病并论。不过，蛔厥本身是蛔虫之宿疾，伤寒厥阴蛔厥是夹有蛔虫才发生厥逆的。

乌梅丸方

乌梅三百枚　细辛六两　干姜十两　黄连十六两　当归四两附子六两（炮，去皮）　蜀椒四两（出汗）　桂枝六两（去皮）　人参六两　黄柏六两

上十味，异捣筛，合治之，以苦酒渍乌梅一宿，去核，蒸之五斗米下，饭熟捣成泥，和药令相得，内白中，与蜜，杵二千下，丸如梧桐子大。先食饮服十丸，日三服，稍加至二十丸。禁生冷，滑物，臭食等。

本方寒热并用，攻补兼施，益胃安蛔。治厥阴寒热错杂证，兼治寒热不调虚实并见的久利。古人认为，蛔得甘则动，得苦则安，闻酸则静，得辛热则止，所以用乌梅之酸，黄连、黄柏之苦，姜、桂、椒、附之辛热，以安蛔温脏止其厥逆，加人参安中益胃补其虚。苦酒即醋，以醋渍乌梅，同气相求，且因乌梅肉干在核上，用醋渍泡一夜，乌梅肉可以脱核。

本方可以治三种证候：一是治厥阴的寒热错杂"消渴，气上撞心，心中疼热"证；二是治蛔厥；三是治寒热错杂虚实并见的

久利。

在《伤寒论》中，太阳病至少阴病五经病证中都没有用当归，只有到厥阴经乌梅丸与当归四逆汤中才用当归。当归甘润养血，入肝经，所以只有邪至厥阴才用此药。

伤寒，热少厥微，指头寒，嘿嘿不欲食，烦躁数日，小便利，色白者，此热除也，欲得食，其病为愈；若厥而呕，胸胁烦满者，其后必便血。（339）

这条论热厥轻微与厥热胜复的转归与对比。

"伤寒"是病的来路；"热少厥微"，既是病机又是病证，意思是发热轻微，厥逆也轻微；只是"指头寒"，言外手掌以上不寒；"嘿嘿不欲饮食，烦躁数日"，少阳胆与厥阴肝相表里，这是肝胆郁热的表现。"小便利，色白者"，言外此证因有郁热而小便黄赤。如果小便通利、颜色转白，说明热邪已去；如果"嘿嘿不欲食"转为"欲得食"，说明热除胃气和，病就好了。如果出现厥逆呕吐、胸胁烦满，言外会小便不利、色黄赤；发热、厥冷加重，即"热深厥亦深"。厥阴肝藏血，热伤营血，其后必便血。

这条应与335条参看，本条对335条的"厥深者热亦深，厥微者热亦微"作详细说明。指出"厥微热亦微"的热厥轻证告愈的指征，以及"厥深热亦深"的热厥重证之转归。其中暗示热厥重证应及时用下法泄热，否则热伤营血会出现便血的转归。

病者手足厥冷，言我不结胸，小腹满，按之痛者，此冷结在膀胱关元也。（340）

这条论寒滞厥阴肝经累及少阴经的临床表现。

本条以"病者"起，而不是伤寒，说明来路广泛，不仅伤寒，杂病也可有是证。"手足厥冷"就是手足厥逆发冷，"言我不结胸"是借患者自述语排除上焦病。汉代著作语言简练，喜欢倒装。此证病在下焦，医者为排除上焦有无问题，可能按照邪结上焦胸膈思路问诊，故借病人语："我不结胸。"简洁地排除了上焦问题，然后叙述下焦证。"小腹满，按之痛者，此冷结在膀胱关元也"，排除了蓄水蓄血证。手足厥冷，小腹胀满，按之痛是寒滞厥阴肝经累及膀胱关元的表现。"膀胱关元"，关元是穴名，是任脉与少阴肾脉的交会穴，但本条并不是指关元穴，膀胱也不是指六腑中的膀胱腑，而是指脐下少腹部位。当厥阴肝脉被寒邪凝结，累及少腹，要影响少阴经各脏的气化是有话待言的，只是仲景只言厥阴不及少阴罢了。

本条是有争论的。刘渡舟说："有人认为仲景的六经辨证无所凭，厥阴是肝经，现在冷结在膀胱关元了，膀胱是足太阳膀胱，肝经怎么会出来足太阳膀胱的名词来了？就拿出这句话来否定六经的事实。"持这种看法的人太机械，膀胱关元是指部位，当然这个部位受病是要累及其相关脏腑经络的，那是有话待言的，也是不在话下的。仲景只不过是重在论厥阴肝经，至于累及他经他脏则省言之。

本条所述症状，张仲景断为冷结膀胱关元，但未出方治。后人有所补充：刘渡舟老师认为寒滞肝脉，可用当归四逆汤或加吴茱萸、生姜；庞安时谓宜灸关元穴；尤在泾主张用四逆白通之属。

伤寒发热四日，厥反三日，复热四日，厥少热多者，其病当愈。四日至七日，热不除者，必便脓血。（341）

这条论厥阴病厥热胜复的热多厥少为愈证与阳复太过的变证。

伤寒以阳为主，有一分阳气就有一分生机，所以救阳为第一要务。病至厥阴寒热胜复，热多厥少，阳复则病愈。厥多热少，阴盛阳衰，有亡阳的危险。

"伤寒"是病的来路，"发热四日，厥反三日，复热四日"，这是厥热胜复的具体描述，可以看出热多厥少。"厥少热多，其病当愈"，说明阳盛战胜阴寒，病当愈。如果复热四天，甚至七天发热不退，说明阳复太过，阳热必然伤及营血，便脓血。文中的三天、四天、七天都是概数。

伤寒厥四日，热反三日，复厥五日，其病为进，寒多热少，阳气退，故为进也。（342）

这条承前条论厥多热少，阳退病进。

前条先热后厥，热多厥少，其病为愈。本条与之相反，先厥后热，厥多热少，阳微阴盛，"其病为进"，进是进行、加剧、加重的意思。

伤寒六七日，脉微，手足厥冷，烦躁，灸厥阴。厥不还者，死。（343）

这一条是论厥阴病阴盛阳亡的死证。

从这条开始，张仲景从不同角度，举不同证候分析，有五条死证，一条难治之证。

"伤寒六七日"，病程较长，具备邪至厥阴的时间，也是阳气来复之期，出现"脉微，手足厥冷，烦躁"。"脉微"是阳气衰微的脉象。微脉主阳气不足，细脉主阴血不足。"手足厥冷"是阴邪独盛之征。不见发热而见烦躁，发热是阳复的指征，烦躁是阴盛阳衰的标志。烦躁一症可见于热证实证，同时有发热口渴、便干溲赤、脉洪实；也可见于阴盛阳亡，就是本证的脉微、手足厥冷、烦躁、无发热。

张仲景看到阳气危亡前的一线希望，用药来不及，只有灸厥阴。灸法可以回阳救亡。没说具体灸什么穴，只提灸厥阴。后人有说灸太冲，有说灸大敦，有说灸关元、气海。这些穴位都可考虑。

如果用灸厥阴的方法治疗后，厥逆、烦躁仍然，那就是阳亡危殆的死证了。如果临床见到阳虚寒盛的手足厥冷，再出现烦躁，病就严重了。

伤寒发热，下利，厥逆，躁不得卧者，死。（344）

这条论厥阴病阴极阳亡的死证。

伤寒发热，如果阳复，应下利止而手足温。本条是伤寒发热，而仍下利，四肢厥逆，而且躁不得卧。烦为阳，躁为阴；烦主精神，躁主形体；躁是形体、四肢躁动不安。"不得卧"是指躁动的程度——不能躺卧。可见本条的"躁"是很严重的。躁是阴盛阳衰的表现，既躁又厥还下利是阴极之象。阴极阳亡，故主死。

发热有两种不同：一种是阴退阳复则发热，同时有下利止、手足温，为好现象。一种是阴绝于内，格阳于外的假热。假热是一种虚热，热势较微，热程较短，并伴有厥躁、下利不止的阴极之证和脉微欲绝的阴绝阳亡脉证。本条发热就属于后一种。格阳于外的假热与阳复发热，只要细心辨别还是不难识别的。

伤寒发热，下利至甚，厥不止者，死。（345）

这条与前条共论阴阳离绝的死候。

上条点出阴极阳亡的下利、厥逆，突出躁不得卧者，死。本条无躁，突出"下利至甚，厥不止者，死"。其实都是论阴盛于内，格阳于外，阴阳离绝，生命危亡的死候。其目的是要让医者掌握阴绝阳亡的重要表现来判断预后。伤寒发热，如果阳复病愈，一定有下利止、手足温。这两条伤寒发热，下利不止，厥逆仍然，不是躁不得卧，就是下利至甚、厥不止，均是危候。

伤寒六七日不利，便发热而利，其人汗出不止者，死，有阴无阳故也。（346）

这条论阴盛亡阳，汗出不止的死证。

"伤寒六七日"，邪正交争之时，不下利，之后发热而利，此"利"是阴盛内寒的下利，热是格阳于外的假热，"便"是便捷、暴然的意思。从字面上讲，单纯"发热而利"不能判定为阴盛格阳证。但是本条有前提，"伤寒六七日不利，便发热而利"，说明病情加重；再有"其人汗出不止"的阴脱阳绝表现，此处"汗"为绝汗。那么，暴然发热而利的发热一定是格阳于外的假热，下利也一定是阴盛内寒的下利。阴盛于内，格阳于外，汗出下利不止，阴脱阳绝，如何不死。

伤寒五六日，不结胸，腹濡，脉虚，复厥者，不可下。此亡血，下之，死。（347）

这条论厥阴病血虚致厥的脉证，与禁下的理由，以及误下的后果。

"伤寒五六日"，邪正交争，正是邪气传里的时日。"不结胸"就是无心下结硬、疼痛拒按症状；"腹濡"是腹部濡软柔和，无腹满疼痛，排除邪热结实于胸腹。"脉虚，复厥者"，说明这是亡血的虚证，厥是因气血不足引起的，所以"不可下"。如果把亡血的虚证当作实热的热厥，用泻下法，必然伤阴又伤阳，最终亡阴更亡血，所以"下之，死"。这就回应了330条："诸四逆厥者，不可下之，虚家亦然。"

发热而厥，七日下利者，为难治。（348）

这条论厥阴病的厥热下利难治证。

如果在外感伤寒中，先发热而后厥逆，再发热的是寒热胜复，阴阳之气不能顺接。本条虽然是先发热后厥逆，但是到了七天，不但不能厥退阳回，反而厥逆又下利，阳衰更甚，阴寒加剧，虽然与前五条相比不死，但厥终不可复热，正气下脱，故为难治。

难治不等于不治，应当积极治疗。我看可以用通脉四逆加人参汤等回阳救逆。

伤寒脉促，手足厥逆，可灸之。（349）

这条论厥阴伤寒厥而脉促的治法。

厥阴伤寒，厥而脉微，可用四逆汤等治疗。但本条是厥而脉促。阳盛则脉促，阴盛则脉结。脉促有两种解释：一种是阳郁被阴阻所致；另一种是阴盛之极，反假现数中一止的促脉，重按之，一定指下无力。本条"伤寒脉促，手足厥逆"，又无热深厥亦深的热厥证，所以用艾灸法，急温其阳。如果认为是阳郁阴阻，在治疗上用灸法就显得有点牵强。灸，一般是用艾灸，是温阳救急的办法。既然是阳郁，用火引是否得当？值得探讨研究。但历代注家多数持这种观点，只有少数注家如陈修园认为是阴盛之极。我认为既然用灸法，此证就不是阳证而是阴证。阳衰阴盛之极时，脉有时会出现虚数中止，而且手足厥冷，用艾灸急回其阳，待厥回手温，再用温阳益气之品治疗方为合理。再者前面讲了五条死证，一条为不死而难治之证，接着讲阴盛之极的可灸之证。这是张仲景在讲厥阴病不治之死证到难治之危证，再到可治之重证。

伤寒，脉滑而厥者，里有热，白虎汤主之。（350）

这条论热厥的证治。

前条是伤寒脉促而厥，本条是伤寒脉滑而厥；前条用艾灸，本条为里有热，用白虎汤清解。可见前条脉促无力，本条脉滑有力；前条寒，本条热；前条虚，本条实；前条有假象，本条有真形。这是作者一贯所用对比手法，加强对辨证的认识。

点出"里有热"，这不仅是病理解释，也蕴含着烦热、口渴、溲赤等症。虽有肢厥，知其为热深者厥亦深之热厥，但这只是无形之热，宜清不宜下，故用白虎汤清里热，里热除，厥自解。

手足厥寒，脉细欲绝者，当归四逆汤主之。若其人内有久寒者，宜当归四逆加吴茱萸生姜汤。（351）

　　这条论厥阴病血虚感寒致厥以及兼里寒的证治。

　　"手足厥寒"而见"脉细欲绝"，细脉为血虚，欲绝就是细脉将要断绝，这是气血不调的重症。脉细血虚与脉微阳虚不同，血虚用补血的当归合桂枝汤补血、调和营卫气血。脉微阳虚，用四逆汤、通脉四逆汤等温阳通脉。本证是在血虚的基础上感寒，致血行不足，阳气被阻遏，产生手足厥寒，用当归四逆汤补血温通阳气，调和气血。

当归四逆汤方

　　当归三两　芍药三两　桂枝三两（去皮）　细辛三两　甘草二两（炙）　通草二两　大枣二十五枚（擘，赵本十二枚）

　　以上七味，以水八升，煮取三升，去滓，温服一升，日三服。

　　本方以桂枝汤调和营卫气血，去生姜加当归补血为重；用阳中之阴药细辛合通草通阳散寒行水，桂枝合细辛通血脉，无燥烈伤阴之弊，不比附子、干姜辛燥之品不利于血虚；当归配芍药养血补血，重加大枣二十五枚，有助归芍养血补液。桂枝合细辛又能温通散寒。

当归四逆加吴茱萸生姜汤方

　　当归三两　芍药三两　甘草二两（炙）　通草二两　大枣二十五枚（擘）　桂枝三两（去皮）　细辛三两　生姜半斤（切）

吴茱萸二升

上九味，以水六升、清酒六升和，煮取五升，去滓，温分五服。一方水酒各四升。

厥阴，四肢厥逆，血虚感寒，用当归四逆汤。即使内有久寒，也不宜用附子、干姜辛燥之品，可重加吴茱萸、生姜散寒涤饮，降逆温中。厥阴肝主藏血，肝血不足又感寒，只有用阳中之阴药吴茱萸、桂枝、细辛之类，温阳不碍阴，通阳不伤血。即使内有久寒也不可用辛燥之干姜，而用辛温之生姜温中散寒。水、酒各半是为了借酒行血中之寒。

大汗出，热不去，内拘急，四肢疼，又下利，厥逆而恶寒者，四逆汤主之。（352）

这一条论阳虚厥利的真寒假热证治。

"大汗出"是病者自己大汗出，不是医者用药发汗引起，自己大汗出则亡阳，阳亡于外则孤阳外越热不去，大汗出亡阴液则腹内拘急。下利、厥逆、恶寒、四肢疼，是寒盛于内。阴寒内盛，格阳于外，形成内真寒外假热。用四逆汤温经回阳。

大汗，若大下利而厥冷者，四逆汤主之。（353）

这条论阳虚厥冷证治。

大汗、大下利都能伤阳，而又见厥冷，亡阳已定。自己大汗，阳亡于外，自己大下利，阳又亡于内，大汗大利不但亡阳，也损伤阴液，而出现厥冷。与前条比较，两条都有汗、利、厥，而前条有格阳于外的热，不去之假热，本条比前条下利更重，是大下利，阳亡于内更重。为什么重亡阳不是死证？可能本条的大汗、大下利是暴骤发生，不像厥阴伤寒亡阳五六日、七八日阳气绝尽，故用四逆汤急温回阳。

病人手足厥冷，脉乍紧者，邪结在胸中，心下满而烦，饥不能食者，病在胸中，当须吐之，宜瓜蒂散。（354）

这条论痰厥证治。

"病人"是指得病之人，不一定是伤寒病人；"手足厥冷"，厥冷的范围不大，只是手足末至指节，程度不一定轻，是厥冷不是厥逆；"脉乍紧者"，乍是猛然、不防备，脉猛不防出现紧象，这是"邪气结在胸中"，邪指寒痰水饮之类，这是仲景的自注句，解释病因病位；"心下满而烦"，邪气阻遏胸阳则心下满而烦，胸阳被结在胸中的实邪阻遏，不能外达则手足厥冷。胃阳不衰，故知饥；胃脘心下胸膈有寒痰水饮，所以不能食，《经》曰："在上者因而越之。"应当用吐法，宜用瓜蒂散催吐。这条与350条热厥的白虎汤证都不一定是厥阴病，只恐是因厥而列入厥阴篇。因为有厥就与厥阴病的厥逆相类，故列入厥阴篇作对比。

关于厥逆一证，不但厥阴伤寒有之，杂病也不少见，可分虚实两类，虚证如阳虚的四逆汤证、血虚感寒的当归四逆汤证等，实证如热厥的白虎汤证、痰厥的瓜蒂散证、气厥的四逆散证等。

伤寒厥而心下悸，宜先治水，当服茯苓甘草汤，却治其厥。不尔，水渍入胃，必作利也。（355）

这条论水停心下厥悸的证治，并指出了厥悸治疗的先后顺序与反治后果。

"伤寒"是病的来路，出现手足厥逆、心下悸动。悸是跳动慌烦的自觉症状，是水饮停蓄心下，阻遏胸阳不能外达则厥，水气凌心故心下悸动。水饮为厥悸的病因，故应先治其水，用茯苓甘草汤温阳化水，厥悸可愈。如果水去厥不回，然后再治其厥。如果不按照这样的顺序治疗，先治厥就会导致水饮泛滥，流入胃肠，必作下利。

伤寒六七日，大下后，寸脉沉而迟，手足厥逆，下部脉不至，喉咽不利，唾脓血，泄利不止者，为难治，麻黄升麻汤主之。（356）

这条论伤寒误下后的一个变证，或者说是一个坏证，就是一个误治而治坏了的难治之证。

　　　　　　　　　　　　　　　｜《伤寒论》解读｜

误下造成上热下寒，寒热错杂，表邪因下内陷，阳热遭抑郁，一些有名的注家主张把它删掉。其理由是方证不对，药物庞杂，药味多，剂量轻，推测不是仲景方。有的干脆置而不释，不提理由。唯刘渡舟老师认为，不要删掉，删掉是个损失。其理由：首先是《伤寒论》中论寒热错杂的条目只有几条，麻黄升麻汤证所述寒热错杂是由于阳气郁遏，治疗偏于宣发。相比而言，乌梅丸的寒热并用偏于收敛，干姜黄芩黄连人参汤的寒热并用偏于降逆，麻黄升麻汤的寒热并用偏于宣发，黄连汤和半夏泻心汤的寒热并用偏于和中，寒热并用就包括这四个方面。如果把麻黄升麻汤宣发阳郁这条删掉，就只有降没有宣。其次，《备急千金要方》有个治阴虚外感的千金葳蕤汤，就是从这个方子发展而来的，说明麻黄升麻汤是可用的。最后，临床实践证明，麻黄升麻汤治疗大叶型肺炎下利效果很好。

　　这个病是由伤寒而来，六七天后表邪化热未成实，医者误认为表邪化热成实而攻下，造成"寸脉沉而迟，下部脉不至"。沉迟脉不是主寒，而是阳郁不伸，寸脉沉迟是上部阳郁；"下部脉不至"，下部脉是指尺脉，误下既伤阳又伤阴，气津不足而致脉不至。上部阳郁为实，故"咽喉不利，吐脓血"，所谓口咽赤烂是也。下部液脱气虚，为虚为寒，故"泄利不止"。上实下虚，上热下寒，寒热错杂，阴阳之气不相顺接，故"手足厥逆"。似此正虚邪陷，阴阳错杂，寒热兼见，虚实并存，表里不解，上下不调，错综复杂，故为难治。正如刘渡舟老师所说："治寒则碍热，治热则妨寒，补虚则碍实，泻实则碍虚。"所以张仲景告诉人们"为难治"。难治不等于不治，用麻黄升麻汤主治。

麻黄升麻汤方

麻黄二两半（去节）　升麻一两一分　当归一两一分　知母十八铢　黄芩十八铢　葳蕤十八铢（一作菖蒲）　芍药六铢　天门冬六铢（去心）　桂枝六铢（去皮）　茯苓六铢　甘草六铢（炙）　石膏六铢（碎绵裹）　白术六铢　干姜六铢

上十四味，以水一斗，先煮麻黄一二沸，去上沫，内诸药，煮取三升，去滓，分温三服。相去如炊三斗米顷，令尽，汗出愈。

这个方子偏于宣发升散邪气，其有两个特点：其一是药味多，由14味药组成，是《伤寒论》中药味最多的方子。张仲景的方药味少而精，一般五到八味。因此，有些有名的注家认为该方不是仲景方，其实《金匮要略》中的薯蓣丸、鳖甲煎丸、大黄䗪虫丸的药味更多，所以不能用药味多少决定是否为仲景方。本方的另一个特点是剂量小，一反仲景之长，这也不能成为否定仲景方的理由。其实剂量大小是从实际证候出发的，因为阳郁用寒药，量大有碍于寒，下寒泄利用热药，量重了有碍于热。上部咽喉不利，唾脓血，干姜、桂枝、麻黄用重了后果可想而知；下部脉不至，泄利不止，石膏、知母、黄芩量大了后果不言而喻。

本方有清上温下、扶正益阴、宣发阳郁作用。钱天来说："麻黄为君，升麻为臣，桂枝为佐，以升发其寒邪，发越其阳气也；知母、黄芩为臣，所以杀其郁热之邪也；石膏为佐，所以肃清上焦，利咽喉解胃热也；当归、葳蕤、天冬、芍药养血滋阴，所以止吐脓血也；白术补土，干姜守中；甘草和中，茯苓淡渗，皆所以温里寒而理中焦，补下后之虚，治泄利不止也。此条脉证虽繁，治法虽备，然终是寒邪误陷所致，故必得麻黄、升麻、桂枝之汗解而后可愈，故麻黄升麻之分两居多也。"

伤寒四五日，腹中痛，若转气下趋少腹者，此欲自利也。（357）

这条论厥阴寒利的前驱证候。唐容川认为，此为"肝木夹寒水以侮脾经"。

"伤寒四五日"是邪气传变之期，见"腹中痛，若转气下趋少腹者"，这是里阳虚阴寒盛，厥阴肝木夹寒水之气犯脾作利的表现。本条"转气"一定有声响，这是厥阴肝木动声；"下趋少腹"是肠鸣从腹部奔向少腹，这是厥阴肝木夹寒水之气侮脾的前驱证候，俗称肠风下迫。治疗除温阳化湿外，还应加点疏肝祛风之品，如防风、羌活、白芍之类。本条又是以下几条寒利证的总括。

伤寒本自寒下，医复吐下之，寒格，更逆吐下。若食入口即吐，干姜黄芩黄连人参汤主之。（358）

这条论寒格的证治。

伤寒本来自身虚寒下利，医者不察寒热虚实，再用吐下之法，更伤脾阳，阴寒更盛，于是胃阳被阴寒格拒于上，使原有的虚寒下利更加重，而且出现更加严重的寒格吐逆。饮食入口立即呕吐是上热下寒的寒热格拒，用干姜黄芩黄连人参汤治疗。该方寒热并用，虚实兼施。

"伤寒本自寒下"的"下"字，《医宗金鉴》改为"格"字，意思是本条原本就有寒格证，如此一改就不是本条的寒下了，既然是寒格吐下，就应当治寒，而医者反而再用吐下法，使原本的寒格更逆于吐下，治疗大法逆于常理，使病情加重。如果食入口即吐，这比以前更严重了，用干姜黄芩黄连人参汤治疗。

还有人把这一条分两段解释：第一段是"伤寒本自寒下，医复吐下之，寒格，更逆吐下"，说明虚寒，应当用理中汤或四逆汤治疗。第二段是"若食入口即吐，干姜黄芩黄连人参汤主之"，用于对比，食入即吐是热是火，本条是火格而不是寒格。《金匮要略·呕吐哕下利病脉证治》说："食已即吐者，大黄甘草汤主之。"饮食入口马上吐，说明是热是火，故用寒性药治疗。本条用黄芩、黄连能清热降逆，但为什么又用辛热之干姜？这是顺其性反佐黄芩、黄连清热下降，不至于逆其性反加格拒。加人参是因吐下伤脾胃之气，故加人参益脾胃之气。

总的来说，干姜黄芩黄连人参汤是一张寒热并用，治上吐下泻的方子，特别是寒热格拒的呕吐，临床多用。对呕吐用香砂橘半不效的，后世医家用此方常有良好效果。方中干姜、人参是一半理中汤，如果是寒格，呕吐也好，泄泻也好，干姜、人参的剂量可以大一些，黄芩、黄连的剂量要小一些；如果是热格，黄芩、黄连的量大一些，干姜、人参的剂量小一些。如果上热下寒的上吐下泻，寒热并重的，可以如原方，四药剂量相等施用。

干姜黄芩黄连人参汤方

干姜　黄芩　黄连　人参各三两

上四味，以水六升，煮取二升，去滓，分温再服。

本方用芩连苦寒清热于上，则除吐逆。干姜温中散寒，人参补中扶土，二药合用，辛甘化阳下利止。寒热并用，补泻兼施，上吐下利愈，寒热格拒除。

下利，有微热而渴，脉弱者，今自愈。（359）

这条论厥阴下利阳复自愈的脉证。

"下利"是指厥阴寒性下利，"有微热而渴"是阳气渐复，"脉弱者"是邪气已衰，所以为自愈的脉证。

下利，脉数，有微热汗出，今自愈。设复紧，为未解。（360）

这条与上条一样，是论厥阴下利，阳复得通的自愈脉证。并举出阴寒内阻，与脉紧、下利不解作对比。

"下利脉数"，是阴病见阳脉，阴病见阳脉者生。"有微热汗出"是阳气恢复得通的见证，所以下利自愈。假设脉又复见紧脉，紧为阴脉，阴证见阴脉，则病不愈而有进，利不止而为未解。

下利，手足厥冷，无脉者，灸之。不温，若脉不还，反微喘者，死；少阴负趺阳者，为顺也。（361）

这条论厥利无脉的治法及其预后。

"下利，手足厥冷，无脉者"，是阴寒内盛，阳气虚衰，气血不续，不能充脉。这是一个很危急的证候，在张仲景所处的后汉时代，急救莫过于艾灸或针刺，实证用针，虚证用灸，灸关元、气海等穴，经过艾灸这些穴位，手足仍然"不温，若脉不还，反微喘者"，说明元气上脱，是死证。

"少阴负趺阳者，为顺也"。成本把这段与前面的条文分为两条。"负"是小的意思，就是少阴脉小于趺阳脉为顺。对于"少阴负趺阳者，为顺也"有两种解释：一种用五行生克乘侮理论解释，如成无己，就是少阴是肾水，趺阳属胃，是胃土，水不胜土，则为微邪，故为顺，因为土能克水。

第二种观点认为，少阴肾是先天，趺阳脾胃是后天。三阴为病，阴寒盛，阳气衰，最终都要导致肾阳衰微，所以称少阴负，负者死也。虽见少阴负的凶相，但后天脾胃之气还没有像少阴之气那样同归于败，胃气尚存，有胃气则生，无胃气则死，所以有了胃气为顺也。

这两种认识，用不同的理论解释预后的生死吉凶。少阴脉诊在太溪穴，故称太溪脉，跌阳脉诊在冲阳穴，故称冲阳脉。病势危笃者，可诊少阴与跌阳脉以决安危。少阴脉在足内踝后跟上，动脉陷中太溪穴。跌阳脉在足大趾次趾间上行五寸冲阳穴。少阴以候肾气，跌阳以候胃气，病至手部气口无脉，诊其足部少阴与跌阳之脉，上下相应不绝，尚为可治；若跌阳盛于少阴，胃气未绝，更可救治，故云："少阴负跌阳者为顺也。"

下利，寸脉反浮数，尺中自涩者，必清脓血。（362）

这条论厥阴热利的脉证。

下利如果是寒，脉应沉迟。本条下利，寸脉反而浮数，浮数为热，见于寸部，为上下表里皆热。尺脉涩，涩为血少，热邪伤及营血，散于胃肠，"必清脓血"是指便脓血。清同圊，是通假字。圊，厕也，指大便。

下利清谷，不可攻表，汗出必胀满。（363）

这条论阳虚下利禁攻表及其误汗的变证。

下利清谷，说明阳虚内寒，即使有表证也不可攻表，应当先里后表，如果不循先后缓急之序，而行攻表发汗，汗出则中阳益虚，失其转运，必见胀满。这一条应与93条互看。93条是："伤寒，医下之，续得下利，清谷不止，身疼痛者，急当救里；后身疼痛，清便自调者，急当救表。救里宜四逆汤，救表宜桂枝汤。"张仲景说的是医生治疗伤寒用下法，伤了里阳，造成接连不断地下利，完谷不化的粪便不能停止。这是里证，又有身疼痛的表证，此时下利清谷不止的里证为重为急，而相对身疼痛的表证为次为缓，急当救其里，经急救其里，身疼痛的表证就突出了。"清便自调"是大便正常了，大便正常了，说明里阳调和了，那就急当救表。救里用四逆汤，救表用桂枝汤。两条联系在一起，本条不循先后缓急，不先温里而先攻表发汗，补出误汗的变证胀满。这又补出了93条的不及之处。此两条从正反两方面论述了表里缓急先后的治则，并指出治疗失序的后果。治疗应参考66条："发汗后，腹胀满者，厚朴生姜半夏甘草人参汤主之。"

下利，脉沉弦者，下重也；脉大者，为未止；脉微弱数者，为欲自止，虽发热，不死。（364）

这条论厥阴下利的几种脉证及其预后。

厥阴病"下利"，脉沉弦，沉主里，弦是肝脉，肝气不疏泄，下迫肠胃与肠中的湿浊结聚而化热，热性急，湿性缓，缓急之间就里急后重，所以"脉沉弦者，下重也"。如果脉大，大则病进，所以利下不止。如果脉微弱而数，是邪热将退，正气恢复的好现象，脉微弱说明邪气已衰，脉数是微弱而数，不是数而躁急有力，代表正气渐复，阳气胜复的佳兆。古代文献记载，下利最怕发热，如果下利还发高烧便是恶候。本条的发热是正气将复，其热一定微，并不像下利高热的恶候那样高热不退。所以虽发热不死。这个"虽"是即使的意思，就是说即使发热也不会死亡。这个发热是下利"为欲自止"的好现象。

下利，脉沉而迟，其人面少赤，身有微热，下利清谷者，必郁冒汗出而解，病人必微厥。所以然者，其面戴阳，下虚故也。（365）

这条论厥阴下利，下虚戴阳的郁冒汗出自解之机。

厥阴下利清谷，脉沉而迟，是下元虚，阴寒盛。"其人面少赤，身有微热"是肾中虚阳上浮于面，"少赤"是稍微有点红，"身有微热"是身体稍微有点热，这是虚阳上浮的戴阳轻证。这时虽然阳虚，但还能与阴寒之邪抗争，虚阳抗争的过程就会表现为郁冒，是正胜邪却；病人微厥是邪争不力的现象，最后正胜邪退，汗出而解。"所以然者，其面戴阳，下虚故也。"这是张仲景的补笔，是解释本条戴阳之原因。

本条文中的"下利清谷"是指下利不消化的食物，是由于阳虚完谷不化。还有一句"必郁冒汗出而解"，"郁冒"是一个古病证，其表现是头目晕眩，也可有一时性昏厥，但旋即自行苏醒，可由血虚亡津液，肝气郁结，外邪阻遏等所致。本条的郁冒是虚阳与邪抗争的表现，是正胜邪退的佳兆，所以汗出而解。

下利，脉数而渴者，今自愈。设不差，必清脓血，以有热故也。（366）

这条论厥阴寒利，阳复自愈与阳复太过便脓血证。

厥阴下利是阴寒下利，见脉数口渴，是热证见阳脉，阴病见阳脉，又有口渴的阳气来复证，所以病自然好了。假设不好，必然大便脓血，是因为有热。那么前面的"脉数而渴"是阳复太过，由寒转热，热盛寒却，热邪太盛，势必灼伤阴络而便脓血。

下利后脉绝，手足厥冷，晬时脉还，手足温者，生；脉不还者，死。（367）

这条论厥利脉绝的预后。

本条所述"下利"往往暴注下泻，厥阴急中寒邪引起；"手足厥冷"而阴阳之气不相接续，导致厥利脉伏，真阳未至亡绝。若是久利到真阳败亡，焉有脉还手足温再生之理？"晬时"是周时的意思，就是一日一夜，或者一昼夜、十二个时辰、今之二十四小时。厥阴厥利，经过一日一夜，脉重新恢复跳动，手足也温暖了，真阳一时内陷未至暴脱，经过一周阴阳的运转，人身阳气恢复，阴血相续，脉也重复跳动，手足转温，有了生机。如果经过一周时，仍然无脉，手足依旧厥冷，说明真阳已绝，没有生机，故是死候。

本条柯琴注曰："此不呕不烦，不须反佐而服白通，外灸丹田气海，或可救于万一。"钱天来注曰："寒邪下利，而六脉已绝，手足厥冷，万无更生之理，而仲景犹云周时脉还，手足温者生，何也？夫利有新久。若久利脉绝，而至手足厥冷，则阳气以渐而虚，有至水穷山尽，阳气磨灭殆尽，脉气方绝，岂有复还之时。惟暴注下泻，忽得之骤利，而厥冷脉绝者，则真阳未至陡绝，故阳气尚有还期。此条乃寒中厥阴，非久利也。故云晬时脉还，手足温者生。若脉不见还，是孤阳已绝而死也。"

伤寒下利，日十余行，脉反实者，死。（368）

这条论虚证见实脉的死证。

"伤寒"是病的来路，"下利，日十余行"是虚寒下利，为严重。脉要应证，当是虚弱脉，而"脉反见实"，这里用个"反"字，脉不应证，脉证不符，也叫脉证乖淳。症见下利，日十余行，是为正气虚，脉反实者是正不胜邪。本条实脉主邪气盛，但其并不单纯指脉，含有正不敌邪之病机。正虚邪盛以至危殆，所以说是死候。

下利清谷，里寒外热，汗出而厥者，通脉四逆汤主之。（369）

这条论阴盛格阳的证治。

"下利清谷"是阴寒内盛，"里寒外热"是里真寒外假热，其热可能不是发热，而是病人自觉热烦欲卧泥水中的假热象，是阴寒内盛格阳于外。阴寒内盛逼阳上浮，见面红如妆，但外不恶寒，后世医者把这种现象叫作戴阳。无论是格阳还是戴阳，都是阴盛阳衰阴阳格拒的重证危候。"汗出而厥"是真阳外竭，汗应是冷汗、绝汗，用通脉四逆汤温里阳。

这条应与365条的戴阳证对比。此格阳于外，病势重，故"汗出而厥"；彼证戴阳于上，面少赤，身有微热，病势尚轻微，故得汗而解。

除与365条对照外，还应与"少阴篇"317条合看。此为厥阴"下利清谷，里寒外热，汗出而厥"；彼为少阴病"下利清谷，里寒外热，手足厥逆，脉微欲绝，身反不恶寒，其人面色赤"。两条的证候有一致性，所以都用通脉四逆汤治疗。为什么一证会出现在两病中，这就体现了异病同治。病虽不同，但证候相同，则用相同的方药治疗。这不是简单的少阴与厥阴篇的重复，而是体现了两经病的病证相同，用同样的方法治疗。这里的里寒外热既是临床见证，也是证候病理的概括。

热利下重者，白头翁汤主之。（370）

这条论热利下重的证治。

叙证简略，只有一句，"热利下重"。"热利"是讲病理，"下重"才是一个症状，既然本条的"利"是热而不是寒，热则急迫，那么里急自在言外。为什么下重？重就是重坠的意思，下重就是里急后重，就是肛门里很急迫，排大便时感觉重坠、不畅快。这是肝气不舒，气滞不畅，湿热郁滞所引起，用白头翁汤治疗。古代的下利包括今之泄泻与痢疾（滞下），热利下重很似今之痢疾，故本方能治湿热痢疾以及湿热便血。

白头翁汤方

白头翁二两　黄柏三两　黄连三两　秦皮三两

上四味，以水七升，煮取二升，去滓，温服一升。不愈，更服一升。

本方以白头翁、秦皮清热凉肝涩肠；黄柏、黄连清热燥湿，厚肠胃坚肾。为治热利下重的专治之方，而不是通治之方。

下利腹胀满，身体疼痛者，先温其里，乃攻其表。温里宜四逆汤，攻表宜桂枝汤。（371）

这条论虚寒下利兼表证的治法。

下利与腹胀并见，是脾肾阳虚寒凝气滞，又兼身体疼痛的表证，这时以脾肾阳虚下利、腹胀满为急。所急在里，故宜先温里，里气实下利止，腹胀满除，表邪如果不解，才可解表。但往往温里，里气充，表里之邪一起解除。如不遵循标本缓急之序，误发虚人之汗，就会造成亡阳虚脱的恶劣后果。张景岳对这一条做了精辟的注解："此一条乃言表里俱病而下利者，虽有表证，所急在里。盖里有不实，则表邪愈陷，即欲表之，而中气无力，亦不能散。故凡见下利中虚者，速当先温其里，里实气强则表邪自解。温中可以散寒，即此谓也。"

本条应与"太阳篇"第93条合看。彼因误下而致下利，此是自利而见腹胀满，彼此都为里急表缓，治法都应先温里后解表。这是张仲景证同法不变的治则。

下利欲饮水者，以有热故也，白头翁汤主之。（372）

这条是补叙370条的热利证治。

我解读370条中曾说叙证太简，只有一句"热利下重者"。这条是承前补叙，两条应联系在一起看。湿热下利，前条言"后重"，本条补言"欲饮水者"；前条言"热利"，本条言"以有热故也"。下重说明里急，口渴与不渴是辨寒热。钱天来说："夫渴与不渴，乃有热无热之大分别也。里无热邪，口必不渴；设或口干，乃下焦无火，气液不得蒸腾，致口无津液耳。虽然渴也不能多饮，若胃确然热燥，自当渴欲饮水，此必然之理也。"仲景分而论热利，是利多寒因，申明热利证治，提醒医者治利要辨清寒热虚实。

下利谵语者，有燥屎也，宜小承气汤。（373）

这条论燥实内阻，热结旁流的证治。

下利有虚实寒热之别，阴阳表里之分。本条下利又有谵语，下利是肠胃之疾，谵语是阳明腑实，但为什么在"厥阴篇"放一条阳明腑实证呢？其奥妙就在有燥屎而谵语，应当腹满而痛、大便闭结，本条反而下利，这叫作热结旁流。但与理不顺，故放在厥阴篇，与阳明腑证对照，强调区别。这样的解释有人会感到牵强，其实结合临床，有燥屎是中焦阳明燥结，影响上焦心神而谵语，这是中上二焦的实热证。下利，也不是一般下利，本条下利往往是纯青如水，青色主肝，青色是苍色与黑色的合色，青色、黑色主肝肾，其质如水，说明本条下利属下焦肝肾，乙癸同源，本条就归属到厥阴肝脏。上焦的热扰心神而谵语，中焦的阳明有燥屎为实燥热，实热燥上要扰心神，下劫肝肾之阴，其利纯青如水，青色属东方木象，属厥阴肝脏，故把此条放在厥阴篇。

本条阳明燥热谵语当用下法，因半结半流，故用小承气汤而不用大承气汤。既然阳明腑实有燥屎，言外必然有脐腹胀满、疼痛拒按。

下利后更烦，按之心下濡者，为虚烦也，宜栀子豉汤。（374）

这条论邪热蕴郁心胸的虚烦证治。

"下利后更烦"，就是下利前就有心烦，下利后越发心烦了。

方有执说："言本有烦，不为利除而转甚也。""按之心下濡，为虚烦也。"心下濡软，内无实邪凝结，只是热遗心胸，无形之火蕴郁作烦，故用栀子豉汤清宣透发，所谓"火郁发之"。既用栀子豉汤治利除烦，其利也为热郁迫肠。

呕家，有痈脓者，不可治呕，脓尽自愈。（375）

这条论内痈致呕的治疗原则。

呕家是指经常呕吐的病人，要审慎是否有内痈。如果内痈化脓，因脓致呕，应因势利导，排脓治痈，脓尽呕自止，不可止呕，阻碍脓液排出，致生他变。

实际上这条也与厥阴病无涉。刘渡舟老师就认为本条不是厥阴病而是杂病，他说："厥阴病影响肠就下利，影响胃就哕。实际上，这是把一些杂病的问题，一些杂病的呕吐也给拉进来了，不能强求都是厥阴病。"

呕而脉弱，小便复利，身有微热，见厥者难治，四逆汤主之。（376）

这条论述阴盛格阳的呕而肢厥难治之证治。

"呕而脉弱，小便复利"，说明这是一个虚寒性呕吐；"小便复利"说明无水液停蓄，呕吐与水饮停蓄无关。"身有微热"，热比较轻微，说明微阳被阴寒格拒于外，也不太难治。而见到四肢厥逆，这就严重了，四肢为诸阳之本，四肢厥冷，阴盛阳虚至重，故为难治。难治不等于不治，虽厥而身有微热，虚阳虽外格但格阳不甚，须急用四逆汤温经回阳。

干呕，吐涎沫，头痛者，吴茱萸汤主之。（377）

这条论厥阴肝寒迫胃夹浊阴之气上逆的证治。

有声无物谓之呕，有物无声谓之吐，合起来谓之呕吐。也就是既有声，又有胃内容物吐出的叫呕吐，常常二者一并出现。干呕是呕恶无物，之后吐涎沫，涎是白色如蛋清状黏液，沫是带有泡状的水液，都是阴寒浊邪引起的病理代谢产物，属痰饮水湿之类。

本条是肝寒逼迫胃气上逆，吐涎沫而头痛。为什么头痛？因为阴经不走头，唯独厥阴肝经与督脉会于颠。由于肝寒，故寒邪上逆攻冲头颠，故颠顶头痛。

用吴茱萸汤暖肝降逆、和胃化饮治疗。吴茱萸汤在《伤寒论》中出现了三处：一为"阳明篇"245条："食谷欲呕，属阳明也，吴茱萸汤主之。"二为"少阴篇"309条："少阴病，吐利，手足厥冷，烦躁欲死者，吴茱萸汤主之。"三即本条。症状虽不同，但肝胃虚寒，浊阴上逆的病机一致，故治疗相同。

呕而发热者，小柴胡汤主之。（378）

这条与上条对比，上条讲厥阴肝寒，本条论少阳胆热。

肝寒易生水，胆居相火，有热就易动风，肝寒用温药，胆热因居相火，就用和解法。肝胆相表里，其病常夹脾胃之痰饮水湿上逆，寒则干呕、吐涎沫，热则呕吐而发热。所谓虚寒在厥阴，实热在少阳。

本条是胆经有热，相火郁就发热，胆热夹痰上逆就呕吐。用小柴胡汤和胃疏利肝胆治疗，这叫和解法。因相火不能用清泻法，只有用和法。本条乍看好似叙证太简，只有呕吐和发热两症。其实太阳篇103条："伤寒中风，有柴胡证，但见一症便是，不必悉具。"一症是指柴胡汤任意主症，比如本条的呕，以及心烦喜呕，呕吐得厉害，发热也应是发热与恶寒交作，如白天发热晚上恶寒，或一阵发热一阵恶寒。但不少注家认为："厥阴与少阳为表里，呕而发热，脏邪还腑，自阴出阳，病欲从少阳以解，故用小柴胡以和之。"二版教材与钱天来就持这种观点。其实这有点儿以文释文。在临床中"呕而发热"一症怎么能与厥阴病联系在一起？显然有点牵强。其实本条并不是厥阴病，而是少阳病，张仲景把它放在"厥阴篇"是为了与上一条对举，加强辨证。在"厥阴篇"，由于寒热胜复，虚实更替，阴阳厥逆，表里上下气机不能顺接，所以仲景把一些病理机制为气机不顺的疾病，包括杂病，也纳入作对比辨证。所以对"厥阴篇"的学习，要将其放入《伤寒论》全书，整体体会，甚至要与《金匮要略》联系，方能有所领悟。因为《伤寒论》与《金匮要略》均来源于《伤寒杂病论》，王叔和在辑《伤寒论》时，不可能把文义分割得清清楚楚。或者如刘渡舟所说："在整理过程中遇到难以接续的时候，王叔和有可能将个人的意见加入。"

伤寒大吐大下之，极虚，复极汗者，其人外气怫郁，复与之水，以发其汗，因得哕。所以然者，胃中寒冷故也。（379）

这条论伤寒误用吐下致中阳虚寒而哕。

伤寒不从正治发汗，而用大吐大下法，损伤脾胃阳气，是为中阳虚到极点。中阳极虚，卫阳不固，所以患者极度自汗出。患者因误治导致里虚，由于不得法，伤寒表证未能解除，表邪还怫郁在表，所以还有点发热。这时医生要用水疗发汗解表郁，就是给病人多喝点开水发汗，这样既伤中阳又伤卫阳，因此得到的结果是哕逆。之所以形成这样的结局，是因为胃中寒冷。刘渡舟主张用丁萸理中汤、吴茱萸汤，甚至四逆汤，可作参考。

伤寒哕而腹满，视其前后，知何部不利，利之则愈。（380）

这一条讲哕而腹满的辨证与治法。

这一条同样承前条，对比辨证。哕就是呃逆，俗称打嗝，实际是膈肌痉挛，有虚实之别，寒热之分。前条叙伤寒误治致中阳虚寒而哕，本条论伤寒哕而腹满。腹满是实证，腑气不通造成。"视其前后"，视是观察的意思，前指小便，后指大便，意思是要医生观察这个病人的大小便。张仲景教人观察大小便，就是要了解是大便不通还是小便不利。"知何部不利，利之则愈。"医生通过观察大小便，得知大小便哪部分不通利，通利后就会把上哕、中满、下不利治愈。

"哕而腹满"是六腑的实证，阳明胃肠腑实不通，会致哕而腹满，故用通腑泻下法则愈。膀胱蓄水也会致哕而腹满，开支河利小便能治愈本证。本条主症是哕而腹满，但"视其前后，知何部不利"句中，寓有或大便不利，或小便不利，也为本条言外一症。

辨霍乱病脉证并治

霍乱是一种暴发性的肠胃病，其症状为骤然上吐下泻，顷刻间挥霍纷乱，故名霍乱。其病因往往是饮食不调，露宿受湿，兼脾胃素虚。其病往往是清阳不升，浊阴不降，清浊相干，寒热相混，表里不和。霍乱是伤寒的一个类证，所以放在六经病证之后论述，既与伤寒相鉴别，又起到辨治霍乱的目的。本病的病因病理在《内经》《诸病源候论》《备急千金要方》等古典医籍中均有记载。本论所述的症状似不局限于近世霍乱病，包括多种肠胃病在内。

问曰："病有霍乱者何？"答曰："呕吐而利，此名霍乱。"
（381）

这一条论霍乱的主症、命名、定义。

这是个问答体裁。问病有哪些叫霍乱的呢？回答说："呕吐而利，此名霍乱。"这里既提了霍乱病的命名，又叙述了霍乱的主症——上吐下利。

问曰："病发热，头痛，身痛，恶寒，吐利者，此属何病？"答曰："此名霍乱。霍乱自吐下，又利止，复更发热也。"
（382）

这条承前条补叙霍乱的兼证。

"病发热，头痛，身痛，恶寒"是表证，如果病一开始就没有吐利，那是伤寒表证。而本条表证与吐利同时出现，这属于什么病？作者回答说："这叫作霍乱。"霍乱是自发的上吐下利。前文出现的发热、头痛、身痛、恶寒的表证，是霍乱的兼证。霍乱本身就清浊相干，表里不和，所以除里不和上吐下利外，也可能发热恶寒、头身疼痛的表不和。

最后"霍乱自吐下，又利止，复更发热也"，许多注家怀疑此处有阙文，但意见不统一。我看有两种意思：其一是有些霍乱病是外因引起的，如六淫之寒邪与湿邪中人肠胃引起，既有清浊相干，升降失常的里证，也有发热恶寒、头身疼痛的表证。如果吐利止，里气尚和而表不和，就会再发热，"又利止"应是"又吐利止"。其二，由于本证兼有表证，应当与伤寒鉴别。霍乱兼表当是病开始就有吐利的里证，兼发热恶寒、头身疼痛的表证，而伤寒是开始只有表证，吐、利是传经之后才出现。

伤寒，其脉微涩者，本是霍乱，今是伤寒，却四五日至阴经上，转入阴必利，本呕下利者，不可治也。欲似大便，而反失气，仍不利者，此属阳明也，便必鞕，十三日愈。所以然者，经尽故也。下利后，当便鞕，鞕则能食者愈；今反不能食，到后经中，颇能食，复过一经能食，过之一日当愈。不愈者，不属阳明也。（383）

这一条文义繁杂，各家认识不一。二版教材认为尚不能指导临床，当存疑待考。章虚谷认为是先病霍乱继病伤寒，而且霍乱吐利又加伤寒表寒入里而下利，则上下交争，表里俱困，其脉微涩，正不胜邪，则为不可治之病。刘渡舟则认为，本条是论述霍乱与伤寒的鉴别要点。他认为伤寒起病没有吐利，脉见浮紧；而霍乱起病就有吐利，且由于吐利，脉见微涩，还有发热。如果是伤寒，病在三阳经的时候没有吐利，一般过三四天后，传到阴经才有吐利。霍乱虽然也有发烧，但开始就上吐下泻，脉微。这是伤寒与霍乱的鉴别。

我同意刘渡舟的观点。在临床中，不可能病霍乱还兼伤寒，因为霍乱与伤寒常出现类证，或出现同证异病，张仲景在写霍乱病前二条中叙述了主症、兼症后，本条是与伤寒作鉴别诊断，但文义古奥，意理难明，或有阙文脱漏，请让我对本条做一串解。

伤寒，它的脉是微涩，这不符合伤寒的脉象，伤寒应当是脉浮紧，其实本条还是霍乱。因为霍乱自吐利，津液大伤，血运不畅，才见微涩脉。如今要说是伤寒，那得等待四五天，传经之邪到达阴经必然要下利。原本就上吐下泻的，那是霍乱，不可当伤寒治啊！如果好像要大便而不大便，反放屁，这属于邪不入阴而转属阳明，这时不须用下法，给患者一个津液恢复的时间，大约十三天可愈。为什么说十三天可愈呢？古人认为伤寒按日期传变，伤寒邪行六经，六天行完一经，叫行经尽，复过一经，即过了第二个六天，是为第十三天，所以说"十三日愈"是因为再行经尽的原因。伤寒下利后，转属阳明，津液伤肠胃燥，应当大便鞕，大便鞕且能食，胃气和，病可告愈。现今大便鞕反而不能食，说明胃气未和，等到行经至后一经，尚且能食，说明胃气在逐渐恢复。再过一经能食，这就是第二个行经尽期，十二天了，"过之一日当愈"，就是十二天再过一天，为十三天，应当病就好了。"不愈者，不属阳明也"，如果十三天好不了，那就不属于阳明病了。文中的"十三日""复过一经""过之一日""四五日"都是概数，这是古人认识事物规律的宏观概数，不必拘泥。

行经与传经不同，行经是邪气未离本经，传经是邪传他经。文中的"后经""复过一经"的经，都是指阳明本经的再经，也就是再在阳明经行经的意思。行经可参考 8 条对行经的解释。

恶寒，脉微而复利，利止亡血也，四逆加人参汤主之。
（384）

这条论霍乱阳虚阴脱的证治。

霍乱，后世分干霍乱与湿霍乱。干霍乱只是心腹间挥霍纷乱，欲吐吐不出，欲泻而不出；而湿霍乱是心腹挥霍纷乱，并吐泻交作。不管是哪种霍乱，病至恶寒脉微，说明脾肾之阳衰微，阳虚阴盛而再出现下利。如果下利暴然而止，是阴津暴脱无液可下，是阳竭阴脱的危候，而不是利止向愈的征兆。因阳虚恶寒脉微仍然，利下骤然停止，是阳气阴津随利下暴脱，所以张仲景说："利止亡血也。"津血同源都属阴，这里的"亡血"是广义的，是指亡津液、阴液、阴血。用四逆汤补阳，加人参既能补血又能生津液，还能合四逆汤补阳气。人参这味药既能益气又能生血生津液，所以它是一味在阴阳气血津液不足的情况下，可以放胆施用的良药，它具有阴阳气血补益的双重性。

四逆加人参汤方

甘草二两（炙）　附子一枚（生，去皮，破八片）　干姜一两半　人参一两

上四味，以水三升，煮取一升二合，去滓，分温再服。

本方为回阳救阴之剂，四逆汤回阳，人参益气养血生津液，挽回阳脱阴竭之危候。

霍乱，头痛发热，身疼痛，热多欲饮水者，五苓散主之；

寒多不用水者，理中丸主之。（385）

这条论霍乱的表里寒热证治。

发病是霍乱，如果出现头痛发热、身疼痛的表证，而且热象多、想喝水，用五苓散温阳化气兼解表，这是霍乱外有表邪，里有气不化水，水饮内停，故用五苓散内外兼治；如果见里寒证多，不想饮水的，用理中丸温中补虚而霍乱吐利止。

理中丸方

人参　干姜　甘草（炙）　白术各三两

上四味捣筛，蜜和为丸，如鸡子黄许大，以沸汤数合和一丸，研碎，温服之，日三四夜二服。腹中未热，益至三四丸，然不及汤。汤法，以四物依两数切，用水八升，煮取三升，去滓，温服一升，日三服。若脐上筑者，肾气动也，去术，加桂四两。吐多者，去术，加生姜三两。下多者，还用术。悸者，加茯苓二两。渴欲得水者，加术，足前成四两半。腹中痛者，加人参足前成四两半。寒者，加干姜，足前成四两半。腹满者，去术，加附子一枚。服汤后如食顷，饮热粥一升许，微自温，勿发揭衣被。

本方用人参、白术、炙甘草补益脾胃，干姜温中散寒，是一张温脾阳、益脾气之良方。其治剂、服用、加减法在方后详备，但文辞须解读。

"上四味"，指理中丸中的人参、白术、炙甘草、干姜四味药。"捣筛"是用杵捣成面，用箩筛成细末，和蜜成为丸，如鸡子黄大小，这里的"鸡子黄许大"，是如鸡蛋黄大小的意思。"以沸汤数合和一丸"，沸汤就是开水，数合是不到一升。"研碎"指把理中丸研碎。温服之，白昼服三四次，夜晚服二次，腹中不感觉热，增加至三四丸。然而丸剂不如汤剂得力。"汤法"，即服汤剂的方法。"以四物依两数切"，按照理中丸中的四味药，并且按照原方药物剂量切成饮片，用水八升，煮取三升，去滓，温服一升。"日三服"，即日服三次。

从"若脐上筑者"开始为加减法。①"脐上筑"，也就是小小跳动，是肾虚水气上冲，故去白术壅滞，加桂枝以降冲逆。②"吐多"气逆，仍去白术壅滞，加生姜和胃止呕。③下利严重，是水湿偏胜，所以加重白术用量助脾胜湿。④心下悸动，是水气凌心，加茯苓甘淡利水。⑤渴欲饮水，小便不利，是脾不散津，水饮内停，加重白术培土制水。⑥腹中痛，是里虚作痛，加重人参补中缓痛。⑦里寒甚，加重干姜温中散寒。⑧腹满肚胀，是阳虚寒凝，故去白术壅补，加附子辛热助阳散寒。⑨服后过一顿饭的时间，饮热粥助药力温养中脏。不要揭去衣服与被子，以免再次感寒受凉。"勿发"是方言，更不要的意思，是加重"揭衣被"的语气。

吐利止，而身痛不休者，当消息和解其外，宜桂枝汤小和之。（386）

这一条承前一条论霍乱。

有表里证，里证见吐利止，里急用理中丸，而表证不解，身疼痛，当斟酌和解其外，稍微喝点儿桂枝汤就好了。"当消息和解其外，宜桂枝汤小和之"，"消息"有斟酌之意，就是以方探证；桂枝汤少少与服，不令过度，这叫和解其表。只是调和营卫，使表里和解身痛除，而不是大量服桂枝汤解表发汗。"小和之"是少少与服桂枝汤，就是要破桂枝汤煮取三升服一升的常规，只服三合或五合，试着喝，直至表里和，身痛除，病好为止。这叫"消息"斟酌。

吐利汗出，发热恶寒，四肢拘急，手足厥冷者，四逆汤主之。（387）

这条论霍乱吐利、汗出亡阳的证治。

霍乱上吐下泻，既亡阳又脱液。亡阳则汗出清冷，恶寒就手足厥冷。亡阴脱液，荣阴不守则汗出。阴血不足，血不养筋故四肢拘急。发热恶寒为阴盛格阳于外之阳越之象。

用四逆汤回阳救急为先务。不少注家认为，阳回则阴自复。刘渡舟教授主张用四逆加人参汤为佳。我看刘老的意见更合适一些，因为本证既亡阳又亡阴，这时阴阳双补效果会更好。

既吐且利，小便复利，而大汗出，下利清谷，内寒外热，脉微欲绝者，四逆汤主之。（388）

这一条与前一条同是霍乱吐利亡阳亡阴的证治。但本条较前条亡阳亡阴更加严重，以至脉微欲绝的危候，治疗仍用四逆汤。不少注家认为，本条较前条亡阳亡阴之势更严重，设四逆汤不足以杀其势，可以用通脉四逆汤以救之。

"既吐且利，小便复利，而大汗出"，既有吐又有泻，阴液脱，小便应当少或无小便。小便少或者无小便都称小便不利，既然上吐下泻以至达到亡阳亡阴的地步，怎么还会"小便复利"呢？这是作者在排除内寒造成的阴寒内盛，气不化水，水液内停而提出的"小便复利"，复利是重新恢复通利，说明本证在上吐下泻的前期阶段，由于阴液脱损而小便不利，随着吐利的进展，大汗出亡阳，阴寒内盛，下利清谷，格阳于外，阴不为阳守，上为大汗出，下为小便复利，这样就加重了亡阳亡阴，故出现了比前条更严重的"脉微欲绝"。"脉微欲绝"既是严重亡阳亡阴的脉象表述，也是以脉代机的概括。"大汗出"是阴阳俱亡的表现。"下利清谷"为真内寒。"内寒外热"是内真寒外假热，这是阳越于外的格阳证。"脉微欲绝"，是阴血将亡，元阳大虚，应当回阳救急，用四逆汤，甚至可用通脉四逆汤。

吐已下断，汗出而厥，四肢拘急不解，脉微欲绝者，通脉四逆加猪胆汁汤主之。（389）

这条论霍乱阴竭阳亡证治。

"吐已下断"，"已"是停止的意思，"断"是断绝的意思，呕吐停止，下泻断绝。这并不是阴平阳复的佳兆，而是无物可吐而自已，无液可下而自断的危候。因阳气外脱，故"汗出而厥"，阴液内竭则"四肢拘急不解",由于阴阳气血将尽,故"脉微欲绝"。如仅用四逆汤温运回阳,犹恐不足,故用通脉四逆加猪胆汁汤,既回阳又补液。而且亡阳脱液,到了吐无可吐,下无可下的危险阶段。此时只有遵《内经》"甚者从之"的治法,用通脉四逆加猪胆汁汤,温经救阳;加猪胆汁起反佐诱导作用,使热药不致格拒,更能入阴引阳,达到生阳的目的,不至于出现寒热格拒,或吐或躁的不良后果。

通脉四逆加猪胆汁方

甘草二两（炙） 干姜三两（强人可四两） 附子大者一枚（生,去皮,破八片） 猪胆汁半合

上四味,以水三升,煮取一升二合,去滓,加入猪胆汁,分二次温服。

吐利发汗,脉平,小烦者,以新虚,不胜谷气故也。（390）

这条为霍乱结束语,是论霍乱呕吐下利或有表证,经发汗后,脉已平和,无偏盛偏衰,稍微有点心烦,这是因为病后胃气新虚,虚不受食,胃气虚不胜谷气所引起。"新虚"是对素虚而言。胃气新虚是因病而暂时不足,不比胃气素虚不能消谷。仲景未提治法,是因为"损其谷则愈"之治,见于《大病差后复劳篇》第397条,故不重复赘言。可见调节饮食,适当给予助消化之剂,"小烦"就可以解。

辨阴阳易差后劳复病脉证并治

　　大病新差，气血尚虚，体力未复，必须慎起居，节饮食，忌房事，适调养，以防复病。古人把伤寒看成大病，病后气血未刚，要忌房事。如果不慎房事，男女性交，就会得阴阳易病。"易"是交易、交换的意思，就是男人患伤寒新差，与女人性交，传给女人叫阳易；女人患伤寒新差，与男人性交，传给男人叫阴易。总的病名是阴阳易，其实这是一种通过性交传染的传染病，现在很少见到这种病。看来伤寒阴阳易之为病，是指广义伤寒中的某种性传染病，这与伤寒差后劳复，或者房劳复病是不一样的。本章放于《伤寒论》之后，目的是示人病后慎养，预防传易和因劳而复病。医者应当给予医嘱。这里有预防和禁忌问题。关于"劳复"是指劳累或者劳动过早，也包括房劳复病。另一个意思就是不慎犯禁，无论是阴阳易，还是劳复（包括房劳），以及食复，都需辨证论治，本章讨论了这些问题的辨证论治。

伤寒阴阳易之为病，其人身体重，少气，少腹里急或引阴中拘挛，热上冲胸，头重不欲举，眼中生花，膝胫拘急者，烧裈散主之。（391）

该病临床少见，以文推理意义何在？刘渡舟与太原李汉卿在20世纪60年代进行过教学讨论。李汉卿认为确有其病，他用烧裈散治愈7例，但未提及病案，具体病情与发病时间也没讲。因为二老都是新中国成立前就行医的老医生了，是否以前能看到这种病，而现在没有了？不得而知。连刘渡舟先生恐怕也没见过这种病，更不用说我了。

但它是《伤寒论》中的一条，不要轻易废弃，故引几家注家之言，以飨读者。

张隐庵说："其为病也，形气皆虚，故身体重而少气。余毒入于阴中，是以少腹里急，或引阴中拘挛。热上冲胸者，冲脉为病也。头重不欲举者，督脉为病也。眼中生花者，任脉为病也。故以烧裈散主之。"

钱天来说："男女一交后，自然元气空虚，余邪错杂于精气之中，走入精隧，溢入经络，乘其交后虚隙之中，入而浸淫于脏腑筋骨脉络腧穴之间，则正气因邪而益虚，邪气因虚而益盛，故有此阴盛阳衰之诸证也。邪入阴经，身体必重，真阳亏损，三焦不运，宗气不行，所以少气，邪从阴窍而溜入少阴厥阴，故少腹里急。若里急之甚，或引阴中拘挛，皆阴邪之所致也。阴邪在下，虚阳上走，故热上冲胸，头重不欲举，眼中生花。下焦虚冷，所以膝胫拘急也。此真所谓阴阳之患，故以烧裈散主之。"

陈修园作词："近阴裈裆剪来烧，研末还须用水调，同气相求疗二易，长沙无法不翘翘。"这是解释烧裈散治疗阴阳易的道理，认为是同气相求，用抽象的方法解释了不可思议的治疗原则。

烧裈散方

妇人中裈近阴处，取烧作灰。

上一味，水服方寸匕，日三服，小便即利，阴头微肿，此为愈矣。女人病，取男子裈烧服。

裈裆，近阴处，为男女精血流出沾染的地方。病因新差，余毒未净，男女交媾而得，用裈裆秽毒之物，引毒下行。取物从其类，同气相求之义。

大病差后，劳复者，枳实栀子豉汤主之。（392）

这条论大病差后劳复的治法。

古人把外感热病，即伤寒看作大病。伤寒刚好，余热未尽，血气未充，体力未复，应当休息慎养。要禁忌劳累、劳动过早、房劳或饮食饥饱，如果不慎触犯以上禁忌而复发，称"劳复"。本条虽未言证情，但以方测证，或许有发热、虚烦、心腹痞满等症。所以用枳实栀子豉汤治疗。

枳实栀子豉汤方

枳实三枚（炙）　栀子十四个（擘）　香豉一升（棉裹）

上三味，以清浆水七升，空煮取四升，内枳实栀子煮取二升，下豉，更煮五六沸，去滓，温分再服，复令微似汗。若有宿食者，内大黄如博棋子五六枚，服之愈。

"清浆水"又叫酸浆水，吴仪洛说是炊粟米（就是小米）熟，投冷水中浸五六日，味酸生花，色类浆故名。"空煮"就是将清浆水七升单独熬至四升时，再把枳实栀子放进去煮，实际是把酸浆水浓缩的意思。"温分再服"是将药煎成二升，药的凉热适宜，不凉不热而温时，分二次服下。

香豉透邪宣热，清浆水性凉善走，能益胃调中。如兼宿食停滞，加大黄涤荡肠胃，推陈致新。

伤寒差以后，更发热，小柴胡汤主之。脉浮者，以汗解之；脉沉实者，以下解之。（393）

这条论伤寒差后，再发热的证治。

"更发热"是再发热，而不是更加发热，这个"更"字当再或又讲，不能理解为现代汉语的更加。

伤寒刚刚好，再次发烧，有这么几种情况。一是余热未尽，正气已虚，汗下都不适宜，无表证脉不浮，无里证脉不沉实，仲景告诉人们只有用小柴胡汤和解。二是一种复感，就是重复感受风寒，脉是浮脉，症见发热恶风寒，用发汗法来解决。三是余热在里，在肠胃。热退后再次发热，可有口渴舌燥、腹满不大便，用泻下法来解决。

张仲景的意思是伤寒后受邪，有可以发汗的，有可以泻下的，也有可以用小柴胡汤和解的，要根据具体情况辨证施治。和解用小柴胡汤，汗下只提法则未出具体方药，仲景示人斟酌使用汗下二法，毕竟是大病差后，正气已虚，虽有邪气在表，也应扶正祛邪。若有邪气在里，也应适可而止，或邪正兼顾，故朱肱说："脉浮者，以汗解，宜柴胡桂枝汤；脉实者，以下解，宜大柴胡汤。"

大病差后，从腰以下有水气者，牡蛎泽泻散主之。（394）

本条论大病差后腰以下有水气的证治。

大病即是外感热病，病好了以后，腰以下有水气。水气就是水湿之气，其表现为腰以下水肿，包括肚腹、两下肢、足跗水肿。

本条叙证较简略，只有一个"腰以下有水气者"，就用牡蛎泽泻散治疗。以方测证，此属有余之邪，脉必沉数有力，症必有二便不利，实属下焦气化失常，湿热壅滞，膀胱不泄的实证，可用本方逐水泄实。若是脾肾阳虚，气化不行的虚证，切不可妄用此方施治。

牡蛎泽泻散方

牡蛎（熬）　泽泻　蜀漆（暖水洗去腥）　葶苈子（熬）　商陆根（熬）　海藻（洗去咸）　栝楼根各等分

上七味，异捣，下筛为散，更于臼中治之，白饮和，服方寸匕，日三服。小便利，止后服。

方中牡蛎、海藻咸寒，有软坚作用，二药合用有软坚祛痰行水功效。葶苈子泄肺利水，商陆根泄三焦之水，为泄水峻药，二药合用逐水较强，虽不及大戟、甘遂，但其他利水药实不可比。蜀漆是常山苗，市场不备，可用常山代替，此药能祛痰截疟，在上能吐，在下能泄，可开痰水之结；再加上泽泻利水，泽泻这味药利水平和，不伤正气，而且还有点儿补肾的作用。由于逐水法易伤津液，故用栝楼根，即天花粉清热生津。而且还有点通血脉活化作用，其实是一味反佐药。根据方证，牡蛎泽泻散治疗肝硬化腹水属实证有很好的疗效。刘渡舟教授治肝腹水属实证者多用之。

大病差后，喜唾，久不了了，胸上有寒，当以丸药温之，宜理中丸。（395）

这条论大病差后，胃阳虚寒，水饮上泛的证治。

"大病"泛指伤寒，"差后"病好了之后，"喜唾"是时时唾出涎沫。唾与吐不同，唾是口泛水饮涎沫，由于中阳虚寒水饮不运。"久不了了"是指口唾涎沫无终止，不是一朝一夕，而是时间久长，"不了了"就是无结果、无终止。"胸上有寒"是自注句，解释病位、病性，胸上是病位，有寒是病性。中阳虚，脾肺有寒，所以说"胸上有寒"，应当用"丸药温之"。《金匮要略》说："病痰饮者，当以温药和之。"用丸剂不用汤剂，因病已久，用丸剂使药力缓。尤在泾说："不用汤者，不欲以水气资吐也。"这是对本证提出了治疗大法。"宜理中丸"，最后补出治疗本证的具体方药。这里用"宜"字，而不是"主之"，就是有调整处方的余地，其他温中健脾、温阳化饮的方药也可考虑使用。如《金匮要略》中也有"上焦有寒，其口多涎"，类似本证病因病机，是虚寒肺痿，用甘草干姜汤治疗。

伤寒解后，虚羸少气，气逆欲吐，竹叶石膏汤主之。（396）

这条论伤寒病后，津气伤而虚热的证治。

伤寒病解除后，气阴大伤，津亏气弱，故虚羸少气。就是现代说的有所脱水，精神不振；气逆欲吐，就是干呕想吐；由于津亏，吐也无物，故干呕称气逆。用竹叶石膏汤益脾胃，养津液，除余热，和胃降逆。

竹叶石膏汤方

竹叶二把　石膏一斤　半夏半斤（洗）　麦门冬一升（去心）人参二两　甘草二两（炙）　粳米半升

上七味，以水一斗，煮取六升，去滓，内粳米，煮米熟汤成，去米，温服一升，日三服。

本方是白虎加人参汤的变法。竹叶、石膏清热除烦，人参、甘草益气生津，麦门冬、粳米滋阴养胃，半夏和胃降逆止呕。该方麦门冬用量大，一般成人要用到六钱至一两，即现在的 20～30g，而半夏的量不要太大，因半夏性燥，量大伤阴，一般用三钱，即10g 就行。

病人脉已解，而日暮微烦，以病新差，人强与谷，脾胃气尚弱，不能消谷，故令微烦，损谷则愈。（397）

这条论大病新差，应慎饮食调摄，不可强食多食的道理。"病人"指以上得大病之人；"脉已解"，指病脉已平和，无表里盛衰之偏；"而日暮微烦"，日暮就是傍晚，微烦是轻微的心下发烦。这是什么原因？张仲景解释："以病新差，人强与谷，脾胃气尚弱，不能消谷，故令微烦，损谷则愈。"意思是病刚刚好，人们强迫给谷食，这时脾胃之气尚且虚弱，不能消化饮食，所以使人轻微发烦。为什么在日暮，即傍晚时微烦呢？因为日中阳气旺能消谷，故不烦；日暮阳气衰，不能消化食物，所以微烦。

"损谷则愈"，多数注家认为损谷是减少饮食，就可以不治自愈。我认为，减少饮食可能自愈，但既然是"强与谷"，有伤胃气，如果减少饮食还不愈，就应当借鉴后世用消导药治疗。或许仲景的"损谷则愈"中蕴含消食之法，因为是损谷而不是少谷，损有消损之义。"日暮微烦"是"强与谷"而"令微烦"，微烦是有因有果的已病，恐减少饮食不能愈病。仲景只给法则未出方药，我们可遵损谷法治疗，也就是八法中的消法。

《伤寒论》最后一条论慎饮食调养善后，是别有用意的。伤寒大病愈后，往往有不慎饮食调养而复病，病人家属也多强与饮食，希望病人早日康复，故张仲景以节饮食为《伤寒论》结尾条，可谓仁人之术，善始善终。